Harald Walach

Weg mit den Pillen!

HARALD WALACH

Weg mit den Pillen!

Selbstheilung oder
warum wir für unsere Gesundheit
Verantwortung übernehmen müssen

Eine Streitschrift

IRISIANA

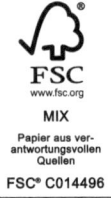

Verlagsgruppe Random House FSC-DEU-0100
Das für dieses Buch verwendete
FSC®-zertifizierte Papier *Munken Premium*
liefert Arctic Paper Munkedals AB, Schweden.

© 2011 Irisiana Verlag, in der Verlagsgruppe Random House GmbH,
81673 München

Bildnachweis:
Kirchenfenster Chartres: akg-images / Catherine Bibollet
Plakat »Der Mensch als Industriepalast«:
Bridgeman Art Library / Archives Charmet
Illustration Descartes: INTERFOTO / Alamy
Kippbild Pokal: Istock / johnwoodcock

Umschlaggestaltung: Reinhard Soll
Beratung: Stefan Linde

Satz: Uhl + Massopust, Aalen
Druck und Bindung: GGP Media GmbH, Pößneck

Printed in Germany

ISBN: 978-3-424-15080-3

817 2635 4453 6271

Inhalt

1. Einleitung

Die Entwicklung eines neuen Medikaments kostet in Europa und den USA derzeit etwa 800 Millionen Dollar, und der Patentschutz währt nur wenige Jahre. Anschließend kann jeder, der etwas von Chemie versteht, die Substanz nachbauen, für wenig Geld unter die Leute bringen und dennoch eine Menge Profit machen. Jedoch nicht jedes der neu entwickelten Medikamente schafft es auf den Markt. Sehr viele werden irgendwann unterwegs aufgegeben, etwa weil man sieht, dass die im Tiermodell gefundenen Effekte sich beim Menschen nicht wiederholen lassen, oder weil die positiven Effekte mit zu vielen Nebenwirkungen erkauft werden müssen. Das Ganze ähnelt einem verstopften Trichter: Oben wird viel an Arbeit und Ressourcen eingefüllt, aber nur sehr wenig findet seinen Weg auf den Markt und damit in die Gewinnzone.

Im Klartext: Pharmaunternehmen müssen, um rentabel zu arbeiten, die Kosten der »Fehlgeburten« auf die vermarktbaren Medikamente umlegen und sehen, dass sie ihre Kosten in etwa sieben Jahren einbringen. Denn dann schlägt die billige Konkurrenz zu. Wer aber bezahlt all das? Sie und ich – über unsere Krankenkassenbeiträge. Die Pharmabranche ist der einzige Industriezweig, der fast ausschließlich aufgrund öffentlicher Förderung gedeiht und die dabei gemachten Gewinne an die Eigner der Firmen weitergibt. Umgekehrter Kommunismus sozusagen.

Bedenkt man nun, dass die Menschen immer älter, die Krankheiten immer teurer, die technischen und pharmakologischen Möglichkeiten der Lebensverlängerung immer ausgefeilter werden, dass die Auflagen von Behörden zunehmen, dass man die genetischen Hintergründe des Abbaus pharmakologischer Substanzen immer genauer erforschen wird, dass im Moment nur ein Bruchteil der Weltbevölkerung nach diesem Modell behandelt wird, aber alle anderen unserem Beispiel folgen wollen, und dass auch die Pharmabranche ein klares Expansionsinteresse hat – bedenkt man all das, kann man eigentlich nur drei aufeinander aufbauende Schlussfolgerungen ziehen:

1. Es handelt sich um eine spiralförmige Entwicklung, die irgendwann nicht mehr beherrschbar sein wird.
2. Es muss im Interesse der Akteure liegen, die mit diesem System Geld verdienen, das System so lange zu erhalten wie nur irgend möglich.
3. Man muss das System fundamental verstehen, kritisieren und entsprechend handeln, wenn man es verändern will, und nicht mal hier eine rote Liste von Arzneien aufstellen und mal dort eine Sparmaßnahme beschließen.

Wie genau könnte diese notwendige Veränderung nachhaltig vonstattengehen? Was müsste sich in unserem Gesundheitssystem grundsätzlich ändern, damit am Ende nicht der Patient der Dumme ist? All diesen Fragen möchte ich in diesem Buch nachgehen und einige Antworten vorschlagen.

Zuvor jedoch ein paar Worte zu meiner Person. Ich bin derzeit an der Europa-Universität Viadrina in Frankfurt an der Oder tätig und bilde dort Ärzte im Rahmen des von mir geleiteten Studiengangs »Komplementäre Medizin – Kulturwissenschaft – Heilkunde« aus. Dort habe ich eine Professur für Forschungsmethodik inne. Mit der Forschung auf dem Gebiet der Komplementärmedizin habe ich mich die letzten 25 Jahre befasst und war damit einer der Ersten in diesem Land, der sich diesen Themen zugewandt hat. Ich möchte Sie, liebe Leserin, lieber Leser, Anteil nehmen lassen daran, wie ich mir den Weg in eine zukünftige nachhaltige medizinische Versorgung und Gesundheitskultur vorstellen kann. Diese Vorstellungen beruhen auf meinen bisherigen Erfahrungen und Forschungen. Mir geht es dabei nicht um »Medizinerschelte« oder »Pharmaprügelei«. Das wäre billig. Nein, mein Anliegen reicht tiefer: Wie müsste eine Medizin aussehen, die die positiven Einsichten und Errungenschaften bewahrt und gleichzeitig die lebensfeindlichen Exzesse überwindet? Ich meine, der Schlüssel für eine Antwort liegt im Verständnis dessen, was sich in den letzten Jahrzehnten am Rande der Hochschulmedizin zugetragen hat.

Dort haben sich in den letzten Jahren einige interessante Entwicklungen abgespielt. Sie nahmen ihren Ausgang vom Interesse der

Bevölkerung für die Komplementärmedizin. Mit Komplementärmedizin meinen wir all die Bereiche der Medizin, die nicht an den Hochschulen gelehrt und beforscht werden und daher auch nicht in die Ausbildung unserer jungen Ärzte einfließen, etwa die Homöopathie, die Akupunktur, das geistige Heilen und seit neuerer Zeit Methoden der Gesunderhaltung und Therapie durch Meditation und Geistesschulung. Ärzte bilden sich in solchen Methoden oft fort, wenn sie bereits seit einiger Zeit praktisch tätig sind und sehen, dass sie mit konventionellen Methoden nur begrenzt weiterkommen, oder weil Patienten danach fragen.

Warum ist die Komplementärmedizin so in der Gunst der Verbraucher gestiegen? Warum wird diese Entwicklung auf fast aggressive Weise von Vertretern der Hochschulmedizin ignoriert? Ich meine, dies hängt damit zusammen, dass sich hinter den Ansätzen der Komplementärmedizin (nicht immer, aber oft) andere Vorstellungen vom Menschen, ganzheitliche Konzepte von Krankheit und Heilung verbergen, die uns abhandengekommen zu sein scheinen. Dass wir zu einem solchen ganzheitlichen Verständnis von Heilung und Krankheit finden, dabei aber das Gute, das uns die Entwicklung der Wissenschaft beschert hat, nicht aus den Augen verlieren, ohne wissenschaftsgläubig zu werden, dafür setze ich mich ein. Heilung kann immer nur von innen heraus kommen, wenn sie echt ist. Alles, was von außen kommt, dient nur der Unterstützung dieser Selbstheilung. Das klingt banal – ist es aber nicht, wenn wir Praxis und Theorie moderner Medizinsysteme betrachten. Und genau darum geht es mir. Ich möchte diese simple Einsicht vor dem Hintergrund unseres modernen Medizinsystems betrachten, genauer gesagt möchte ich das System an ihrem Maßstab messen.

Durch die Beschäftigung mit Homöopathie und Komplementärmedizin erreicht man rasch die Kernfragen: Wie kommt Heilung zustande? Welche Rolle spielen dabei kausale Effekte, wie sie von der Pharmakologie ausschließlich genutzt und für sich in Anspruch genommen werden? Man stößt schnell auf eines der größten Paradoxa der modernen Medizin, den Placeboeffekt. Dann erkennt man Folgendes: Obwohl »nichts« verabreicht wurde, obwohl also

»nichts« materiell Greifbares passiert ist, verbessert sich der Zustand eines Patienten, oder es kommt gar zur Heilung. Wie kann das sein?

Dogmatik im Sinne von Sturheit ist immer falsch. Es ist genauso falsch, auf die moderne Medizin zu wettern, wie sie über den grünen Klee zu loben. Es ist genauso falsch, die Komplementärmedizin oder die Homöopathie als Retterinnen der Stunde und einzige Optionen der Zukunft zu preisen, wie sie als unwissenschaftlich und rückständig zu verdammen. Wir können von beiden Richtungen lernen.

Wer auch immer Bücher verkauft mit dem Tenor: »Das muss man tun, wenn x passiert ist« oder »Wenn Sie y haben, haben sie b falsch gemacht«, der redet aus meiner Sicht Unfug. Krankheiten sind so individuell wie die Menschen, die sie haben. Sie entstehen aus einer komplexen Mischung aus genetischen Voraussetzungen, zeitlichen und örtlichen Gegebenheiten, individuellem Verhalten oder Nicht-Verhalten und sozialen Bedingungen. Die wichtigste Aufgabe von uns als Patienten ist es zu verstehen, wie genau diese Mischung im konkreten Falle zum Krankwerden beiträgt, denn das zeigt uns, was wir tun können, um gesund zu werden bzw. zu bleiben.

In diesem Buch geht es um die Frage: Was können *wir tun*, anstatt zu erleiden? Wie werden wir von Patienten zu Agenten, also zu Handelnden? Wie werden wir von solchen, denen etwas widerfährt, zu jenen, die ihr Leben, ihr Schicksal und damit auch ihre Gesundheit selbst gestalten? Daher geht das Buch auch über die unmittelbare Medizinthematik hinaus und berührt unsere Kultur im weiteren Sinne. Ich werde solche Bezüge vor allem am Rande einflechten.

Ich gehe folgendermaßen vor: Zunächst lege ich die Grundlagen, indem ich der Frage nachgehe, warum das Problem überhaupt existiert, das ich sehe, und was wir daran ändern können. Die Schwierigkeiten hängen damit zusammen, dass wir nur das sehen, was wir bereits kennen, und alles ignorieren, was nicht in unsere Welt passt. Deshalb ist ein radikaler Perspektivenwechsel nötig.

Die Paradigmen, die unsere allgemeine Wahrnehmung steuern,

sind auch in der Medizin aktiv. Hier und in unserer ganzen Kultur gehen wir nach dem Prinzip vor, dass der Körper, ähnlich wie ein Auto, eine komplizierte Maschine ist. Ist etwas kaputt, wird es repariert. Diese Vorstellung war sehr erfolgreich und nützlich. Sie hat uns viele Erkenntnisse ermöglicht, aber auch einige große Beschränkungen im Denken und Handeln auferlegt. Ich analysiere das im dritten Kapitel.

In Kapitel 4 und 5 widme ich mich dem Placeboeffekt. Ich zeige an ein paar spannenden Beispielen, wie er sich äußert, wie wir ihn verstehen können und was er uns lehrt.

Placeboeffekte gibt es auch in die entgegengesetzte Richtung – dort nämlich, wo wir uns aufgrund ängstlicher Erwartung selbst krank machen oder wo wir es zulassen, dass uns andere durch ihre Äußerungen krank machen. Hier trifft sich (die schlecht praktizierte) moderne Medizin mit afrikanischen Voodoo-Kulten: Wenn jemand ein Drama zu erwarten gelehrt wird, dann erlebt er auch eins, im schlimmsten Fall bis zum Tod. Dies diskutieren wir in Kapitel 6.

Kapitel 7 und 8 behandeln die Selbstheilung und die traditionellen Wege der Heilung. Schon Primaten fressen bestimmte, pharmakologisch wirksame Pflanzen, wenn sie von Parasiten befallen sind. In unserem kulturellen und evolutionären Erbe gibt es sehr viele implizite Erkenntnisse darüber, was uns gut tut. Wir müssen sie ernst nehmen und freilegen. Kapitel 7 bespricht ein paar Beispiele aus der traditionellen Medizin, Kapitel 8 widmet sich Themen der Ernährung und der Nahrungsenthaltung als Grundlage von Regenerationsprozessen.

Schließlich wenden wir die gewonnenen Erkenntnisse auf die Gesellschaft im Allgemeinen an. Wir analysieren, warum unser System so ist, wie es ist. Die Lösung des Rätsels ist einfach: weil die entscheidenden Akteure viel Geld damit verdienen und daher gar kein Interesse haben, dass es sich ändert. Was muss also geschehen? Dies diskutieren wir in Kapitel 9 und schließlich 10, das sich stärker der Komplementärmedizin zuwendet.

In Kapitel 11 hole ich noch einmal weiter aus und diskutiere, inwiefern Krankheit am ehesten als Entfremdung von uns selbst, von entscheidenden Lebenszusammenhängen und unserer tiefsten Lebensintention zu verstehen ist. Womöglich können wir Krankheit erst richtig verstehen und auch Wege zur Gesundheit finden, wenn wir diese tiefere Dimension einbeziehen.

Kapitel 12 zeichnet kurz nach, wie mit Krankheit Geschäft gemacht wird und warum dieses Geschäft mit der Krankheit der größte Hemmschuh für ein Gesundheitssystem ist. In Kapitel 13 schließlich entwickle ich einige weiterführende Thesen für die Zukunft.

Notwendigerweise werde ich Partei ergreifen und provozieren, denn nur so kann man Platz für Neues schaffen. Das wird viele ärgern, aber das nehme ich in Kauf. Ein wichtiges Anliegen ist mir, präzise mit den Begriffen zu sein. Um es einfacher zu machen, werden Fachbegriffe in einem Glossar erläutert. Das hat den Vorteil, dass es weniger terminologische Missverständnisse gibt. Außerdem werde ich dort, wo ich meine, eine Aussage könnte nicht völlig klar und allgemein akzeptiert sein, durch erläuternde Anmerkungen die Quellen und Hintergründe erschließbar machen.

Wenn Sie mit mir das Gefühl haben, dass etwas faul ist in unserem Gesundheitswesen, wenn Sie mit mir das Bedürfnis haben zu überlegen, was Sie selbst tun können, damit sich daran und an der Welt im Ganzen etwas ändert, wenn Sie es satt haben als Objekt und Maschine, als Erduldender und passiver Empfänger von Heilversuchen behandelt zu werden, dann gehören Sie zu den Menschen, für die ich dieses Buch geschrieben habe.

2. Neu sehen lernen

Alle schauen immer nur aufs Zentrum, in die Mitte. Merkel, Sarkozy, Cameron, auf sie schauen alle – Meier, Müller, Schmitz und Schultz beachtet niemand. Dabei lernen wir am meisten, wenn wir gar nicht dorthin schauen, wo alle meinen, dass sich das Wichtigste abspielt. Das ist in der Wissenschaft genauso. Wer wissen will, wohin sich die Wissenschaft bewegt, muss auf den Rand schauen, nicht ins Zentrum.

Hier, am Rand, steht derzeit noch die Komplementärmedizin. Das Interesse für Komplementärmedizin in Deutschland – und später in den Vereinigten Staaten – ging im Wesentlichen von der Basis aus. Die Forscher, die sich mit ihr befasst haben, taten dies aus reinem Interesse. Sie mussten ihre Förderungsgelder von Stiftungen und privaten Sponsoren mühsam zusammenkratzen, und erst in den letzten Jahren kam es in Deutschland allmählich zu einer akademischen Strukturbildung über Stiftungsprofessuren. In den Vereinigten Staaten lief es etwas anders: Senator Tom Harkin erhielt 1992 von seinem Freund und früheren Kongresskollegen Berkley Bedell den Tipp, er solle gegen seine Allergien doch einmal Bienenpollen probieren. Er tat es und wurde geheilt. Dies verblüffte ihn dermaßen, dass er sich über politische Kanäle dafür einsetzte, dass ein Office of Alternative Medicine an den National Institutes of Health eingereicht wurde (das sind die großen, staatlichen Gesundheitsforschungsinstitute).

Dazu kam etwas später im Jahre 1996 eine weitere Episode: Die kleine Tochter des Kongressabgeordneten Jim Moran hatte einen Hirntumor. Nachdem die besten Mediziner des Landes nicht mehr weiterhelfen konnten, suchte er den tschechischen Heiler Mietek Wirkus auf. Dieser behandelte das Kind in mehreren Sitzungen mit seiner Methode, die er als »bioenergetische Geistheilung« beschrieb. Der Tumor bildete sich langsam zurück und das Kind genas.[1] Moran wurde zum zweiten politischen Unterstützer des OAM und sorgte für eine Erhöhung des Budgets – anfangs hatte das Institut ein Mini-Budget von wenigen Millionen Dollar. So entstand das National Center for Complementary and Alternative Medicine (NCCAM). Heute hat es ein Budget von ca. 120–150 Millionen Dollar pro Jahr, verfügt über eine große Zahl an Mitarbeitern und vergibt Projektgelder von vielen Millionen für die Erforschung der Komplementärmedizin.

Diese Forschung hat neben anderem auch gezeigt, wie wichtig sogenannte Placeboeffekte sind. Darunter versteht man Effekte, die allein aufgrund der materiellen Eigenschaften der Intervention nicht verstehbar sind. Sie lehren uns sehr viel über Heilung und Krankheit im Allgemeinen. Und sie bilden den Keim einer stillen Revolution in der Medizin. Ich habe eine ganze Reihe placebokontrollierter Studien selbst durchgeführt und bis zur Übersättigung über solche Untersuchungen gelesen. Man lernt dabei: Placeboeffekte entlarven die Hauptdogmen der modernen Medizin – genauer gesagt der Medizin, die dem pharmakologischen Therapiemodell folgt – als reichlich fragile Konstrukte.

Seit der Entdeckung verschiedener pharmakologisch wirksamer Substanzen seit Beginn des 20. Jahrhunderts und insbesondere des Penizillins in den 1930er-Jahren haben sich die pharmazeutische Industrie und die Pharmakologie einen nicht mehr wegzudenkenden Platz in unserer Medizin gesichert. Das damit einhergehende Credo ist scheinbar einfach und einleuchtend: Wenn wir einmal den Ursache-Wirkungs-Mechanismus einer Krankheit kennen, können wir die Ursache bekämpfen, indem wir pharmakologisch eingreifen. Der Diabetiker erhält Insulin, das der Körper nicht mehr herstellen kann. Dem Krebskranken geben wir Zytostatika, die die Zellteilung der Krebszellen behindern.

In vielen und vor allem in akuten Fällen funktioniert dies auch hervorragend. In diversen anderen, vor allem chronischen Fällen von Krankheit funktioniert es oftmals nicht so gut, oder aber die Wirkungen werden mit hohen Kosten erkauft: Die Medikamente sind teuer und die Nebenwirkungen oft erheblich. Nebenwirkungen von Medikamenten sind mittlerweile die siebthäufigste Todesursache in den Vereinigten Staaten[2]. Momentan scheint die Stimmung und Meinung zu sein: So ist eben die Entwicklung der modernen Medizin. Wir müssen jetzt einfach so weitermachen. Noch mehr forschen und die kausalen Pfade genauer analysieren für jeden Menschen individuell maßgeschneiderte Moleküle basteln, die in diese Pfade und eben nur in diejenigen eingreifen, die für Krankheit verantwortlich sind.

Jeder kennt das vom Alkohol: Der eine trinkt ein Glas und ist betrunken, der andere eine ganze Flasche und ist putzmunter. Einmal abgesehen davon, dass Alkoholiker Toleranz entwickeln, gibt es vererbte und genetisch verankerte Unterschiede in der Effektivität von Enzymwegen, die Substanzen wie Alkohol und eben Medikamente abbauen oder für eine begrenzte Zeit verfügbar halten. Im Prinzip ist jeder Mensch anders, und die Pharmakologie beginnt das zu erkennen. Beim Alkohol wissen wir bald aus Erfahrung, wie viel wir vertragen. Doch wie sieht es mit einem neuen Medikament aus? Hier muss geforscht werden, theoretisch und potenziell benötigt man sogar sehr viel Forschung, um solche Dosierungsfragen sicher beantworten zu können.

Ich bin auf das Thema Homöopathie und Komplementärmedizin durch meine eigenen Erfahrungen gestoßen. In meinem Studienort Freiburg gab es eine Gruppe von Medizinern, die den alten Dr. Gerhard Köhler zu Vorlesungen einlud und munter diese Vorlesungen besuchte. Dr. Köhler war ein homöopathischer Arzt aus der Leipziger Schule, die noch auf Samuel Hahnemann (1755–1843), den Begründer der Homöopathie, zurückgeht. Ich ließ mich mitziehen und war fasziniert davon. Wenn dieses Gedankengebäude und die damit verbundene Erfahrung auch nur ansatzweise richtig sind, dann muss in unserem medizinischen System irgendetwas ziemlich Grundlegendes falsch sein. Das wurde mir schnell klar. Die meisten Rationalisten unserer Tage ziehen bekanntlich die umgekehrte Schlussfolgerung: Weil die Homöopathie all unserem momentanen Wissen so diametral entgegensteht und vielen unserer Glaubenssätze widerspricht, könne sie selbst nur falsch sein.

Ich war an diesem Aspekt interessiert, weil mir schon damals dämmerte, dass man mehr aus Einsichten und Befunden lernt, die unserer Erwartung entgegenlaufen, als aus dem, was sie bestätigt. Außerdem fügte sich die Maxime der Homöopathie, mit möglichst wenig pharmakologischen Eingriffen die Selbstheilung anzuregen, gut in meine eigene grundlegende Einsicht. Als ich dann einmal ein hartnäckiges Problem hatte – eine immer wiederkehrende chronische Kehlkopfentzündung mit Heiserkeit –, probierte ich die Homöopathie selbst aus. Die Effekte waren, gelinde gesagt, sehr verblüffend. Ich habe dann in der Folge verstanden, dass vermutlich fast alle Homöopathen wiederum ihren Selbstmissverständnissen aufsitzen. Die Homöopathie funktioniert zwar sehr gut, aber höchstwahrscheinlich nicht so, wie die Homöopathen oder Hahnemann meinen. Das hat mir gezeigt, dass es womöglich noch viel weiter greifende Therapieprinzipien gibt und dass die Homöopathie zwar ein sehr gutes, aber beileibe nicht das einzige Beispiel dafür ist, wie man Selbstheilungsprozesse steuern und nutzen kann.

Eine wichtige Erkenntnis aus der Beschäftigung mit der Homöopathie lautet, dass die vielleicht heilsamste Handlung von allen die ist, einmal nichts zu tun und die Finger davonzulassen. Zu Zeiten der Choleraepidemien Ende des 18. und im 19. Jahrhundert verbreitete sich die Homöopathie gerade in ganz Europa. Denn die Patienten in den homöopathischen Krankenhäusern starben fast nie, hingegen war die Todesrate in konventionellen Spitälern sehr hoch. Dies ist anhand historischer Akten hervorragend dokumentiert, an der Tatsache selbst gibt es keinen Zweifel.[3] Aber warum war das so? Die Homöopathen meinen, es hänge mit den homöopathischen Arzneien zusammen, die verabreicht wurden. Genauere Analysen zeigen, dass dies vermutlich falsch ist. Aber die Homöopathen taten etwas, das die konventionellen Spitäler nicht taten: Sie unterließen zum einen den schwächenden Aderlass, der die ohnedies dehydrierten Patienten noch mehr schwächte. Zum anderen gaben sie den Patienten so viel Wasser wie sie wollten, während ihre konventionellen Kollegen der Meinung waren, man müsse den dauernden Durchfall sozusagen durch Wasserentzug austrocknen. Damit taten sie genau das Falsche und die Homöopathen genau das

Richtige. Sie ließen nämlich den Selbstheilungskräften freien Lauf, gaben den natürlichen Impulsen der Patienten nach Wasser Raum, taten nichts, was noch weiter schwächte, und taten dafür etwas, von dem sie dachten es hilft: Sie verabreichten eben ihre Kügelchen. Damit nahmen sie selbst vermutlich eine therapeutische Haltung des »Wohl-Wollens« ein, und schon war das Wunder vollbracht: eine fast hundertprozentige Überlebensrate. Der eigentliche Trick: nichts zu tun, und dies mit Wohlwollen.

Als ich einmal eine sehr schmerzhafte Ischiasentzündung hatte, die es mir schwer machte zu sitzen und die allen physiotherapeutischen, homöopathischen und konventionellen Interventionen widerstand, ging ich in mich, sagte ein paar Reisen ab und setzte mich trotz der Schmerzen auf mein Meditationskissen. Es gelang mir, mich in eine sehr tiefe Versenkung zu begeben. Währenddessen war es mir, als wäre ein Schalter umgelegt worden, und die Schmerzen waren weg – dauerhaft und sofort. Sie sind seither nie wiedergekommen. Das hat mich gelehrt, wie wichtig das Bewusstsein, die Steuerung des Bewusstseins und das Treffen von Entscheidungen im Genesungsprozess sind.

Aus wissenschaftlichem Interesse und aus kollektiver Profitgier liegt der Schwerpunkt derzeit vor allem auf der Aufklärung der genetischen Erkrankungsgrundlagen und auf den möglichen pharmakologischen Interventionen, mit denen diese Grundlagen verändert werden könnten. Man richtet sein Augenmerk auf das schwer Beeinflussbare und übersieht das Einfache und Naheliegende. Alle Gene, bis auf ganz wenige Ausnahmen, benötigen immer eine gewisse Interaktion mit der Umwelt, um überhaupt zum Ausdruck zu kommen. Und dann bestimmt die Art der Umwelt und der Interaktion, wie genau sie zum Ausdruck kommen. Diese sogenannte Epigenetik – also das, was die Genetik überformt – kommt erst langsam, aber umso eindringlicher ins Blickfeld der Forschung. Für unser Thema äußert sich das so: Wir können unser Erbe nur sehr schwer beeinflussen, aber wir können unsere Umwelt, unser Verhalten und die Umstände bestimmen, unter dem unser Erbe sich ausdrückt. Die Betonung dieses Buches liegt genau auf dem, was

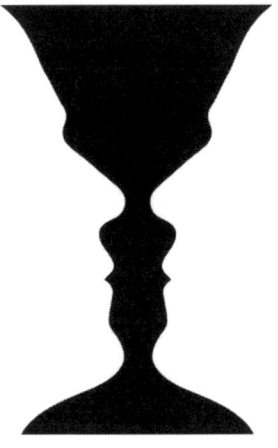

Abb. 1: Vase oder Frauen?[4]

wir selbst tun können, vielleicht sogar sollen, um die Bedingungen fürs Gesundbleiben zu schaffen und dem Organismus dabei zu helfen, Gesundheit wiederherzustellen, wo sie temporär verloren gegangen ist.

Dies ist vergleichbar mit einem Figur-Grund-Wechsel. Wir können dieses Prinzip am Beispiel von Abbildung 1 nachvollziehen: Man kann das Bild als eine Vase oder als zwei Frauen betrachten, die sich ansehen; es ist immer dasselbe Bild. In diesem Buch geht es um diesen Figur-Grund-Wechsel. Was geschieht, wenn wir das, was wir bislang als das Wichtigste angesehen haben (das aktive, kausale Eingreifen in einen Krankheitsprozess), einmal in den Hintergrund stellen und das, von dem wir dachten, es sei nebensächlich (die Selbstheilungskräfte des Organismus) ins Zentrum? Wenn wir uns Fragen zuwenden, die sich aus der komplementärmedizinischen Erfahrung ergeben, aus der Placeboforschung oder aus dem Bereich der Meditationsforschung? Wir müssen den Blick verändern und auf das schauen, was wir bislang nicht beachtet haben. Vielleicht, so meine Vermutung, müssen wir sogar den gesamten Denkrahmen ändern. Warum und wie das geht, sehen wir im nächsten Kapitel.

3. Wir sehen nur, was wir kennen

Wir sehen nur, was wir kennen und erwarten. Es gibt ein berühmtes kleines Video, das ich gerne zeige, um diese Behauptung zu illustrieren.[5] Es stammt von der Arbeitsgruppe »kognitive Psychologie« an der Harvard University[6]. Weil Sie hier ein Buch vor sich liegen haben und keinen Bildschirm, kann ich das Video hier nur erklären und Sie ermuntern, es sich selbst anzuschauen. Nur wird dann leider der Effekt weg sein. Daher müssen Sie mir jetzt bitte einfach glauben, dass das, was ich jetzt sage, stimmt.

Auf diesem kurzen, knapp zweiminütigen Video spielen auf sehr engem Raum vor einem Lift zwei kleine Gruppen von je drei Studenten mit einem Ball. Eine Mannschaft trägt weiße Trikots, die anderen drei haben schwarze Hemden an. Jede Gruppe hat einen Basketball. Den passen die Spieler über den Boden oder über die Luft einem Mitglied ihrer eigenen Gruppe zu. Weil der Raum so eng ist, laufen sie durcheinander und es ist nicht ganz einfach zu sehen, was geschieht. Wenn man nun dieses Video ansieht, ohne dass man auf irgendetwas Spezielles achtet, dann sieht man, wie ein weiterer Akteur auftritt. Es ist jemand, der ein schwarzes Gorilla-Kostüm trägt. Er stellt sich mitten ins Bild, trommelt sich auf die Brust, und geht dann langsam und ohne Hektik nach links aus dem Bild. Währenddessen spielen die anderen weiter und laufen um den Gorilla herum.

Wenn man nun dieses Video präsentiert und dazu verkündet, es handle sich um eine relativ schwierige Aufmerksamkeitstestung – die Aufgabe sei, die Anzahl der Ballpässe nur der *weißen* Mannschaft zu zählen –, dann geschieht fast immer Folgendes: Das Publikum starrt wie gebannt auf die weißen Spieler und zählt. Dabei wird der ganz offensichtlich auftretende Gorilla von fast allen Betrachtern übersehen. Warum ist das so? Unsere Aufmerksamkeit wird durch die Vorgabe »Zählen Sie die Pässe der weißen Mannschaft« so fokussiert, dass sie alles andere ignoriert. Wir übersehen dann buchstäblich das, was vor unseren Augen liegt.

Wir sehen also nur, was wir kennen und erwarten. Das liegt daran, dass unsere Evolution als Organismen vor dem Hintergrund stattfand, uns in einer komplexen Umwelt möglichst rasch, energiesparend und sicher bewegen zu müssen. So ist auch unser gesamter Wahrnehmungs- und Denkapparat aufgebaut. Anders als es viele populäre Beschreibungen darstellen, ist unser Wahrnehmungsapparat kein Fotoapparat oder Mikrofon, die ein getreues optisches oder akustisches Abbild unserer Umgebung entwerfen, und unser Gedächtnis ist keine Computerfestplatte, auf der Daten in immer der gleichen Weise aufgezeichnet sind, nach Bedarf abrufbar. Unsere Wahrnehmung und unser Gedächtnis sind *konstruktiv*. Das heißt, sie bauen *aktiv* ein Bild der Umwelt auf, wenn wir wahrnehmen, und ebenso, wenn wir uns erinnern. Unsere Aufmerksamkeit spielt dabei eine zentrale Rolle.

Technische Systeme, zum Beispiel ein LCD-Fernseher, bauen Bilder punktweise auf. Wenn nun jedes der 60 Bilder, die pro Sekunde auf dem Bildschirm erscheinen, komplett neu kodiert werden müsste, dann nähme das eine Menge Speicherplatz ein. Was macht der findige Programmierer und Ingenieur? Er kodiert das Bild einmal und dann immer nur noch das, was sich verändert. Das spart Platz und geht viel schneller. Wo hat er die Idee her? Aus seinem eigenen Kopf. Denn so ähnlich funktioniert unser Gehirn. Wir rufen ständig aus dem Gedächtnis das ab, was wir vernünftigerweise erwarten können, und bauen uns so ein Bild der Welt auf – nicht die wahrgenommene, sondern die erinnerte und konstruierte. Wenn es Winter ist, erwarten wir kühle oder kalte Temperaturen. Das spart Zeit, denn wir müssen uns nicht jeden Tag erneut überlegen, welche Art von Kleidung heute wohl zu tragen sei.

Unser Gedächtnis hat also eine Durchschnittserwartung der Welt abgespeichert, die wir anzutreffen erwarten, und unsere Wahrnehmung gleicht diese Erwartung mit der Wirklichkeit ab. Wie bei vielen unserer technischen Systeme wird nur das, was mit dieser Erwartung *nicht* übereinstimmt, registriert und verarbeitet. Das ist zeit- und energiesparend und kann im entscheidenden Moment von Vorteil sein.

Stellen Sie sich vor, Sie sind der Wächter einer Gruppe von Urmenschen, die am Rande des Waldes im Gras sitzen und Nüsse knacken, die gerade hier unter einem Baum liegen. Sie müssen aufpassen, dass die Gruppe ungestört bleibt. Dafür kriegen Sie dann auch ein paar Nüsse ab. Vor Ihnen liegt eine weite Savannenlandschaft mit hohem Gras. Der Wind zeichnet eine sachte Wellenbewegung über das Gras. Diese ist von einer bestimmten Regelmäßigkeit. Wenn Sie nun auf einen anschleichenden Räuber – sagen wir einen Löwen – achten müssen, was ist die effektivste Art der Wahrnehmung? Ihr Gehirn wird natürlich nicht jeden einzelnen Grashalm, jede Position der Gräser in der Wellenbewegung des Windes immer von Neuem fotografisch verorten. Das würde viel zu lange dauern. Vielmehr wird aus der Wahrnehmung eine Gesamtsituation konstruiert und im Kurzzeitgedächtnis abgespeichert. Diese Gesamtsituation wird immer wieder jeweils neu mit der aktuellen Wahrnehmung abgeglichen. Wenn nun die erwartete Regelmäßigkeit der Bewegung irgendwo unterbrochen wird (eben weil der Löwe durchs Gras schleicht und dadurch die Gräser plötzlich anders schwingen), dann werden Sie nur diese Unregelmäßigkeit sehen. Und gleichzeitig mit dieser Unregelmäßigkeit »sehen« Sie den Räuber. Ihr ganzer Organismus nimmt ihn wahr, Sie stürmen auf und schreien, sodass Ihre Gruppe sich über die sicheren Baumkronen in den Wald flüchten kann.

Wir können solche Reaktionen in Ansätzen auch bei uns selbst noch beobachten: Wir gehen zum Beispiel in der Dämmerung durch den Park und erschrecken, weil wir plötzlich eine Gestalt vor uns zu sehen meinen. Das Erschrecken funktioniert automatisch, noch bevor wir überhaupt gesehen haben, dass hier gar keine Gestalt steht, sondern einfach ein alter Baum oder ein Klettergerüst auf dem Spielplatz. Das ist deswegen so, weil wir niemals alles präzise wahrnehmen können, bevor wir reagieren müssen. Unsere Wahrnehmung analysiert die Umgebung durch bestimmte Filter, die unsere Aufmerksamkeit vorgibt, und spricht auf bestimmte Schlüsselreize an, denen zufolge dann unsere Umwelt konstruiert wird. In dem konkreten Beispiel tragen die Dämmerung, die

Einsamkeit des Parks, vielleicht auch eine Zeitungsmeldung über Überfälle dazu bei, dass wir das Aufmerksamkeitsmuster »Achtung auf Gefahr« aktivieren. Und schon »sehen« wir eine Gestalt, wo keine ist. Wäre allerdings wirklich eine Gestalt dagewesen, hätte eine solche Vorgehensweise selbstverständlich große Vorteile. Bis wir nämlich genau geguckt und uns überlegt hätten, ob Gestalt oder Baum, bis wir alles genau analysiert hätten, wäre der Räuber schon über uns gekommen. Also nehmen wir lieber ein paar Mal falschen Alarm auf uns; das ist weniger schlimm als ein einziges Versagen, welches uns im Ernstfall das Leben kosten könnte.

Unsere Aufmerksamkeit sagt unserer Wahrnehmung, worauf das Augenmerk zu richten ist. Im Beispiel mit dem Gorilla-Basketball-Video versetzt der Versuchsleiter die Versuchsteilnehmer mit der Ansage in eine Art kollektiver Hypnose. Er lenkt die Aufmerksamkeit der Gruppe und manipuliert damit das, was gesehen wird. Obwohl der Gorilla da ist, wird er übersehen. So etwas wie eine Ansage des Versuchsleiters findet auch kollektiv in unserer Gesellschaft statt, und zwar in allen möglichen Bereichen. Es funktioniert auch, vor allem im Bereich der Gesundheit. Die generelle Suggestion, wie wir Gesundheit und Krankheit zu betrachten haben, bestimmt, was wir tatsächlich sehen – und vor allem, was wir übersehen, obwohl es vor unseren Augen liegt. Was kollektiv die Funktion der Wahrnehmungssteuerung und Aufmerksamkeitslenkung übernimmt, ist das, was Wissenschaftler manchmal »Paradigma« nennen. Ich möchte hier den Begriff »implizite Voraussetzungen« verwenden, in Anlehnung an den britischen Philosophen Robin G. Collingwood (1889–1943), der ihn geprägt hat.[7]

Wissen Sie, wie viel Prozent unserer Gehirnaktivität darauf gerichtet sind, Signale von außen zu verarbeiten? Schätzen Sie mal! Nein, nicht 30, nicht 20, nicht zehn auch nicht fünf Prozent, sondern ganze drei Prozent! Der Rest der neuronalen Aktivität des Gehirns dient dazu, jene Rekonstruktionsprozesse der Wirklichkeit vorzunehmen, von denen ich gesprochen habe. Neurowissenschaftler nennen das die »dunkle Energie des Gehirns«.[8] Unser sporadischer Kontakt zur Außenwelt überformt lediglich diese kontinuierliche

Aktivität zur Rekonstruktion von Wirklichkeit. Das erklärt auch, warum wir den Gorilla übersehen: Unser Gehirn ist gerade mit etwas anderem beschäftigt, nämlich mit dem Zählen der Ballpässe der weißen Mannschaft. Genauso wie im Einzelfall unsere Wahrnehmung gelenkt und begrenzt ist, genauso ist es auch im kollektiven Fall der Wissenschaft.

Diese Begrenzung unserer Wahrnehmung wird im kollektiven Fall durch die impliziten Voraussetzungen eines »Weltmodells«, eines Paradigmas vorgegeben. Dieses hat eine doppelte Funktion: Zum einen lenkt es unsere Aufmerksamkeit und sagt uns damit, wo wir hinschauen sollen und wo es sich lohnt zu suchen. Zum anderen blendet es das aus, was vermeintlich unwichtig ist. Das ist, wie fast alles, nützlich und hinderlich zugleich. Es ist nützlich, weil es Ressourcen spart, wenn man nicht überall, sondern nur an bestimmten Stellen nachsieht und wenn man nur nach dem forscht, was einen interessiert. Es ist hinderlich, weil es oft dazu führt, dass man den Gorilla nicht sieht, obwohl er mitten im Bild ist. Ich will das an einer historischen Episode verdeutlichen, die so unglaublich ist, dass ich sie selbst am Anfang nicht geglaubt habe, bis ich es schwarz auf weiß vor mir hatte. Die Episode handelt davon, wie der Herzschlag entdeckt wurde.

Harvey entdeckt den Herzschlag

Wir wissen es alle aus der Schule: Unser Herz pumpt Blut, denn es ist eine Pumpe (unter anderem, vielleicht ist es auch noch ein Beschleuniger und ein Immunorgan und anderes, was wir noch nicht wissen). Die Begleiterscheinung dieser Funktion ist, dass es rhythmisch schlägt. Dies hören wir als Herzschlag. Das war nicht immer bekannt. »Entdeckt« hat den Herzschlag der Leibarzt des damaligen englischen Königs, William Harvey (1578–1657), etwa um 1630 herum. Vorher war, zumindest in Europa, der Herzschlag als physiologische Funktion unbekannt. Harvey experimentierte, unappetitlich für heutige Gemüter, an lebendigen Tieren. Er schnitt Hunde und andere Tiere auf und sah ein pulsierendes, lebendiges Herz.

Daraus folgerte er: Das Herz ist eine Pumpe. Plötzlich machte ein Phänomen Sinn, das er vermutlich so wie andere Zeitgenossen schon öfter wahrgenommen hatte, nämlich dieses merkwürdig rhythmische Rumpeln in der Brust. Er folgerte: Das ist der Ton des Herzens, wenn es sich rhythmisch ausdehnt und zusammenzieht, um das Blut durch den Kreislauf zu pumpen. Plötzlich muss es wie Schuppen von seinen Augen gefallen sein. Er erkannte: Der Blutkreislauf ist die Konsequenz eines aktiv schlagenden Herzens, das das Blut durch die Gefäße befördert. Das Herz ist ein Pumporgan! Das klingt trivial für uns. Als er seine Entdeckung jedoch den europäischen Kollegen verkündete, ging ein Aufschrei durch Europa. Einer der damals führenden Köpfe in der Medizin und Philosophie, Emilio Parisano, ein Venezianer, spottete über Harvey und sagte allen Ernstes: »[…] *dass ein Schlag sei in der Brust, den man hören kann, das können wir freilich weder wahrnehmen noch können wir uns vorstellen, dass es so sein könnte […] außer Harvey leiht uns vielleicht sein Hörrohr […]. Wie soll in der Brust ein Schlag sein, wie ein Ton? …*«[9]
Wie kann das sein? Dies ist ein im wahrsten Sinne des Wortes schlagendes Beispiel dafür, wie Paradigmen und implizite Voraussetzungen regelrecht verhindern, dass wir das wahrnehmen, was vor unseren Augen liegt. Warum? Zur Zeit, als Harvey sich Gedanken über den Blutkreislauf machte und experimentierte, galt noch immer im Wesentlichen die von Aristoteles aufgestellte Lehre, die von seinen Nachfolgern übernommen und verfeinert wurde. Nach ihr war das Herz ein Konvektionserwärmer für das Blut. Dieses steige auf, werde durch das Gehirn gekühlt und sinke dann wieder ab. Blutkreislauf erklärt. Kein Herzschlag nötig.
Wir sehen: Die herrschende Theorie macht theoretische Vorgaben. Dadurch wird die Aufmerksamkeit auf bestimmte Gegebenheiten gelenkt und nicht auf andere. Bestimmte Wahrnehmungsinhalte – hier der Herzschlag – werden nicht wahrgenommen, eben weil sie nicht ins herrschende Bild passen. Wir sollten vielleicht etwas präziser sein: Sie werden vielleicht wahrgenommen, aber der Wahrnehmung wird keine Bedeutung beigemessen. Darum kommt das

Phänomen als wissenschaftliche Tatsache nicht vor und wird nicht beachtet.

Wir sehen an diesem Beispiel auch: Zwischen dem *Phänomen* (also dem, was man wahrnehmen kann, was für uns in unserer Lebenswelt vorkommt) und einer *wissenschaftlichen Tatsache* (also dem, was die Wissenschaft in ihrem kollektiven Versuch, unsere Welt zu verstehen, als gegeben annimmt) besteht ein Unterschied. Denn erst wenn ein Phänomen nicht nur wahrnehmbar ist, sondern auch mit einer Theorie übereinstimmt, wird es zu einer wissenschaftlichen Tatsache. Eine Theorie, das müssen wir uns klarmachen, ist eine Abstraktion und eine Beschreibung der Welt aus einer bestimmten Perspektive heraus. Sie ist weder wahr noch falsch, sondern nützlich oder unbrauchbar. Wenn sie viele empirische Versuche überstanden hat, sie auf Herz und Nieren zu überprüfen, dann nennen wir sie »bewährt«. Aber es ist nie auszuschließen, dass irgendein kluger Kopf eine bessere Theorie bastelt, die alle von der bisherigen Theorie vorhergesagten Phänomene erklärt und noch ein paar andere dazu, die die alte Theorie nicht erklären konnte. In diesem Sinne ist etwa die Quantentheorie eine gute, bewährte Theorie, denn sie hat mehr als 300 harte Versuche überstanden, sie zu prüfen, und ist in allen Fällen bestätigt worden. Das heißt nicht, dass die Welt so ist, sondern dass diese Beschreibung für uns nützlich ist.

Wir sind leicht geneigt, die Wirklichkeit mit den wissenschaftlichen Tatsachen gleichzusetzen. Wir übersehen dabei, dass es für bestimmte Zwecke vielleicht nützlicher ist, einen anderen Blickwinkel einzunehmen. Wir übersehen oft, dass Paradigmen auch Grenzen auferlegen und uns Phänomene, die offensichtlich sind, übersehen lassen. Wir brauchen dann einen völlig neuen Blickwinkel, um offensichtliche Phänomene zur Kenntnis zu nehmen.

Dieses Buch handelt von einem solchen grundsätzlichen Wechsel unseres Blickwinkels. Ich lade Sie ein, liebe Leserinnen und Leser, im Folgenden mit mir zu überlegen: Was wäre, wenn wir den Organismus nicht (nur) als Maschinerie betrachten, sondern vor allem als aktiven, selbstständigen Akteur, nicht als passiven Apparat, sondern als handelnde, lebendige Einheit? Welche Folgen hätte das für uns, für unsere Vorstellung vom Organismus, für unser Bild von Gesundheit, für unser medizinisches Handeln und für unsere Art, wie wir das gesellschaftliche Gesundheitswesen organisieren? Genau um diesen radikalen Blickwechsel geht es mir.

Perspektivwechsel: Berlin liegt in der Schweiz, oder?

Bevor wir das tun, vielleicht noch eine kleine Überlegung. Was muss man tun, wenn man etwas ganz neu oder anders sehen will? Man muss einige Schritte zur Seite gehen und die Perspektive wechseln. Berlin liegt in der Schweiz, oder? Jedenfalls könnte es einem manchmal so vorkommen, wenn man vom Berliner Hauptbahnhof, genauer gesagt von der Spreebrücke, auf den Bundestag und den Reichstag blickt. Davor steht nämlich die Botschaft der Schweiz. Und wenn es dumm läuft und der Wind besonders trickreich ist und nur lokal oder auf einer bestimmten Höhe weht, dann passiert Folgendes: Die Fahnen, die den Reichstag zieren, hängen schlapp herunter und sind als Deutschlandfahnen nicht erkennbar. Aber das Schweizerkreuz weht stolz und weithin sichtbar – vor und anscheinend über dem Reichstag. Der Eindruck entsteht: Der Reichstag steht in der Schweiz. Das stimmt natürlich nicht. Wissen wir ja auch alle.

Aber angenommen, wir wüssten es nicht, weil wir Außerirdische wären, die gerade mit einer Liste aller Flaggen der Erde vor der Spreebrücke gelandet sind, dann müssten wir doch allen Ernstes denken, wir seien in der Schweiz. Außer, ja außer wir sind ein bisschen klüger und treten zwei Schritte nach links oder rechts, oder der Wind fängt stärker an zu wehen. Dann würden wir sehen: Aha, Schweizer und deutsche Fahnen. Was bedeutet das?

Nur wenn wir politisch naiv wären, würden wir denken, die Schweiz habe sich Deutschland angeschlossen oder umgekehrt. Wenn wir als Außerirdische ein Konzept davon hätten, dass es Botschaften anderer Länder gibt und diese je ihre Landesflaggen hissen, dann hätten wir das Rätsel schnell gelöst. Wenn wir dieses

Konzept nicht haben, dann haben wir ein Problem. In der Wissenschaft sagt man für Problem: »Anomalie«.

Wir sehen: Manchmal ist es gut, ein paar Schritte zur Seite zu treten. Dann sieht man Phänomene, die man sonst nicht sehen würde. Wenn man aber zur Seite tritt und solche Phänomene sieht, bekommt man oft Probleme. Denn dann sieht man auch Dinge, die nicht mit dem übereinstimmen, was man erwartet, oder die beim derzeitigen Wissensstand als »Anomalie« bezeichnet werden müssen. Der Herzschlag war, wenn man ihn kurz vor Harveys Zeit gehört hat, eine solche Anomalie.

Damit kann man unterschiedlich umgehen. Das hängt ein wenig vom persönlichen Naturell ab. Unsere Außerirdischen könnten sich beispielsweise sagen: »Komisch, Schweizer Fahne und deutsche Fahnen zusammen? Vielleicht ist unser Flaggenbuch nicht vollständig?« So gehen die meisten Wissenschaftler mit Anomalien um. Sie nehmen sie zur Kenntnis, zucken mit den Schultern und machen weiter. Harvey hat die Anomalie des Herzschlags dagegen ernst genommen. Er hat sich vermutlich überlegt: Wenn das, was ich höre, das Herz ist, dann muss es sich bewegen. Wenn es sich bewegt, dann ist es aktiv und nicht einfach passiv. Wenn es aktiv ist, dann kann es nicht nur ein passiver, lautloser Erwärmer sein, sondern dann muss es noch eine andere Funktion haben. Und die muss ich finden.

Wir sehen: Anomalien können manchmal die Funktion haben, uns auf neue, noch nicht bekannte Eigenschaften oder Zusammenhänge hinzuweisen. Das funktioniert aber nur, wenn wir sie wirklich ernst nehmen und der Sache nachgehen. Wissenschaft ist methodisch geleitete, systematische Neugier, die solchen Anomalien auf den Grund gehen will. Um Neues zu finden, war es immer schon eine beliebte und weiterführende Methode sich zu fragen: Was wäre, wenn ich diese Anomalie ernst nehmen würde? Was würde das für unsere Theorie und unser Handeln bedeuten?

Wir werden das im Folgenden tun und – vor allem von Anomalien ausgehend – fragen: Was bedeutet dieser oder jener Befund für unser Verständnis vom Menschen, vom Organismus, für die Medizin, ja für die Gesellschaft und die Gesundheitspolitik? Bevor wir zur Sache kommen, will ich jedoch noch ein häufiges Missverständnis aufklären und auf eine wichtige Unterscheidung hinweisen:

Oft hört man, vor allem von Autoren, die der herkömmlichen Denkschulung verpflichtet sind, dies und jenes sei »nicht wissenschaftlich«. Wenn man diese Aussage genauer überprüft, ist damit gemeint: »Dieser Befund ist eine Anomalie und passt nicht in unser gegenwärtiges Paradigma oder dazu, wie wir die Welt im Moment verstehen.« Und oftmals gehört auch noch, quasi als Nachsatz, dazu: »Deswegen gehört es aus unserem Weltverständnis getilgt; wir sollten es nicht mehr erwähnen, wir sollten es nicht mehr tun, wir sollten nicht mehr dafür bezahlen.« Solche Sätze hört man gerne von Kritikern der Homöopathie oder der Komplementärmedizin im weiteren Sinne. Doch Anomalien gehen nicht weg, auch wenn der Chef des Instituts für Qualitätssicherung und Wirtschaftlichkeit im Gesundheitswesen (IQWiG) oder der Bundesausschuss der Ärzte und Krankenkassen das so beschließen.

Zwei unterschiedliche Formen von Kontroversen

Wir lernen daraus noch etwas anderes: Es ist extrem wichtig zu unterscheiden zwischen Kontroversen, die sich ergeben, weil *innerhalb eines gewissen Denkmodells* Fragen ungelöst sind oder unterschiedlich beantwortet werden, und solchen, die entstehen, weil *das herrschende Denkmodell selbst*, ein gültiges Paradigma, durch Anomalien infrage gestellt wird. Den Fall einer Debatte innerhalb eines Denkmodells hätten wir etwa dann, wenn sich Parisano und seine Freunde damals überlegt und darüber gestritten hätten, welche Temperatur das Blut im Gehirn habe – zum Beispiel 35, 36 oder 36,5 Grad Celsius (auch wenn das mit der Temperaturmessung in dieser Zeit noch nicht ganz so einfach war). Sie hätten dennoch die Überzeugung geteilt, das Herz sei ein Konvektionserwärmer. So ist es etwa heute, wenn man überlegt, ab wann man bei der Behandlung der koronaren Herzkrankheit einen operativen Bypass legen soll. Den Grundkonsens hinterfragt niemand, nämlich dass es hier darum gehen muss, eine mangelnde Blutversorgung durch eine künstliche Hilfe zu verbessern. Die Frage ist höchstens, wie, und nicht ob. Solche Streitpunkte sind relativ leicht zu klären: Man untersucht die Frage methodisch sauber und weiß es anschließend. Davon zu unterscheiden sind Streitereien, die sich ergeben, weil zwei Diskussionspartner die paradigmatischen Grundlagen oder die jeweiligen Voraussetzungen nicht teilen. Hier geht es immer um einen komplett anderen Denkrahmen. Das Problem dabei ist Folgendes: Die Bezweiflung der paradigmatischen Grundannahmen des Diskussionspartners findet fast immer implizit statt und wird selten thematisiert. Das ist einfach deshalb so, weil uns unsere Grundannahmen selten bewusst sind. Sie sind wie die Luft, die wir atmen. Oder bezweifeln Sie etwa, dass man Signale braucht, wenn man sich mit jemandem verständigen will? Wenn dieser jemand nahe ist, kann man lächeln oder reden. Wenn er weiter weg ist, benötigen wir ein Telefon, einen Kurier oder Internettelefonie. Das findet doch jeder absolut plausibel, oder? Würde Denken allein helfen? Nur die innere Vorstellung? Hier berühren wir einen schwierigen Punkt. Im Rahmen unseres Paradigmas würden wir Rationalisten des 21. Jahrhunderts sagen: natürlich nicht. Australische Aborigines aber, die noch keine Telefone hatten, haben sich, so sagen sie, über Jahrhunderte mit ihren Angehörigen oft nur rein mental verständigt (ging ja auch nicht anders). Das ist ein völlig anderes Paradigma, ein anderer Denkrahmen. Wenn wir nun – von diesem Denkrahmen der Aborigines ausgehend – unser heutiges westliches Weltmodell ein bisschen ins Schaukeln bringen wollen und sagen: »Ich kann mit meinen Liebsten auch ohne Telefon kommunizieren, nur in Gedanken«, dann wird's brenzlig und wir bekommen eins auf die Finger.

Man rührt nämlich an Tabuzonen, wenn man paradigmatische Grundlagen anzweifelt. Deswegen sind die Dispute so heftig, werden oftmals unfreundliche Vokabeln benutzt und nicht selten wird dem Partner die Kompetenz abgestritten. Oftmals kommt ein zusätzliches Problem hinzu: Das in Zweifel stehende Phänomen ist meistens auch in sich schlecht untersucht. Kunststück, vorher hat sich ja niemand drum gekümmert. Harvey war der erste, der den Herzschlag untersuchte. Natürlich werden wir in seiner Schrift nicht nur richtige Aussagen über den Herzschlag finden.

Ein gutes aktuelles Beispiel ist die Debatte um die Homöopathie: Die Behauptung der Homöopathie, Arzneien ohne molekularen Inhaltsstoff könnten wirksam sein, verträgt sich schlecht mit unserem Wissen um Pharmakologie und Biochemie. Daher geht es nicht nur um die Frage: Wie funktioniert Homöopathie konkret? Sondern es geht auch um die Frage, ob sie *überhaupt* funktioniert. Die Behauptung der Homöopathen, Substanzen, die so verdünnt sind, dass keine Moleküle mehr darin enthalten sind, könnten eine physiologische Wirkung entfalten, lässt sich mit keinem bekannten Modell verstehen. Also richtet die homöopathische Lehre eine ganz grundsätzliche Anfrage an das geltende Paradigma. Das gefällt den meisten nicht. Denn warum etwas Bewährtes hinterfragen, das allen doch so sehr nützt und für das es viel Bestätigung gibt? Soll man sich denn von ein paar Kügelchen wild machen lassen?

Noch dazu lassen sich die Befunde der Homöopathie mit den herkömmlichen Methoden schlecht reproduzieren oder belegen. Das ist das doppelte Dilemma: Eine Anomalie attackiert meistens ein herrschendes Denkmodell *und* es ist mit dessen Methoden in der Regel schlecht zu untersuchen. Harvey konnte sein Modell nicht mit den damals üblichen Methoden belegen, er konnte nicht einfach die aristotelischen Lehrsätze nehmen und eine Ableitung daraus vornehmen. Er musste eine neue Methode erfinden. Er tat das, was vor ihm noch keiner getan hatte, jedenfalls nicht an lebenden Organismen. Er führte eine Vivisektion durch, um das schlagende Herz zu sehen und zu zeigen.

Das ist nun ein vergleichsweise drastisches und auch einleuchtend triviales Beispiel. Oft ist es nicht ganz so einfach. Denn auch Methoden beruhen auf Voraussetzungen. Die herrschende Methode etwa zur Bestimmung, ob eine therapeutische Maßnahme wirksam ist – die doppelblinde Studie nämlich –, basiert auf sehr vielen impliziten Voraussetzungen. Oftmals wird den komplementärmedizinischen Maßnahmen vorgeworfen, sie seien nicht »den geltenden

Standards gemäß« evaluiert. Das ist so etwa bei der Homöopathie, aber auch bei anderen Verfahren. Man denkt dann, dass die geltenden Standards der Methodik unverrückbar feststehen und alles auf diese Art und Weise gemessen und bewiesen werden müsse. Es ist so, als hätte man einen Meterstab, geeicht am Urmeter in Paris, und alles muss mit diesem Maß gemessen sein, dann hat es eine definierte Länge. Möglicherweise hat aber das, was man messen will, gar keine Länge, oder die Länge ist irrelevant. Dafür hat es eine Farbe. Diese kann man aber mit einem Metermaß nicht messen. Dumm gelaufen. Dann sagt der Standardwissenschaftler aus dem IQWiG: die Länge von x kann nicht gemessen werden, also ist es unbrauchbar. Dass x aber blau ist, und blau genau das ist, was wir brauchen, übersieht er vielleicht. Was noch schlimmer sein könnte: Das »Metermaß«, mit dem wir messen (die Doppelblindstudie), verwendet einen Maßstab, der sich dauernd verändert. Denn es wird eine Gruppe von Patienten beobachtet, die nur mit einer Scheinarznei, einem Placebo, behandelt wird, und eine, die die richtige Arznei erhält. Wir denken, der Effekt in der Placebogruppe sei immer gleich. Denn alle erhalten ja immer die gleiche Zuwendung wie die Behandlungsgruppe, sind gleich lang in der Studie und bekommen die gleichen Untersuchungen. Der Effekt in der Placebogruppe ist aber nicht gleich. Er verändert sich mit dem Kontext, den Erwartungen und den klinischen Botschaften. Daher haben wir ein »Urmeter«, das schrumpft und wächst – je nach Kontext. Und daher ist auch die Information, die aus dem Unterschied beider Gruppen kommt, nur bedingt hilfreich und aussagekräftig.

All das ist zu beachten. Ich werde es zu gegebener Zeit noch genauer erläutern. Vorläufig sind wir fürs Weitere gerüstet. Ich habe hoffentlich das Folgende plausibel machen können:

- Wissenschaft kommt, wie alle menschlichen Handlungen, nicht ohne implizite Voraussetzungen aus, die sie macht, ohne groß darüber zu reflektieren. Die Voraussetzungen sind vielmehr notwendig, damit Wissenschaft überhaupt funktioniert.

- Darin gleicht sie unserer gesamten Art wahrzunehmen. Denn unsere Wahrnehmung ist – evolutionär gesehen sehr sinnvoll – äußerst konstruktiv und selektiv. Sie nimmt wahr, was sich verändert und was ihr die Aufmerksamkeit als wertvoll vorgibt.
- Was die Voraussetzungen für die Wissenschaft sind, ist der Aufmerksamkeitsfokus für die Wahrnehmung. So, wie der Wahrnehmungsfokus und die Sinneskanäle mit ihren Begrenzungen das definieren, was wir überhaupt wahrnehmen können, so definiert das derzeit geltende wissenschaftliche Paradigma, was wir kollektiv als Gesellschaft wahrnehmen können. Dies geschieht vermittels der Wissenschaft, unseres kollektiven Wahrnehmungsorgans.
- Dieses Paradigma (die kollektive Wahrnehmungsvoraussetzung) hilft uns bei der Wahrnehmung. Es begrenzt uns aber auch. Was nicht in das Paradigma hineinpasst, gilt als Anomalie.
- Meistens werden Anomalien von Wissenschaftlern erst einmal ignoriert und erst dann aufgegriffen, wenn es nicht mehr anders geht. Eine andere, vielleicht gerade jetzt und gerade am Beispiel der Medizin sinnvolle Strategie ist es, solche Anomalien ernst zu nehmen. Sie weisen dann oft den Weg zu einer Erweiterung des alten Weltbildes.

Um eine solche Erweiterung geht es im Folgenden.

4. Der Körper als Maschine

Ein Bekannter von mir – nennen wir ihn Helmut – musste sich einer Bypass-Operation unterziehen, weil er akute Angina-pectoris-Beschwerden bekam und bei einer Diagnosesitzung mit bildgebenden Verfahren festgestellt wurde, dass einige Koronararterien zugefallen waren. Klassischer Befund. Koronare Herzkrankheit und damit einhergehender Herzinfarkt sind schließlich Todesursache Nummer eins. Mein eigener Vater fiel eines frühen Morgens tot um, weil er seine Angina-pectoris-Zeichen nicht beachtet bzw. falsch eingeordnet hatte. Das gibt es manchmal, wenn die Probleme an der Hinterwand des Herzens liegen; dann spürt man sie vor allem in der linken Schulter und denkt vielleicht, man habe sich die Schulter verrenkt. Das hat mein Vater immer von sich behauptet. Mein Vater starb, als ich 41 Jahre alt war, im Alter von 74 Jahren. Und ich weiß noch, dass er über diese Symptome geklagt hatte, seit ich mich erinnern kann. Also sagen wir, mehr als 36 Jahre lang hatte er diese Symptome, die eigentlich Anzeichen für eine Erkrankung der Koronararterien waren. Er hatte vermutlich schon über Jahre zugefallene Arterien am Herzen, wohl schon seit er Ende 30 war. Fast 40 Jahre hat er damit gelebt. Als er gegen Ende 40 war, kam er von einer Kur wieder zurück, auf die er wegen Rückenbeschwerden und Übergewicht geschickt worden war, und fing an zu joggen. Ich bin manchmal mit ihm mitgelaufen. Wir sind vielleicht eine Stunde gelaufen, nicht schnell, aber ich war ziemlich erstaunt über seine Kondition. Zweimal pro Woche ging er dann regelmäßig laufen, meist eine Stunde oder länger. Das hielt er bis kurz vor seinem Tod durch. Mit zugefallenen Koronararterien, wie sich sehr viel später herausstellte.

Mit meinem Bekannten Helmut habe ich mich des Öfteren über seine Erkrankung, die Behandlung und sein Befinden unterhalten. Er sagte dann manchmal Dinge wie: »*Die Pumpe ist kaputt. Die Zuleitungsröhrchen sind verstopft und müssen wieder sauber geputzt oder erneuert werden.*« Als ich ihn über die Herz-

OP befragte, sagte er: »*Da legen sie eine Umleitung für das Blut*«. Alles verlief bestens, er war einer von vielen hunderttausend Patienten, die pro Jahr eine solche Operation zur Beseitigung ihrer Angina-pectoris-Beschwerden und zur Abwendung eines drohenden Herzinfarktes erhalten. Heute geht es ihm gut, die OP war erfolgreich, das Konzept hat funktioniert, so scheint es.

Angina pectoris entsteht, wenn Koronararterien am Herzen zu eng werden, weil sich – sehr vereinfacht gesagt – an den Gefäßwänden Ablagerungen und Blutgerinnsel bilden. Auslöser für die Ablagerungen können kleine innere Verletzungen durch eine Infektion oder eine von innen her verursachte Entzündung sein. Dann kann nicht mehr genügend Blut zu bestimmten Bereichen des Herzmuskels transportiert werden. Der reagiert oft mit Schmerzen, aber auf jeden Fall mit einer verringerten Leistung.

Es gibt verschiedene therapeutische Konzepte, wie man eine solche Problematik behandeln kann: Wenn noch ein bisschen Blut durch die Ader kommt und diese noch nicht ganz verstopft ist, verwendet man oft weniger invasive Methoden. Dann kann man mit einem sogenannten Ballonkatheter versuchen, die Ader wieder zu weiten: Er wird wie ein Ballon innerhalb der Arterie aufgeblasen und dehnt sie dadurch; das Prinzip leuchtet ein. Oder man versucht mit Laserchirurgie innerhalb der Ader das entsprechende Gerinnsel »wegzubrennen«. Auch das klingt plausibel. Wenn es heftig kommt, muss man chirurgisch entweder zwischen den Rippen hindurch in den Brustraum gehen oder den Brustkorb öffnen. Dann lassen sich Ersatz-Aderverbindungen legen, indem man an unwichtigeren Stellen, etwa den Schenkeln, ein paar Blutgefäße wegnimmt und sie am Herzen wieder einsetzt. Man kann auch künstliche Umleitungen einbauen, die manchmal sogar so angelegt sind, dass sie Medikamente abgeben.

Diese Einsichten, Erkenntnisse und Interventionsmethoden verwende ich als Beispiel um zu illustrieren, wie unser momentanes Denkparadigma funktioniert. Es ist das Maschinenparadigma vom Körper. Bitteschön: Harvey hat gesagt, das Herz sei eine Pumpe, und er hatte recht, im weitesten Sinne. Wie kam er überhaupt darauf, so zu denken, fragt man sich? Etwa zur gleichen Zeit, als Harvey über die Funktion des Herzens nachdachte, dachte der französische Philosoph René Descartes (1596–1650) nicht nur über die Erkenntnis im Allgemeinen nach, sondern auch über die Funktionsweise von Organismen. Er schrieb seinen berühmten »Traktat über den Menschen« (»Traité de l'homme«). In diesem Buch, das richtungweisend für die gesamte Biologie und Medizin der folgenden Jahrhunderte wurde und noch bis heute wirkt, stellte Descartes die einfache, damals extrem provokante, heute absolut einleuchtende Behauptung auf: Alle Organismen sind Maschinen. Sie funktionieren wie Apparate, die der Mensch herstellt.

Bekannt war ja damals die Uhrmacherkunst, die erstaunliche Produkte hervorbrachte. Denn sie führt uns vor Augen, wie über Mechanik Energie in gezielte, konzentrierte Bewegung umgesetzt werden kann. Zu Descartes' Zeit gab es schon sehr ausgefeilte kosmische Uhren, die nicht nur die Zeit anzeigten, sondern auch die Planeten und den Mond in einem Modell kreisen ließen. Spieluhren entstanden, bei denen Puppen tanzten, Musik spielte, Figuren auf- und abgingen. Der Mensch entwickelte aus totem Material und brachialer Energie Dinge, die sich fein und koordiniert bewegten, mechanische Erfindungen, die sich gaben, als wären sie lebendig. Was ist naheliegender, als den Gedanken umzudrehen und zu überlegen:

Wenn wir Menschen tote Materie über mechanische Prinzipien wie lebendig erscheinen lassen können, könnte es nicht sein, dass lebendiges Verhalten auf mechanischen Prinzipien beruht? Wäre es nicht denkbar, dass so ähnlich wie Spieluhren – aufgezogen, mit Federn, Wellen, Kurbeln und Zahnrädern versehen – Lebewesen wie Spielautomaten sind, nur etwas komplizierter und nicht mit metallenen Bauteilen, sondern anderen? Ist nicht das Blut so etwas wie eine hydraulische Flüssigkeit? Und sind nicht Knochen so wie Gestänge und Gelenke so wie Zahnräder und Verbindungselemente? Ist es nicht völlig naheliegend, darüber nachzudenken, ob Organismen im Grunde apparative Mechanismen sind?

Damit war das Denkmodell vom Organismus als einer Maschine

geboren. Descartes verstand dies vor allem als eine Metapher, als ein Bild, vielleicht ein Programm. Aber das Bild hat gewirkt. Es wurde im 19. Jahrhundert aufgegriffen und beflügelt seither die Entwicklung der Physiologie, der Medizin und aller ihrer Forschungszweige. Es ist so in uns eingedrungen, dass wir es nicht mehr nur als Metapher oder Leitgedanken verwenden. Nein, wir sehen den Körper, wir sehen uns *genau so*, nämlich nicht *wie* eine Maschine, sondern *als* Maschine. Abbildung 2, ein Plakat für eine Ausstellung der 1930er-Jahre, verdeutlicht, dass schon Anfang des 20. Jahrhunderts diese Metapher Allgemeingut geworden war.

Harvey hat zur gleichen Zeit diesen Gedanken an einem konkreten Beispiel, dem Herzen, vorexerziert. Er hat regelrecht bewiesen: Das Herz ist eine Pumpe. Ende der Diskussion. Und genauso wird es nun behandelt. Nicht *wie* eine Pumpe, sondern *als* Pumpe. Wie weit diese Vorstellung mittlerweile in unsere Köpfe gedrungen ist, das sehen wir beispielhaft an meinem Bekannten Helmut, der »neue Leitungen« braucht. Wir sehen bei genauem Betrachten: Das Maschinenparadigma, das Descartes in die Welt gesetzt hat (zusammen mit einigen parallel arbeitenden Gleichgesinnten wie Harvey), es hat unsere gesamte Kultur durchdrungen, ist in unser Denken eingedrungen wie ein Pilz. Wir können gar nicht mehr anders als über unseren Organismus sprechen

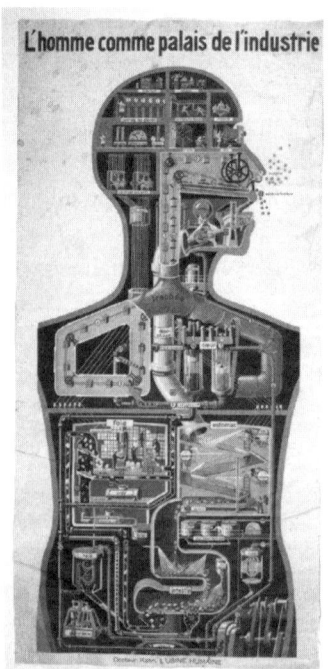

Abb. 2: Kahn: Der Mensch als Industriepalast – Plakat für eine Ausstellung.

und denken denn als Maschine. Wir sind so von diesem Paradigma, dieser Metapher gefangen, dass es für uns zur Wirklichkeit wurde. Ja, aber ist es denn nicht Wirklichkeit, werden Sie fragen? Hatte Harvey denn nicht recht? Ist denn nicht das Herz tatsächlich eine Pumpe, eine Maschine, und der Organismus gleichfalls? Ja und nein, antworte ich. Genauer müsste es heißen: Ja, unter bestimmten Bedingungen und in gewisser Hinsicht. Nein, wenn man dieses Denken verabsolutiert. Was meine ich damit?

Gehen Sie oft in ein Restaurant und essen die Speisekarte? Nein? Warum auch, wäre ja doof. Aber kollektiv benehmen wir uns oft so, vor allem in der Wissenschaft. Wir verwechseln die Modelle, die wir verwenden, um die Wirklichkeit zu beschreiben, mit der Wirklichkeit selbst. Genauso ist es mit dem Maschinenparadigma des Körpers. Es ist ein Modell, eine Abstraktion, eine bestimmte Form der Landkartdarstellung sozusagen, eine Speisekarte meinethalben. Aber es ist nicht die Wirklichkeit und beschreibt sie nicht in ihrer Ganzheit. Es ist eine bestimmte Form, auf die Wirklichkeit zu blicken, aber es *ist* nicht die Wirklichkeit selbst.

Wer Erfahrung mit Wanderungen im Gebirge und mit dem Lesen von Landkarten hat, weiß, was ich meine. Man sieht auf der Karte: Aha, hier geht es steil bergauf, über einen Südhang, schrofendurchsetzt, und oben ist eine Scharte, da ist der Weg in den Fels gezeichnet, drüben geht es flacher über sanfte Hänge wieder hinunter, kleine Mulde etc. Aber was das wirklich konkret bedeutet, das erfahren wir erst, wenn wir wirklich vor Ort sind. Wir spüren dann, dass steiler Aufstieg über vielleicht 500 Höhenmeter in einem Südhang nicht nur eine objektive Größe ist, sondern bei Hitze im Sommer bedeuten kann: Anstrengung, Schweiß, Ärger über den späten Aufbruch, unendliche Hitze, zu wenig Wasser (wieder mal), und dann das Gekraxel in den mittlerweile aufgeheizten Felsstufen. Und dann wissen wir auch, was anschließend ein sanfter Abstieg in ein flaches Hochtal mit Mulden und Wiesen bedeutet.

Sie merken: Ich gehe auf all die Informationen ein, die Sie nicht in der Landkarte finden, auch wenn der Maßstab 1:10000 betragen sollte. Ich weise Sie darauf hin, was alles in dieser Abstraktion einer

Landschaft fehlt: der emotionale Gehalt, die Erlebnisse und Erfahrungen, die man dort haben kann.

Genauso ist es auch mit Paradigmen, und speziell mit dem Maschinenparadigma des Körpers. Sie sind Wahrnehmungsfilter und Abstraktionen. Sie zeigen uns, wie man die Welt unter einem bestimmten Gesichtspunkt sehen kann. Im konkreten Fall zeigt uns das Maschinenparadigma den Weg dazu, wie wir den Körper begreifen können, wenn wir ihn denn als Maschine verstehen wollen – wie wir ihn manipulieren und wie wir ihn auch im Krankheitsfalle behandeln können. Was wir dabei gerne übersehen ist, dass dies nur *eine* von vielen Ansichtsweisen ist. Der Kommunikationswissenschaftler Paul Watzlawick hat einmal gesagt, dass für einen Mann, der nur einen Hammer als Werkzeug hat, alles wie Nägel aussieht, auch was gar kein Nagel ist.[10] So ähnlich ist es hier auch: Wenn wir das Maschinenparadigma des Organismus mit der Wirklichkeit verwechseln, dann *wird* das Herz plötzlich zur Pumpe, der Körper *ist* ein mechanisches Sammelsurium aufeinander abgestimmter Teilmodule, und der ganze Mensch *wird* zum Apparat. Wir beginnen dann uns und andere als Automaten zu begreifen, werden uns so verhalten und wundern uns, dass uns andere genauso behandeln. Wir haben sogar schon angefangen – kollektiv – den Geist als komplexe Apparatur zu sehen, als einen Mechanismus feinerer Sorte, und wenn wir nicht aufpassen, dann landen nicht nur wir selbst dereinst auf dem Schrottplatz, sondern unsere Kultur auf dem Schrotthaufen der Geschichte. Unsere Nachfahren, so es dann noch welche gibt, werden dann kommen und sagen: Guckt mal, das waren die, die gedacht haben, die ganze Welt sei wie ein Auto. Und dann sind ihnen die Ersatzteile ausgegangen und der Sprit.

Das Maschinenparadigma ist also bedenklich und wird falsch, wenn wir vergessen, dass es ein Modell und eine Abstraktion ist. Es funktioniert sehr gut und leistet hervorragende Dienste, wenn es wirklich nur um diese mechanischen Seiten geht: im Notfall zum Beispiel. Wenn ein Herz wirklich stehen bleibt, dann ist es gut, wenn ein Notarzt zur Stelle ist, der den »Mechanismus« der Herzphysiologie versteht und es wiederbeleben kann. Oder wenn wir im

Detail verstehen wollen, welche Vorgänge ablaufen, welche Prozesse genau zu einer Krankheit führen und was man wissen muss, um diagnostisch eine bestimmte Krankheit beschreiben zu können. Es ist aber nicht ausgemacht, dass das im komplexen Krankheitsfall genauso gut funktioniert. Kehren wir zurück zu Helmut und zu meinem Vater. Der Verschluss der Koronararterien ist ein sehr langsamer Prozess, eine chronische Krankheit, deren Beginn man gar nicht merkt. Wie wir gesehen haben, dauert es sehr lange – manchmal zu lange –, bis man Symptome spürt. Was passiert in dieser langen Zeit alles: Der Mensch eignet sich bestimmte Gewohnheiten an. Er isst bestimmte Dinge und andere eher nicht. Er bewegt sich mehr oder weniger stark. Er ist beruflich einem bestimmten Druck ausgesetzt, und wenn es dumm kommt, hat er nicht gelernt, mit diesem Druck angemessen umzugehen. Oder er macht sich Sorgen um seine eigene finanzielle Zukunft.

All diese Aspekte (und ich könnte hier noch viel mehr aufzählen) werden sich auswirken. Sie werden seine immunologische Lage beeinflussen und zum Beispiel die Verteilung und Menge der Gerinnungsfaktoren im Blut verändern. Das könnte dazu führen, dass sein Blut leichter gerinnt. Dann entstehen schneller Blutgerinnsel, ganz kleine nur, die sich irgendwo ablagern können. Die emotionale Lage kann sich auch auf die hormonelle Situation auswirken und führt möglicherweise zu einem dauerhaft erhöhten Blutdruck. Der macht die Gefäße unelastisch und Bindegewebe lagert sich dort ein, wo eigentlich Muskeln in der Gefäßwand sein sollten. Außerdem führt dauerhaft zu hoher Blutdruck dazu, dass der Herzmuskel geschädigt wird.

Helmut ist, wie mein Vater, ein Mann mit Vorliebe für traditionelles Essen. Gutes, herzhaft gewürztes Fleisch – durchaus auch Salat und Gemüse, aber mit dem nötigen Fett dazu. Dazu muss man wissen, dass sich die Art und Weise, wie unsere Nahrung produziert wird, stark verändert hat. Als ich klein war und meinen Verwandten auf dem Bauernhof half, standen 14 Kühe im Stall und zehn Schweine. Die Kühe bekamen im Sommer das Gras auf der Weide zu fressen, im Winter das Heu vom Sommer und ein bisschen Silogrünfutter. Die Schweine futterten Getreideschrot und Kartoffeln (aus eigenem Anbau natürlich), Molke von der Käserei sowie Essensreste, falls die Katzen welche übrig ließen. Heute sehen die meisten Kühe und Schweine kein Sonnenlicht, bekommen Soja- und Maismastfutter und allerhand andere Dinge, von denen wir besser nicht wissen, was drin ist. Es gibt außerdem viel mehr Tiere pro Hektar Land. Das führt zu einem subtilen Problem: Unser Organismus benötigt neben den allseits bekannten Vitaminen auch andere Vitalstoffe, die wir uns mit der Nahrung zuführen, zum Beispiel essenzielle Fettsäuren (also Fette, die der Körper nicht selbst herstellen kann).

An den Vitaminen ist leicht nachzuvollziehen, was ich meine, weil uns allen klar ist, dass wir sie von außen zuführen müssen. Zum Beispiel das Vitamin C: Seit dem 18. Jahrhundert, als James Lind (1716–1794) seine berühmten Versuche durchführte und Matrosen auf einem Schiff Zitrusfrüchte zu essen gab, auf dem anderen nicht, wissen wir, dass Vitamin C ein essenzieller Stoff ist. Der Körper benötigt ihn, um bestimmte Giftstoffe zu neutralisieren, die beim Stoffwechsel entstehen. Denn wann immer der Körper Nahrung zu Energie oder anderen wichtigen Bestandteilen umbaut (wann immer also Stoffwechselvorgänge stattfinden), werden Substanzen gebildet, die sehr aggressiv sind, sogenannte freie Radikale. Das sind Stoffe, die rasch mit biologischen Molekülen reagieren und dadurch Schaden anrichten – ein wichtiger Grund für Krankheit und Alterungsprozesse. Vitamin C gehört zu einer ganzen Reihe von Stoffen, die der Körper diesen Abläufen entgegensetzt. Er ist einer der vielen sogenannten Radikalfänger oder Antioxidanzien.

Vitamin C ist wasserlöslich und wird rasch ausgeschieden, das wissen wir heute. Daher müssen wir es immer wieder in ausreichenden Dosen zu uns nehmen. Essen wir keine Früchte oder Gemüse mit ausreichendem Vitamin-C-Gehalt, bekommen wir Skorbut. Das ist eine sehr unangenehme Krankheit, an der früher viele Matrosen und ganze Expeditionsheere zugrunde gegangen sind. Skorbut ist heilbar, wenn wir wieder ausreichend Vitamin C nachführen.

So ähnlich wie mit dem Vitamin C ist es auch mit den essenziellen

Fettsäuren, nur dass sie erstens noch nicht so gut erforscht sind und das vorhandene Wissen zweitens noch nicht so weit verbreitet ist. Der Körper braucht essenzielle Fettsäuren, etwa um Zellmembranen und andere Zellbestandteile zu erneuern. Vor allem das Endothel, also die innere Zellschicht von Gefäßen, benötigt bestimmte essenzielle Fettsäuren, um sich regenerieren zu können. Aber auch unsere Nervenzellen sind sehr darauf angewiesen, ausreichend essenzielle Fettsäuren zur Verfügung zu haben. Wenn wir sie nicht oder nicht im richtigen Verhältnis zuführen, dann entstehen verschiedene Mangelkrankheiten. Die Veränderung von Gefäßen und ihr Verschluss ist eine Möglichkeit, wie sich eine solche Mangelkrankheit zeigen kann.

Nun gibt es aber zwei Typen von essenziellen Fettsäuren: sogenannte Omega-3- und Omega-6-Fettsäuren. Beide sind für uns notwendig, beide müssen wir über die Nahrung zu uns nehmen. Beide verwenden den gleichen Stoffwechselpfad, um in den Organismus und an das Ziel ihrer Bestimmung zu gelangen. Nur müsste dazu ihr Verhältnis ausgewogen sein, etwa gleich viel Omega-3- wie Omega-6-Fettsäuren wären ideal. Aus archäologischen Untersuchungen wissen wir, dass dieses Verhältnis sehr lange in der Nahrungszufuhr der Bevölkerung gesichert war, weil es sozusagen ein evolutionär-biologisches Muss ist. Heute, unter unserer industriellen Kost, beträgt das Verhältnis in Europa etwa 1:15 (also ein Teil Omega-3-Fettsäuren auf 15 Teile Omega-6-Fettsäuren) und in den USA gar 1:20.

Nun muss man wissen, dass alle entzündungsfördernden Botenstoffe des Organismus Omega-6-Fettsäuren als Vorläufer benötigen, und alle Botenstoffe, die Entzündungen wieder auf Normalniveau herabregulieren, Omega-3-Fettsäuren. Wenn sich das Verhältnis dieser Fettsäuren durch die Nahrungszufuhr kollektiv zugunsten von Omega-6- und zu Ungunsten von Omega-3-Fettsäuren verschiebt, was passiert? Richtig geraten: Die Neigung zu entzündlichen Prozessen nimmt zu, und zwar kollektiv, bei allen, langsam, über lange Zeit.

Warum erzähle ich das hier? Die Nahrung, die Helmut und mein

Vater über Jahrzehnte zu sich nahmen, hat langsam aber sicher, ganz subtil, ohne dass dies spürbar war, die Balance des Körpers dorthin verschoben, dass entzündliche Prozesse beschleunigt oder begünstigt wurden. Wo früher vielleicht gelegentlich eine kleine innere Entzündung ausbrach, die von allein wieder zurückging, wird heute plötzlich ein dauerhafter Entzündungsherd entstehen, winzig klein, sodass es keiner merkt. Mit allen anderen Faktoren zusammen kann dies über ausreichend lange Zeit dazu führen, dass die Herzkranzgefäße allmählich »verstopfen«.

Das biopsychosoziale Modell

Wir sehen: Eine Fülle von Faktoren – manche psychisch, manche sozial, manche vielleicht auch genetisch, wieder andere verhaltens- und ernährungsbedingt – spielt zusammen, um die komplexe chronische Erkrankung »koronare Herzkrankheit« entstehen zu lassen. Diese Betrachtungsweise chronischer Krankheiten wird mittlerweile in Wissenschaftlerkreisen das »biopsychosoziale Modell«, von manchen auch erweitert »biopsychosoziospirituelles Modell« genannt. Es erkennt an, dass eine einfache mechanische Ursache zur Erklärung chronischer und der meisten anderen Krankheiten zu kurz greift. Viele Faktoren müssen berücksichtigt werden. Es ist zu einfach und zu eindimensional, nur einen Faktor herauszugreifen und (wie das oft gemacht wird) »Lipidsenker zur Senkung des schlimmen LDL-Cholesterins« zu verwenden.
Nun kommt das Maschinenparadigma wieder ins Spiel. All die kleinen Details, die ich oben erwähnt habe – dass etwa Emotionen die immunologische Lage beeinflussen können oder Omega-3-Fettsäuren die Entzündungsreaktionen im Körper – diese und viele andere Details kennen wir nur, weil wir den Organismus als Maschine begreifen und sein Funktionieren untersuchen. Wir analysieren, sehen vom Ganzen ab und gehen ins Detail. Dabei kommen diese wunderbar genauen Erkenntnisse heraus. Aber wer setzt sie wieder zusammen? Kaum einer. Warum nicht? Weil wir kein Verständnis und kein Paradigma für das ganzheitliche Zusammen-

wirken all dieser Einzelkomponenten haben und weil es reichlich kompliziert ist, den Überblick zu behalten.

Das hat aber nun eine weitreichende Konsequenz: Obwohl wir die Entstehung von Erkrankungen wie der koronaren Herzkrankheit über die vielen möglichen Ursache-Wirkungs-Ketten verstehen können, versuchen wir dennoch (jedenfalls meistens) die Therapie mit einer einzigen Kanonenkugel zu betreiben – mit der »Magic Bullet«, der magischen Pille, die alles wieder richten soll. Gut, manchmal müssen es auch drei oder vier sein: Lipidsenker, ACE-Hemmer, noch ein paar Blutdrucksenker und vielleicht ein Blutverdünner. Mit diesen Mitteln meinen wir, die verschiedenen Entstehungsprozesse umgekehrt zu beeinflussen.

Was wir dabei übersehen: Zum einen erzeugen die vielen Einzelinterventionen oftmals viele Nebenwirkungen, sie treten miteinander in Interaktion und erzeugen gemeinsam wieder neue Wirkungen, die die Einzelkomponenten allein nicht hatten. Zum anderen lässt im Organismus das Zusammenspiel vieler einzelner Prozesse oftmals etwas ganz Neues entstehen, eben zum Beispiel die Krankheit. Das kausale Beeinflussen vieler Einzelprozesse jedoch lässt nicht notwendigerweise Gesundheit entstehen. Warum nicht? Weil Gesundheit etwas ist, das nur der Organismus *als ganzer* selbst produzieren kann. Und alles was wir tun können, ist den Organismus so gut wie möglich zu unterstützen in seinem Bemühen, Gesundheit wiederherzustellen.

Helmut hätte zum Beispiel lernen können, mit seinen Belastungen anders umzugehen, falls er welche hatte. Er hätte ein regelmäßiges Entspannungsprogramm in seinen Tag einbauen können. Er hätte sich überlegen können, ob seine Arbeitsstelle optimal für ihn ist, und gegebenenfalls dort einen Wechsel herbeiführen können. Er hätte seine Ernährung umstellen können. Das hätte seinen ganzen Stoffwechsel entlastet und weniger Abfallstoffe, weniger von den gefährlichen freien Radikalen produziert, die zu Entzündungsprozessen Anlass geben. Es hätte auch eine ganze Reihe von Genen reguliert, die mit einer Überproduktion von Entzündungsstoffen in Verbindung stehen und zu einer Anreicherung von unnötigem Fett im Gewebe und Blut führen. Jede einzelne dieser Maßnahmen hätte dazu beigetragen, dass manche der Risikofaktoren, die zu koronarer Herzkrankheit führen, reduziert werden – und alle Maßnahmen zusammen noch mehr. Sie hätten auf noch unerforschten Pfaden die Aktivität der Gene beeinflusst, die das unendlich komplizierte Netzwerk steuern, das am Schluss – ganz am Ende – zu den spürbaren Problemen führt.

Wir sehen an diesem Beispiel: Das mechanische Bild vom Menschen hat durchaus seine Berechtigung und seinen Platz. Nämlich dort, wo es um das Verständnis vieler Einzelkomponenten und die Aufklärung der Zusammenhänge geht, mit Sicherheit aber auch in der Notfallmedizin und im akuten Fall. Doch das Bild ist ein Hemmschuh, wenn es um die kreative Umsetzung dieses Wissens geht. Denn dann muss man sein Denken ein wenig umstellen. Man muss von einem detailliert-analytischen Denken, das in alle einzelnen Verästelungen vordringt, zu einem ganzheitlich-zusammenschauenden Denken, zur Gestaltsicht, gelangen. Es ist ein bisschen so, wie wenn man eine Stadt, die man zuvor am Boden erkundet hat, von oben, von einem Turm aus sieht. Plötzlich sieht man ganz neue Zusammenhänge und Strukturen. Plötzlich erkennt man, wie Straßenzüge zusammengehören, Viertel verknüpft sind und wie auch neue Wege sich erschließen, die man vorher nicht sah.

Das ist nicht das Gegenteil von detaillierter Analyse, sondern die Ergänzung dazu. Ohne die ganzheitliche Zusammenschau zerrinnen uns die analytischen Details in einen Sand- oder gar Scherbenhaufen aus zusammenhangslosen Fakten.

Fragen Sie einmal Ihren Hausarzt, ob man eine vollumfänglich diagnostizierte und eigentlich operationspflichtige koronare Herzkrankheit wieder zurückführen kann in einen gesunden Ausgangszustand. Ich mache folgende Wette. Die meisten werden sagen: *»Das geht nicht. Da kann man nur damit leben oder operativ eingreifen. Wir können höchstens mit ein paar Medikamenten darauf hinarbeiten, dass es nicht noch schlimmer wird.«* Die meisten werden das sagen, obwohl es eigentlich sehr gute Erkenntnisse dazu gibt, dass man mit der Veränderung seines Lebensstils (so wie oben kurz skizziert) die Krankheitszeichen der koronaren Herzkrankheit nicht nur zum Stillstand, sondern zur Rückbildung führen kann. Einfach indem man sich und sein Verhalten ändert. Ohne Medikamente. Ohne Operation. Überhaupt eigentlich ohne Doktor.

Warum beachtet niemand solche Befunde? Warum sind wir als Gesellschaft so blind? Warum ist unsere moderne Medizin, obwohl sie so hoch entwickelt ist, obwohl wir so viel wissen, so verschlossen gegenüber diesen neueren, komplexen Therapieverfahren? Oder liegt es vielleicht gerade daran, *dass* wir so viel Detailwissen haben? Meine Vermutung ist, dass es die Leitfigur des Körpers als Maschine ist – die Grundmetapher oder das Paradigma, mit dem die moderne Medizin und die ganze Biowissenschaft arbeiten –, die den Blick verstellt. Warum? In einer Maschine, in einem Auto etwa, ist es klar: Wenn etwas kaputt ist, dann muss man die Ursache finden, eine, vielleicht zwei oder drei, aber dann hat man sie, behebt sie, fertig. Die Maschine geht wieder. Dass das Auto selbst, als Ganzes, sich dumm verhält, das ist eine alberne Idee. Das Auto verhält sich nicht, es geht höchstens kaputt und verschleißt. Deswegen gibt es in einem Maschinenparadigma auch kein Konzept dafür, dass sich aus dem komplexen Zusammenwirken vieler Teile eine Störung als Gesamteigenschaft des Systems ergeben könnte – etwas Neues, das es vorher noch nicht gab. Und umgekehrt ist es auch nicht sinnvoll zu sagen, das kaputte Auto könne von sich aus etwas tun, um die Störung zu beheben. Es müsse nur seinen Selbstreparaturmechanismus anwerfen und sich wieder reparieren.

Eine Maschine hat keine eigene Initiative, keine eigene Aktivität, kein selbstständig kontrolliertes und kontrollierbares Verhalten. Sie hat nichts, was sie ändern müsste oder was sich ändern ließe, es sei denn von außen. Daher ist die einzig sinnvolle Art über die Reparatur einer Maschine nachzudenken diejenige, zu überlegen, was kaputt ist: den Mechanismus zu ersetzen, den Fehler zu beheben, die Fremdeinwirkung zu unterbinden. Also ist ein solches Vorgehen auch im Krankheitsfall richtig – das ist einfach, einleuchtend und absolut zwingend, so lange man den Organismus als Maschine betrachtet bzw. wenn der Organismus wirklich eine Maschine wäre. Haben Sie diese entscheidende Stelle bemerkt? Genau hier kommt die vorher angesprochene Verwechslung von Bild und Wirklichkeit zum Tragen. Wir übersehen, wann eine solche Betrachtung sinnvoll ist und wann nicht. Wir tun so, als wäre eine Maschinenbetrachtung *immer* sinnvoll – auch, wenn es um sehr komplexe Probleme geht. Damit stoßen wir an Grenzen.

Es gibt aber noch einen anderen wichtigen Grund, weswegen der normale Kardiologe oder Hausarzt Helmut vermutlich nicht hätte sagen können, dass eine Lebensstilveränderung eigentlich wirksamer zur Behandlung seiner Krankheit gewesen wäre als alle Medikamente und Operationen zusammen (und noch dazu mit weniger Risiken behaftet und um einiges billiger für die Versichertengemeinschaft). An einer Lebensstiländerung verdient nämlich niemand Geld. Der Arzt nicht, der die Empfehlung ausgibt und vielleicht einen Leitfaden aushändigt. Die Pharmaindustrie nicht, die all ihre Medikamente, die für solche Fälle entwickelt wurden, nicht verkaufen kann. Der Operateur und das Krankenhaus nicht, denen die fünf- bis sechsstellige Summe entgeht, die für eine solche Behandlung fällig wird. Die Einzigen, die dabei verdient hätten, wären ein paar Bioläden und -bauern, die möglicherweise einen Kunden mehr bekommen hätten, die Buchläden und der Verlag, die das Büchlein mit den passenden Ratschlägen vertreiben, und vielleicht ein Seminarleiter, der die entsprechenden Kurse begleitet hätte. Wer auch verdient hätte, wäre Helmuts Arbeitgeber bzw. Krankenkasse. Diese hätten nicht die Kosten der Krankheitstage tragen müssen. Denn eine Lebensstilveränderung lässt sich leicht ambulant umsetzen.

Das Maschinenparadigma vom Menschen hat seine Profiteure, und der Profit im Gesundheitswesen ist eng daran gekoppelt, dass alle an die Gültigkeit, ja an die Wirklichkeit des Maschinenparadigmas glauben. Denn sie ist der Garant dafür, dass alle verdienen. Das Krankheitssystem in Deutschland ist, nimmt man auch die Pharmabranche hinzu, der größte Wirtschaftszweig überhaupt. Die Krankenhäuser und die daran gekoppelten Unternehmen sind für die Wirtschaftskraft unseres Landes sicherlich wichtiger als die Autoindustrie. Wer wollte diese Einkommensquelle leichtfertig aufs Spiel setzen?

Wo Wirtschaftsinteressen mächtig sind, ist Widerstand gegen Veränderung riesig. Im Zweifelsfall wird angegriffen. Daher mache ich mir keine Illusionen, dass die Veränderung, die Erweiterung unseres Denkens und unserer Kultur, die ich für nötig halte, leicht, rasch und friedvoll kommen wird. Wir haben aber, so meine ich, nicht viele Alternativen, als auf eine solche Veränderung hinzuarbeiten. Denn unser System, das wissen wir, ist unbeherrschbar. Inwiefern aber hängt unser Denkmodell mit den Strukturen zusammen, die so problematisch sind? Dies ist relativ leicht zu sehen. Die Vorstellung vom Mensch als Maschine, vom Organismus als Apparat, hat eine bestimmte Form von Forschung entstehen lassen, die nach den Ursachen der Erkrankung sucht. Diese Art von Forschung hat einen bestimmten Typ von Behandlung im Auge, nämlich die kausale Behandlung der vermeintlichen Ursache, oder dessen, was man dafür hält, oder auch dessen, was man für eine direkte Auswirkung der vermeintlichen Ursache hält. Die klinische Pharmakologie ist ein Kind dieser Entwicklung. Sie hat mit dem hehren Ziel, medikamentöse Behandlungsmethoden zu entwickeln und bereitzustellen, mittlerweile einen hohen Stellenwert. Aus dieser Entwicklung sind mächtige Pharmaunternehmen entstanden. Diese Unternehmen stellen uns enorm wichtige Präparate zur Verfügung. Wer würde etwa ohne die modernen Insuline auskommen wollen, ohne die Diabetiker keine langen Überlebenschancen und noch höhere Krankheitsrisiken hätten? Wer würde die modernen Antibiotika missen wollen, die maßgeblich an der Eindämmung von Infektionen beteiligt waren? Es wäre absolut töricht, die Entwicklung der Pharmakologie als Ganzes zu verteufeln, »den Fortschritt« anzuklagen oder dergleichen.

Aber wir müssen uns darüber im Klaren sein, dass die gesellschaftlichen Strukturen dazu geführt haben, dass nicht nur Unternehmen entstanden sind, die das Wohl der Menschheit im Auge haben, sondern Entitäten, die einen Überlebenskampf führen. Sie wollen wachsen, sie wollen Platz und Macht, ein bisschen so wie die Cyborgs und Golems der phantastischen Literatur. Wir haben Wesen geschaffen, deren Eigendynamik wir nicht mehr beherrschen. Wie ist das gemeint?

Die Pharmabranche entwickelt viele neue Medikamente. Für jedes Medikament, das auf den Markt kommt, sind vielleicht 20 oder mehr im Entwicklungsprozess untergegangen. Sie haben es nicht geschafft, weil sich die ursprüngliche Hoffnung nicht bewahrheitet hat, weil die Daten von Tiermodellen nicht auf Menschen übertragbar waren, weil die Nebenwirkungen zu heftig ausfielen, weil die Wirkung nicht gut steuerbar war, oder aus noch anderen Gründen. Pharmafirmen führen zwar viel Forschung im eigenen Haus durch, vor allem Entwicklungsforschung. Aber wenn die Präparate, mit denen sie arbeiten, nicht auch in der »normalen« Klinik funktionieren, nicht auch von anerkannten Wissenschaftlern getestet und für gut befunden wurden, sind die Chancen klein, dass sie auf dem Markt Erfolg haben. Daher wird Forschung in den Universitäten finanziell im beträchtlichen Ausmaß gefördert.

Ein guter Kenner der Schweizer Szene, der verstorbene Prof. Hannes G. Pauli aus Bern, schätzte bereits vor Jahren, dass 95 Prozent der klinischen Forschung in der Schweiz durch Pharmaunternehmen bezahlt würden. Die Zahl dürfte nicht zu hoch gegriffen sein und auch für Deutschland einigermaßen zutreffen. Auch wenn es nur 80 Prozent wären: Der Einfluss, der auf diese Weise entsteht, ist riesig. Nicht unbedingt der direkte, den meine ich nicht. Der wird natürlich durch sorgfältige Prüfprozesse bei der Publikation gering gehalten, obwohl es auch da Verzerrungen gibt, die darzulegen hier zu weit führen würden.[11] Aber der indirekte Einfluss. Der Einfluss auf die Köpfe, die Herzen und Ressourcen der führenden Wissenschaftler und ihrer Institutionen. Die herrschende Denkweise beeinflusst, was wir uns zu denken getrauen und gewohnt sind. Was wir häufig denken, halten wir für die Wahrheit. Das führt dazu, dass wir andere Perspektiven kaum mehr sehen, und wenn jemand mit anderen Perspektiven kommt, werden diese meistens zunächst als lächerlich diffamiert. Am schlimmsten aber ist, dass alle verfügbaren Ressourcen in die gewünschte Richtung kanalisiert werden: Geld, Personal, die Arbeitskraft der Nachwuchswissenschaftler und Doktoranden wird dorthin gelenkt. Für vergleichsweise wenig Geld kauft sich eine Pharmafirma mit der Bezahlung einer Studie in einer Klinik also nicht nur einen solide erarbeiteten und publizierbaren Datensatz, der frei vom Stallgeruch der Pharmaforschung ist, sondern sie legt auch eine Spur für künftiges Denken. Wer einmal Skifahren war, weiß, was ich meine: Es gibt auf manchen Pisten enge Passagen, zum Beispiel wenn man steile Hänge quert. Viele Fahrer vor uns haben dann Spuren eingegraben. Diese führen uns in rasanter Fahrt weiter, über Wellen und Hügel. Man ist dem Lauf dieser Querung so lange ausgesetzt, bis sich die Piste wieder freier entfaltet. Dazwischen aus der Spur zu fahren, erfordert entweder hohes Können oder aber man stürzt.

Wenn Sie mir nicht glauben, werfen Sie einen Blick auf Abbildung 3. Es handelt sich dabei um einen Teil des sogenannten »Conflict of Interest Statement« aus der größten je durchgeführten Studie zur Wirksamkeit von Antidepressiva in der niedergelassenen Praxis, der sog. STAR*D-Studie. Diese wurde von den bekanntesten amerikanischen Psychiatern in Kooperation durchgeführt. Die Arbeit wurde im renommierten *American Journal of Psychiatry* publiziert, und in solchen Publikationsorganen müssen die Autoren aufdecken, von wem sie alles Geld erhalten haben (völlig unabhängig von der Finanzierung der Studie). Das dient dazu, dass sich die Leser ein Bild darüber machen können, wie stark eine publizierte Meinung oder Arbeit möglicherweise von finanziellen Abhängigkeiten bestimmt sein könnte.

*Abb. 3: Ein kleiner Auszug des insgesamt fast zweiseitigen »Conflict of Interest Statement« einiger Autoren der STAR*D-Studie.*[12]

search support from Eli Lilly & Company; GlaxoSmithKline; Organon USA Inc.; Shire; and Somerset. Dr. Warden has received research support from the National Institute of Mental Health and has equity holdings in Bristol-Myers Squibb Company and Pfizer, Inc. Dr. Thase has served as an advisor, consultant, or speaker for AstraZeneca; Bristol-Myers Squibb Company; Cephalon, Inc.; Cyberonics, Inc.; Eli Lilly & Company; Forest Laboratories, Inc.; GlaxoSmithKline; Janssen Pharmaceutica; Eli Lilly & Company; Novartis; Organon, Inc.; Pfizer Pharmaceutical; Sanofi Aventis; Sepracor, Inc.; Shire US Inc.; and Wyeth Pharmaceuticals. Dr. Lavori has served as an advisor, consultant, or speaker for or received research support from Bristol-Myers Squibb Company; Celera Diagnostics Inc; Cyberonics, Inc.; the Department of Veterans Affairs; Forest Pharmaceuticals, Inc.; GlaxoSmithKline; Leaf Cabrezer Hyman and Bernstein; the National Institutes of Health; and Neuronetics, Inc. Dr. McGrath has served as an

Ich denke, es ist offensichtlich, was ich meine: Die führenden Forscher an den Universitäten sind dermaßen stark mit den Interessen der pharmazeutischen Industrie verwoben, dass man nicht erwarten kann, dass sie einen unabhängigen Blick oder gar ein Bewusstsein für die Schattenseiten des Maschinenparadigmas haben könnten, von dem sie ja alle profitieren. Denn all die genannten Firmen verdienen mit der Herstellung von Antidepressiva ihr Geld und wollen, dass diese sich gut auf dem Markt positionieren. Auch wenn eine einzelne Studie danebengeht: Der finanzielle Einfluss auf wichtige Meinungsführer stellt sicher, dass die allgemeine Meinung positiv bleibt und dass weitere Forschung in diese Richtung kanalisiert wird.

In diesem Sinne führt die Vorherrschaft des Maschinenmodells dazu, dass das, was uns geholfen hat, die Einsicht in das Funktionieren des Körpers zu gewinnen und auch viele hilfreiche Medikamente zu entwickeln, gleichzeitig auch das ist, was uns nun behindert. Dieses Modell hat Strukturen geschaffen, Geld, Intelligenz, Kreativität und Geisteskraft gebunden. Alle Anstrengungen medizinischer Forschung fließen in diese Richtung. Alle Studierenden werden so ausgebildet. Eine warm-dümpelige Glocke hängt sich über alle, ein bisschen wie eine intellektuelle Bierzelt-Atmosphäre: Wenn man drin ist, kann man sich gar nicht vorstellen, wie es anders auch gut sein kann. Wenn man draußen ist, fragt man sich, warum man eigentlich drin war. Alle denken in die eine Richtung und erwarten ihr eigenes Heil, das der Medizin und der Menschheit davon, dass wir noch mehr Details erkennen, noch mehr Verzahnungen und Verwinkelungen erforschen. Und weil alle so denken, alle so handeln, darum kommt es auch gar niemandem komisch vor. Ein allgemeiner, stillschweigender Konsens verbindet alle: Erst wenn wir den Mechanismus der Maschine voll und ganz verstanden haben, können wir sie auch richtig reparieren. Bis dahin ist alles Flickwerk.

Hier ist meine Einladung zum Austritt aus dem Bierzelt für diejenigen, die noch einen Rest Nüchternheit bewahrt haben und die es nach frischer Luft verlangt. Wir drehen jetzt den Spieß einfach einmal um. Das heißt – wie bereits öfter gesagt – nicht, dass wir das

Maschinenparadigma für falsch erklären. Denkmodelle sind oftmals nützlich für einen Zweck, aber unbrauchbar für andere Zwecke. Wir drehen den Spieß um, sage ich, und stellen das Modell vom Kopf auf die Füße. Wir gehen nicht vom Detail aus, sondern vom Ganzen. Was sehen wir dann?

Wir sehen, dass unser Organismus, wie jedes lebende System, in einer wunderbaren Art und Weise alles, was er braucht, selbst erzeugt und herstellt. Was er nicht hat, das führt er sich zu, durch Nahrungsaufnahme und andere Aktivität. Und wenn man den Organismus lässt und gut auf ihn hört, dann entdeckt man auch eine tiefe Weisheit in ihm. Die Weisheit der Jahrmillionen, in denen er durch die Evolution zu dem geworden ist, was er ist. Die Weisheit Hunderttausender von Generationen, die ihr Leben mindestens so lange leben konnten, wie es nötig war, damit sie ihre genetische Information weitergeben konnten – Kinder zeugen und aufziehen konnten, die überlebt haben. Wir alle stammen von solchen »Überlebern« ab, sonst gäbe es uns nicht. Die Weisheit einer erstaunlichen Anpassung an die ökologischen Bedingungen in einer enormen Vielfalt von Mitwelten, von der Kälte der Arktis bis zur Dürre der Wüste. Diese Weisheit bringt laufend, selbsttätig und ohne dass ein Arzt eingreift, Gesundheit hervor. Kontinuierlich. Nur wenn dieser Prozess gestört wird, müssen wir uns überlegen, was zu tun ist. Und das Sinnvollste ist eigentlich, diesen Prozess der inneren Weisheit – Carl Rogers, der Begründer der Gesprächspsychotherapie pflegte von der »organismischen Weisheit« zu sprechen – zu unterstützen. Ihn mit solchen Maßnahmen zu unterstützen, die sein Funktionieren möglichst wenig stören, sondern dazu führen, dass die Aktionen, die der Organismus unternimmt, um sich wieder ins Gleichgewicht zu bringen, effektiv sein können. Davon handelt das nächste Kapitel. Inzwischen haben wir gesehen:

- Wir kommen nie ohne Denkmodelle aus; sie helfen uns die Wirklichkeit zu ordnen.
- Diese Denkmodelle sind Abstraktionen; sie sind *nicht* die Wirklichkeit.

- Wenn man einen anderen Ausschnitt der Wirklichkeit sehen will, muss man zurücktreten oder einen anderen Blickwinkel einnehmen.
- Das mächtigste Denkmodell innerhalb der Medizin ist das von Descartes eingeführte Maschinenmodell vom Menschen.
- Es verleitet dazu, den Organismus nicht nur *wie* eine Maschine, sondern *als* Maschine zu sehen.
- Es funktioniert gut im akuten Fall. Es ist weniger geeignet zur Behandlung komplexer, chronischer Störungen.
- Es ist aber in einem fast hypnotischen Sinne mächtig, weil die vorherrschende Meinung ihm entspricht und alle Ressourcen dahin fließen, dieses Modell noch mehr zu verankern.
- Dies ist so, weil das Modell mächtige wirtschaftliche Interessen stützt, die es wiederum ernähren.
- Um diesen Bann zu brechen, müssen wir aufhören, den Organismus als Maschine zu verstehen. Wir müssen ihn als eigentätiges, lebendes Wesen erkennen, das eigentlich immer von sich aus Heilung anstrebt, wenn man es nicht stört.

5. Wie Placeboeffekte die Kraft zur Selbstheilung lehren

Wir alle kennen grippale Infekte. Wenn es dumm kommt, bekommen wir rasch Fieber, wir fühlen uns müde und schwer, wir wollen nichts als ins Bett. Und schlafen, immerzu. Wenn alles gut klappt, schlafen wir, schwitzen einmal oder mehrmals kräftig, und der Infekt ist überwunden. Was ist geschehen? Unser Immunsystem hat bei einer der vielen Millionen Abwehraktionen, die es jeden Tag unternimmt, nicht richtig aufgepasst, oder der Erreger war ihm so unbekannt, dass es keine richtigen Aktionen im Arsenal hatte. Oder das Immunsystem war durch irgendeine Belastung geschwächt und konnte den Angreifer nicht gleich im Entstehen eindämmen. Dauernde emotionale Belastung zum Beispiel führt zu einer solchen Schwächung des Immunsystems, aber auch allzu großer Druck an der Arbeitsstelle.

Medizinstudenten kennen etwa die »Prüfungslippe«. Vor Prüfungen schlafen sie oft wenig, ernähren sich schlecht, trinken viel Kaffee, um wach zu bleiben und können auf ihre emotionalen Signale und Bedürftigkeiten nur sehr bedingt Rücksicht nehmen. Was geschieht? Das Herpesvirus, ein Erreger, den fast alle Menschen der westlichen Hemisphäre in sich tragen und der normalerweise vom Immunsystem eingedämmt irgendwo im Organismus vor sich hin schläft, erwacht zum Leben, weil die Kontrolle des Immunsystems für einen Moment geschwächt ist. Das Virus funktioniert normale Zellen um, um sich selbst zu vermehren. Es entstehen die berühmten Herpes- oder Fieberbläschen auf den Lippen und an der Nase. Ganz ähnlich ist es mit dem grippalen Infekt, nur dass der meistens von außen kommt.

Warum aber wird nicht der ganze Körper von Herpes befallen? Warum stirbt man nicht, außer in selten schweren Fällen von Grippe? Ganz einfach. Weil unser Organismus im Laufe der Jahrmillionen gelernt hat, mit Krankheitserregern zu leben und fertig zu werden. Im Normalfall wehrt er sie erfolgreich ab. Im Ausnahmefall können sie eindringen und sich ein bisschen vermehren. Dann schlägt das Immunsystem zurück. Das Zurückschlagen des Immunsystems zeigt sich in unseren Krankheitssymptomen: Das Fieber führt dazu, dass alle Prozesse im Körper schneller ablaufen. Es werden mehr Immunzellen produziert, viel schneller als sonst. Das hilft bei der Abwehr. Die erhöhte Temperatur führt dazu, dass das fremde Eiweiß rascher degeneriert und empfindliche Erreger absterben.

Das Immunsystem, das durch den Erreger alarmiert wurde, setzt aber auch einen ganzen Satz verschiedener Botenstoffe frei, sogenannte Interleukine. Diese Eiweißmoleküle haben bestimmte Funktionen. Manche aktivieren andere Immunzellen und regen sie dazu an, sich zu teilen oder Antikörper zu produzieren. Wieder andere gelangen über den Blutkreislauf zum Gehirn. Dort gibt es in bestimmten Bereichen, welche die ganze innere Balance des Körpers kontrollieren, spezifische Rezeptoren. Diese Rezeptoren können die bestimmten Interleukine – in diesem Falle IL-1 – erkennen. Das Gehirn wird auf diese Weise über das Vorhandensein der Infektion informiert. (Eigentlich ist es sogar so, dass das Gehirn laufend über den immunologischen Status des Organismus im Bilde ist, nur merken wir dies nicht.) Diese Information ist normalerweise unbewusst.

Wenn nun aber eine manifeste Infektion eingesetzt hat, dann benötigt der Körper die aktive Unterstützung des ganzen Organismus. Daher alarmieren die Interleukine das Gehirn in einer Art und Weise, die nicht zu übersehen ist: Wir spüren den Alarm als bleierne Müdigkeit, als das Bedürfnis nach Ruhe, Wärmflasche, Buch, Kuscheltier und allem. Es wird also nicht nur die unbewusste Ebene der immunologischen Abwehrprozesse aktiviert, sondern jetzt auch die bewusste des Verhaltens. Und was tut der postmodern medizinisch verbildete Normalbürger? Er ist beschäftigt, kann sich keine Grippe leisten oder hat gerade einen Flug in die Ferien gebucht, oder eine wichtige Cocktailparty oder einen dringenden Auftrag. Er geht in die Apotheke und kauft sich Fiebersenker. Die funktionieren meistens, denn die Pharmakologie des Fiebers ist bekannt und man kann den Fieberprozess mittlerweile recht gut beeinflussen. Das Fieber ist aber kein Krankheitssymptom im eigentlichen Sinne, sondern eine sekundäre Reaktion des Organismus auf eine Situation, bei der die Aktion des ganzen Menschen gefragt ist, einschließlich seines Verhaltens. Wenn das Verhalten nicht der biologischen Notwendigkeit folgt (in diesem Fall: wenn der Kranke Fiebersenker nimmt), kann es zu Problemen kommen. Oft bleiben die Müdigkeit und das schlechte Gefühl zurück. Oft wird das Immunsystem in seiner Aktivität behindert. Manchmal lernt es auch falsche Dinge daraus. Und wenn das wiederholt passiert, kann die Bekämpfung der Erreger unvollständig sein. Manche Theorien gehen davon aus, dass verschiedene Untertypen des chronischen Müdigkeitssyndroms oder bestimmter Formen von Depression so entstehen, sozusagen als Nachhall einer schlecht oder falsch behandelten Infektion.[13]

Eigentlich ist die Fieberreaktion als Ganzes eine Heilreaktion, eine Selbstheilung des Organismus, sein Versuch, das ursprüngliche Gleichgewicht und die dynamische Balance aller Einzelsysteme, die wir Gesundheit nennen, wiederherzustellen. Und so ist es mit vielen Krankheitssymptomen. Sie sind häufig Versuche des Organismus, sich wieder zu regulieren, zumindest im akuten Fall. Ein einigermaßen robuster Organismus heilt sich im Rahmen seiner Möglichkeiten selbst. Wir können keine abgehackten Gliedmaßen nachwachsen lassen. Aber Wunden schließen sich von selbst, sofern sie nicht zu sehr infiziert sind, und auch viele Symptome innerer Krankheiten sind im Grunde missratene Selbstheilungsversuche. Ein alter medizinischer Leitsatz lautet: *medicus curat, natura sanat* – der Arzt trägt Sorge und pflegt, die Natur ist es, die heilt. Diese leise, versteckte Form der Selbstheilung ist es, die viele sanfte Heilweisen nutzen, um den Organismus wieder in die Balance zu bringen. Die Homöopathie etwa tut dies mit »nichts«, also mit Kügelchen, die keine pharmakologischen Wirksubstanzen enthalten. Ob sie noch etwas anderes außer »nichts« enthalten, also »Information«, ein »Feld«, oder ob sie – wie ich meine – einfach ein Symbol innerhalb eines komplexen Heilrituals sind, das wollen wir hier einmal dahingestellt sein lassen. Denn das ist für unsere Diskussion gar nicht wichtig. Wichtig ist, dass dieses Geben von »nichts« ein äußerst therapeutischer Akt sein kann. Denn er appelliert sozusagen an die Selbstregulationskräfte des Organismus und setzt sie frei.

Andere Verfahren setzen allgemeine, unspezifische Reize, die in der gleichen Form für sehr viele verschiedene Krankheiten eingesetzt werden können. Die Bädertherapie etwa oder die allgemeine Ordnungstherapie der Naturheilverfahren funktionieren so. Wieder andere Verfahren setzen sehr schwache Reize. Hierzu gehören die moderneren Elektrotherapieverfahren oder die Akupunktur. Psychotherapeutische Verfahren funktionieren oft sehr ähnlich: Sie bringen den Menschen aus den eingefahrenen Denk- und Erlebnismustern heraus. Das erlaubt es, sich plötzlich wieder neu zu sehen und neue Dinge auszuprobieren.

Hier ist, als Arbeitsdefinition, mein Verständnis: Eine gute Therapie, egal welcher Art, führt dazu, dass ein kreativer Raum entstehen kann, in dem alte Bahnen verlassen und neue gefunden werden können. Eine gute Therapie versetzt die gültigen Regeln der Krankheit für einen Moment in einen Mittagsschlaf und macht es dadurch möglich, dass ein kleines oder großes Wunder passiert. Dieses Wunder ist die Selbstheilung in Aktion, wenn sie – unterstützt durch therapeutische Maßnahmen – ihre heilsame Wirkung entfalten darf. Noch einmal anders gesagt: Eine gute Therapie sollte eigentlich immer darauf hinzielen, den Organismus in seinen Selbstheilungstendenzen zu unterstützen und ihn nicht noch unnötig zu stören oder zu belasten.

Hier sind ein paar klassische Beispiele. Dan Moerman, der an der University of Chicago »Medical Anthropology« lehrt, also Medizinethnologie, hat eine schöne Geschichte beschrieben, die ihm auf seinen ausgedehnten Reisen durch die USA begegnet ist.[14] Er hat nämlich die gesamten Heilkräuter der USA katalogisiert und ist dabei viel mit Vertretern der Urbevölkerung in Kontakt gekommen. Er beschreibt eindrücklich ein Heilritual der Navajos. Wenn dort jemand krank ist, dann kommt die erweiterte Familie zusammen. Die Heilkundigen bringen Kräuter herbei. Diese werden in einen großen Topf gegeben und es wird mit viel Zeremonie und Brimborium ein Sud daraus gekocht. Die Heilkräuter sind übrigens allesamt pharmakologisch hoch wirksam; das wissen wir inzwischen. Es wird getanzt und gesungen, der Kranke in der Mitte der Gruppe. Und dann? Dann schütten sich alle den etwas abgekühlten Sud über die Köpfe. Alle – vor allem die, die nicht krank sind. Wir würden sagen: So ein Unfug, warum nicht dem Kranken zu trinken geben? Das würden wir tun: Pharmakologie rein, Krankheit raus. Nein. Die Navajos haben ein anderes Verständnis. Für sie ist Krankheit eine Entfremdung des Einzelnen vom Gesamtzusammenhang des Kosmos und der Schönheit der Welt. Um diese Schönheit zurückzugeben, muss etwas getan werden, das sie wiederherstellt. Alle wichtigen Kräuter in einem Sud sind ein Symbol für die vereinte Natur. Das Sich-Übergießen damit ist ein Zeichen dafür, dass alle in den Prozess eingebunden sind, dass Krankheit kein individuelles Schicksal, sondern eine Funktion des Gesamten ist, und dass diese Einheit und Schönheit der Welt wieder in die Gruppe zurückkehren soll.

Diese Rituale sind sehr wirksam, sonst hätten sie sich nicht so lange erhalten. Sie erfüllen eine wichtige Funktion, und wenn es nur die ist, die Selbstheilungskräfte dadurch zu aktivieren, dass der Kranke fühlt: Alle kümmern sich, ich bin nicht allein, alle haben ein Interesse daran, dass es mir wieder gut geht, alle beteiligen sich, ich bin Teil der Gemeinschaft. Dadurch wird das Gefühl der Zugehörigkeit gestärkt und möglicherweise die Kraft des Kranken, sich selbst zu heilen, wiederhergestellt.

Tja, die edlen Indianer des Wilden Westens, werden Sie denken. Hier ist eine Geschichte aus dem zivilisierten Westen, genauer gesagt zwei. Sie handeln wieder von der Behandlung der Angina pectoris, also dem Brust- und Armschmerz, der entsteht, wenn eine koronare Herzkrankheit vorliegt. Der zivilisierte Westen hat nämlich ebenfalls ein hoch ausgeklügeltes Ritual entwickelt, die Operation. Es ist etwas teurer als das der Navajos, aber es hat, strukturell gesehen, Ähnlichkeit. Alle kümmern sich. Es wird der vermeintliche Fehler behoben. Ob das wirklich stimmt, ist eigentlich weniger wichtig, denn der Erfolg gibt uns Recht. Der Patient ist sich sicher: Ich bin jetzt wieder auf dem aufsteigenden Ast, denn der mächtigste Schamane meiner Kultur hat sich um mich gekümmert und wenn schon nicht den Zaubertrank gebraut, so doch sein mächtigstes Instrument zur Vermittlung zwischen der Welt der Geister und der Lebenden ausgepackt: die Narkoseapparatur und das Skalpell. Wenn Ihnen der Vergleich unserer modernen Herzchirurgie mit indianischen Heilritualen jetzt erst einmal merkwürdig vorkommt, dann werden Sie die in Kapitel 8 geschilderten Studienergebnisse vielleicht besonders interessieren.

Schon der Altmeister der Placeboforschung, der US-amerikanische Psychiater Jerome D. Frank, hatte gemutmaßt, dass die meisten therapeutischen Erfolge der Medizin im Wesentlichen darauf beruhen, dass sie strukturell genauso funktionieren wie die Heilrituale der Navajos und anderer indigener Stämme. Sie enthalten nämlich alle immer und immer wieder die folgenden vier Komponenten[15]:

1. Der Heiler hat einen Wirksamkeitsausweis. Er ist ein Schamane mit entsprechender Ausbildung, bei uns ein hochdekorierter Internist, Chirurg, Professor oder sonst was. Das erkennt man bei uns nicht an den Federn und Rasseln, sondern an den vielen Diplomen und Auszeichnungen, an der langen Publikationsliste und an den vielen Doktoranden, die im Schlepptau des Chefs durch die Hallen des Krankenhauses fluten. Der Heiler hat immer einen therapeutischen Nimbus, und wenn er keinen hat, dann schafft er sich einen.

2. Der Heiler hat immer ein plausibles Modell. Der Navajo-Schamane erzählt die Geschichte von der gebrochenen Harmonie und Schönheit. Der Herzchirurg erklärt die unterbrochene Blutversorgung zum Herzen. Der Schamane beschwört die Notwendigkeit, die Harmonie wiederherzustellen. Der Herzchirurg malt in düsteren Farben die schlechten Chancen eines Herzens ohne Blut aus. Beides extrem einleuchtend.

3. Der Heiler hat ein überzeugendes Ritual. Der Navajo-Schamane braut den Trank aus allen heiligen Kräutern des Stammes. Alle

sind mit beteiligt, der Kranke wird einbezogen. Der Herzchirurg wirft die gesamte Maschinerie einer Hochtechnikchirurgie an. Anästhesisten kommen und huldigen ihm. Schwestern mit Spezialausbildung dienen ihm. Junge Assistentinnen bewundern ihn, junge Assistenten beneiden ihn, Oberärzte hassen ihn. Ein an Komplexität und Tiefe kaum zu überbietendes Ritual der Heilung setzt ein: die Öffnung des Brustkorbs oder bei den neueren Methoden das subtil-mikroskopische Eindringen in die feinen Verästelungen der Herzarterien.

4. All das führt zu einem völlig einleuchtenden Effekt beim Patienten: Er ist erleichtert. Zum einen hat er eine klare Auskunft, was jetzt mit ihm los ist. Es gibt keinen Zweifel: Der Schamane, der Herzspezialist hat's gesagt. Das beruhigt schon mal. Außerdem weiß er sich in guten Händen. Die beste Herzchirurgie im Land, in der Stadt, in der Region etc. wird sich seiner annehmen, der berühmte Operateur xyz, der jedes Jahr 300 solcher Operationen vornimmt (alle erfolgreich), wird sein Leiden beheben – extra für ihn sein ganzes Können einsetzen. All das führt zu einer immensen Erleichterung, Steigerung der Hoffnung und tiefen Bindung in Dankbarkeit an den, der das Leben in Händen hielt und es einem zurückgegeben hat. Welch ein Wunder!

Wir sehen: Es gibt ganz verschiedene Weisen, die Selbstheilungskräfte anzuregen. Aber immer sind es die gleichen Endstrecken: Erleichterung, Hoffnung, Linderung der Angst, Zugehörigkeit, Eingliederung in die Gruppe der Gesunden, Bindung und Zuwendung. Grundmenschliche Bedürfnisse werden mit großem Aufwand befriedigt – vielleicht das erste Mal seit langer Zeit. Bitte verstehen Sie mich nicht falsch: Ich will nichts gegen Herzchirurgen sagen und auch nichts dagegen, dass nicht sogar womöglich ein sehr effektiver kausal-mechanischer Anteil in dieser modernen Behandlung steckt. Aber einmal kurz Figur und Grund gewechselt – zurück finden Sie ja selbst wieder – und wir sehen: Man kann das Ganze auch mit den Augen eines Außerirdischen sehen, so wie wir die Heilungsrituale der Navajos sehen und analysieren; es sind ganz ähnliche Rituale und beide wecken womöglich die gleichen Kräfte der Selbsthei-

lung. Wie weit dies gehen kann, illustrieren folgende Fallbeispiele
aus der Placeboforschung:

Die erste Geschichte wird von Laurence LeShan überliefert.[16]
Ein schwer an Krebs erkrankter Patient hatte damals, also in den
1960er-Jahren, keine therapeutische Chance mehr. Also entschlos-
sen sich seine Behandler zu einer List. Sie gaben ihm Spritzen mit
Vitamin C, die sie als Placebo einstuften (jedenfalls in der gegebe-
nen Dosierung), und sagten ihm, das sei ein ganz neues Wunder-
mittel, noch nicht zugelassen und nur unter schwersten Auflagen,
also zum Beispiel in ihrer Praxis, zu bekommen.[17] Wider alle Erwartung genas der Patient oder wurde jedenfalls so beschwerde-
frei, dass er ohne größere Probleme weiterlebte und seine Spritzen
regelmäßig abholte. Bis ihm eines Tages die Sprechstundenhilfe er-
öffnete, dass er Placebo erhalten habe. Er starb kurze Zeit später.

Eine hoffnungsfrohe Geschichte dieser Art wird von Bernard
Lown berichtet[18], der zu den berühmtesten Kardiologen seiner
Zeit zählte. Er traf eines Tages auf einer seiner Visiten im Krankenhaus einen Mann, der aus seiner Sicht dem Tod geweiht war. Er
wollte das seinen Assistenten, die ihn begleiteten, nicht in Gegenwart des Mannes offen sagen und sagte stattdessen, es handle sich
hier um einen Mann mit einem sogenannten Galopprhythmus des
Herzens. Das ist im Medizinerjargon der jagende Herzschlag eines
herzkranken Menschen, der auch wahrgenommen wird, kurz bevor das Herz zu schlagen aufhört. Der Patient jedoch hörte die umgekehrte Botschaft. Bei ihm löste das Wort vom »galoppierenden«
Herzen die Assoziation eines starken Pferdes aus. Er sagte sich:
Wenn ich ein Herz wie ein galoppierendes Pferd habe, dann kann
es doch nicht so schlimm um mich bestellt sein. Als Lown auf der
nächsten Visite wieder vorbeikam, war er aufgrund seiner Erfahrung sicher, dass der Mann gestorben sein musste. In der Tat. Das
Bett war leer. Allerdings sagte ihm das Personal, dass er nach Hause
gegangen sei. Kurz nach der letzten Visite habe er sich selbst entlassen. Anscheinend hat er noch etliche Jahre so gelebt. Die Assoziation eines Begriffes, der eigentlich sehr Negatives bedeutet, hat bei
ihm das Gegenteil bewirkt und ihn gesunden lassen.

Wir sehen: Was eine Behandlung mit einem Patienten macht oder nicht macht, ist nur zum Teil von den objektiven Eigenschaften der Behandlung abhängig. Was offensichtlich viel wichtiger ist, ist die Bedeutung, die eine Behandlung in uns selbst, in unserem Geist, erzeugt: die Bedeutung des Neuwerdens, mit allen Assoziationen und Kräften, die dadurch freigesetzt werden. Die Bedeutung, die die Ärzte in Laurence LeShans Beispiel von der Placebobehandlung des Krebspatienten erzeugt haben, war die eines ganz neuen, nie dagewesenen Wundermittels. Der Patient setzte alle Hoffnung darauf und genas. Die Bedeutung, die Lown mit seinem Wort vom »galoppierenden Herzen« bei seinem Patienten freisetzte, war gegen die eigentliche Intuition die von Stärke und Gesundheit, und der Patient heilte sich im Rahmen seiner Möglichkeiten selbst.

Normalerweise werden solche Effekte im Rahmen des Maschinenparadigmas als »Placeboeffekte« bagatellisiert. In Tat und Wahrheit sind sie aber Kern und Rückgrat aller therapeutischen Bemühungen. Denn sie ermöglichen die therapeutischen Eigenleistungen des Organismus, die Selbstheilungseffekte. Wir gehen normalerweise davon aus, dass die kausalen, spezifischen Effekte der Arzneimittel die wichtigsten sind, und dass die Effekte der Bedeutung, des Kontextes vernachlässigt werden können. Dabei ist es höchstwahrscheinlich andersherum. Ich verwende gerne das Bild der Zwerge, die auf den Schultern von Riesen sitzen, als Illustration.

In der Kathedrale von Chartres findet man einige große Glasfenster mit einem seltsamen Motiv (Abb. 4): Die vier Evangelisten als Zwerge sitzen auf den Schultern von Propheten, die als Riesen dargestellt sind. Dieses Bild ist von einem Wort des Bernhard von Chartres abgeleitet, eines mittelalterlichen Gelehrten. Der zitierte seinen Lehrer Johannes von Salisbury, der zu sagen pflegte: Wir sehen so weit, weil wir Zwerge sind, die auf den Schultern von Riesen sitzen[19]. Er meinte damit natürlich das Verhältnis der neuen Einsichten zur alten Tradition. Ich münze das Bild um: Unsere spezifischen, kausalen Therapien – die Herzoperation, das Schmerzmedikament, die allgemeinen therapeutischen Bemühungen unseres medizinischen Systems – sie funktionieren so gut, weil sie Zwerge

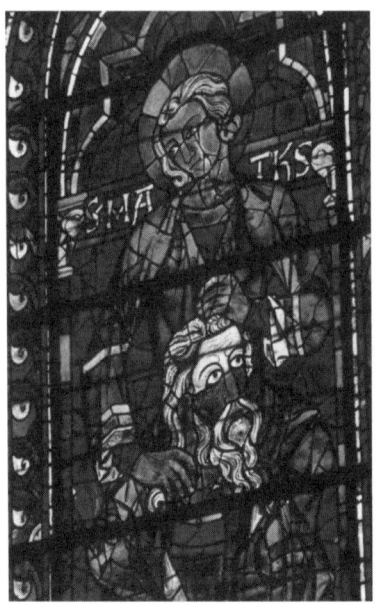

Abb. 4: Kathedrale von Chartres – der Evangelist Markus sitzt auf den Schultern des Propheten Daniel, Markus ist als Zwerg, Daniel als Riese dargestellt.

sind, die auf den Schultern von Riesen sitzen. Die Riesen sind in diesem Falle die unspezifischen Effekte der Therapie, das, was Jerome D. Frank die allgemeinen therapeutischen Effekte nannte und ich oben als Selbstheilung charakterisiert habe. Sie sind die Basis für alle anderen spezifischen Maßnahmen und ohne diese Selbstheilung würde kaum etwas therapeutisch funktionieren. Dass wir dies aus dem Auge verloren haben und so tun, als könnten wir ohne diese allgemeinen Effekte auskommen, zeigt, wie verblendet wir sind. Woher kommt das? Nun, es ist meiner Meinung nach wieder ein Ausdruck des allgemeinen Denkmodells. Genauer: Es beruht auf der Logik der Medikamentenentwicklung.

Was man als Laie über Statistik wissen sollte

Seit den späten 1940er-Jahren hat sich als Standard einer Testung für neu entwickelte Medikamente der Doppelblindtest durchgesetzt. Dabei wissen weder Patienten noch Ärzte oder beteiligte Schwestern und Wissenschaftler, welcher Patient ein echtes Medikament erhält und wer ein Scheinmedikament. Die Scheinmedikamente werden in aller Regel so hergestellt, dass sie in Form und Farbe und allen anderen äußeren Charakteristika dem wirklichen Medikament gleichen. Die Idee dahinter ist leicht nachvollziehbar. Wir wissen, wie stark Suggestionen und Erwartungen die Wahrnehmung therapeutischer Effekte beeinflussen. Da ist zum einen die Erwartung, die Patienten haben. Wenn sie wissen, dass sie durch ein richtiges Medikament behandelt werden, ist die Tendenz größer, dieses als wirksam zu beurteilen. Wenn sie nicht wissen, was sie eingenommen haben, dann berichten sie über ihre Befindlichkeit eher neutral. Das gleiche gilt für Ärzte und Krankenschwestern. Die sogenannte Verblindung sorgt dafür, dass sie alle Patienten gleich behandeln, überall gleich gut untersuchen und nicht bei denen sorgfältiger nachsehen, bei denen sie wissen, dass die echte Medikation verabreicht wurde. Auch diejenigen, die messen und untersuchen, sind »blind« und dadurch wird die Gefahr verringert, dass sie unbewusst besser messen oder das Gemessene ein klein wenig freundlicher darstellen.

Bereits in den 1960er-Jahren hatte der Psychologieprofessor Robert Rosenthal gezeigt, dass es sehr subtile Experimentator-Effekte gibt, wenn die Experimentatoren wissen, welches Ergebnis erwartet wird.[20] Er ließ studentische Experimentatoren mit Laborratten arbeiten und gab ihnen falsche Informationen. Den einen sagte er, die Ratten seien speziell trainiert und sehr intelligent beim Auffinden von Nahrung in einem Labyrinth. Den anderen gab er diese Information nicht. Tatsächlich aber waren alle Ratten Neulinge im Labyrinth. Diejenigen Experimentatoren, die erwarteten, dass die Ratten speziell trainiert seien, maßen in der Tat mit ihren Stoppuhren kürzere Zeiten, wenn die Tiere im Labyrinth nach ihrer Nahrung suchten. Ob die Tiere tatsächlich schneller waren oder die Studenten etwas schneller drückten, ist unerheblich. Tatsache ist: Erwartung beeinflusst, was wir messen.

Daher ist es guter Standard, bei pharmakologischen Untersuchungen solche Effekte auszuschalten. Denn man will eigentlich nur eines wissen: Hat eine pharmakologische Substanz – ganz unabhängig von allen psychologischen Effekten der Erwartung, des Heilrituals, der Bedeutungsgebung – auch noch einen kausal-pharmakologischen Effekt? Denn das ist ja schließlich die Behauptung. Daher sieht man in solchen Untersuchungen nur auf den Differenzwert zwischen der Placebogruppe und der Behandlungsgruppe und stellt die Frage: Ist der Unterschied bedeutsam, und ist er in einem statistischen Sinne signifikant?

Nun muss man etwas wissen, was den meisten Laien nicht sofort klar ist. Sofern ein Effekt – wie klein er auch sei – vorhanden ist, kann man ihn mit einer Studie, die groß genug ist, auch statistisch absichern. Die Statistik erteilt keine klinischen Bedeutungen, sondern macht nur Aussagen über die Sicherheit eines Schlusses. Ob der Schluss selbst sinnvoll ist, die Aussage wichtig, der Effekt von klinischer Bedeutung, ist nicht Sache der Statistik. Das hängt mit ihrer inneren Logik zusammen, die wir jetzt nicht genauer analysieren wollen. Aber es hat die Auswirkung, dass es passieren kann, dass ein Präparat »wissenschaftlich geprüft«, »statistisch signifikant« ist und dennoch klinischer Unsinn – nämlich dann, wenn der Effekt sehr klein ist, die Nebenwirkungen hoch und die Kosten zu teuer.

Lassen Sie mich hier ein bisschen abweichen und dies kurz erklären: Stellen Sie sich vor, Sie sind ein Patient mit Migräne. Sie wissen: Nichts kann die Krankheit heilen, man kann höchstens etwas gegen die Schmerzen tun. Die Kosten dafür: ein paar hundert Euro im Monat (für die Krankenkasse) und das Risiko einiger Nebenwirkungen, evtl. auch eine gewisse Abhängigkeit. Nun wollen Sie natürlich wissen: Rentiert sich die Einnahme einer solchen Substanz wirklich? Wie groß ist die Chance, dass sie mir hilft? Wenn Ihnen Ihr Arzt sagt: »Jedem zweiten Patienten hilft das Medikament«, stehen Ihre Chancen 50:50 und damit nicht schlecht. Wenn er jedoch sagt, man müsse zehn Patienten behandeln, bis einem von ihnen geholfen wird, dann werden Sie es sich vielleicht überlegen. Würde er gar sagen, man müsse 99 Patienten behandeln, bis einem geholfen wird, dann werden Sie es sich sehr gut überlegen, ob Sie eine solche Behandlung wollen. Dies ist das Konzept der klinischen Wirksamkeit oder klinischen Bedeutung eines Effekts, statistisch gesprochen der Effektstärke.

Diese Größe wird von der Statistik folgendermaßen behandelt: Ein Effekt ist immer dann bewiesen, wenn die sogenannte Nullhypothese (keinerlei Effekt) mit einem statistischen Test widerlegt wurde. Wenn ein Effekt sehr groß ist, dann benötigt der Forscher relativ wenige Patienten, um im Rahmen seiner Statistik sagen zu können, ein Effekt sei statistisch bedeutsam oder signifikant. Wenn ein Effekt sehr klein ist, benötigt er einfach sehr viele Patienten in einer Studie, um ihn statistisch abzusichern. Faustregel: Studien, bei denen mehr als 100 Patienten eingeschlossen waren, haben in aller Regel mit relativ kleinen Effekten zu tun. Weil alle Beteiligten sparsam sind – die Pharmafirmen, die öffentlichen Geldgeber und die Ethikkommissionen, welche die Studien genehmigen müssen –, wird immer genau überlegt, wie groß eine Studie mindestens sein muss, um den erwarteten Effekt statistisch absichern zu können.[21] Wie wichtig uns ein Effekt ist, hängt ein bisschen davon ab, wie bedeutsam die Krankheit ist, wie schwer sie zu behandeln ist, wie hoch die Folgekosten der Krankheit wären, und oftmals auch davon, wie leicht sie zu beeinflussen ist. Lassen Sie mich das an ein paar Beispielen illustrieren: Man entdeckte in den 1960er-Jahren, dass Aspirin nicht nur dazu dienen kann, Entzündungen zu hemmen – es beeinflusst die Synthese von Prostaglandinen, einer Gruppe von Botenstoffen, die Entzündungsgeschehen im Organismus vermitteln –, sondern dass es auch zur Blutverdünnung verwendet werden kann. Daraus entwickelte man die Idee, dass man ja vielleicht Aspirin zur Vorbeugung des Herzinfarktes verwenden könne. Man führte eine entsprechende Studie durch. Bei dieser Studie erhielt medizinisches Personal Aspirin oder Placebo über einen Zeitraum von vielen Jahren, im Durchschnitt fünf Jahre. Die Studie wurde vorzeitig abgebrochen, weil damals klar wurde: Aspirin ist signifikant wirksamer in der Vorbeugung von Herzinfarkt als Placebo. Man wollte also aus ethischen Gründen den Patienten der Placebogruppe das wirksame Aspirin nicht vorenthalten.

Sieht man sich nun die Daten etwas genauer an, so bemerkt man: In diese Studie wurden mehr als 10 000 Menschen eingeschlossen und über etwa fünf Jahre lang beobachtet. Aus der grundlegenden Statistik ist klar, dass mit einer so großen Zahl von Probanden auch der kleinste Effekt als statistisch bedeutsam belegt werden kann. In der Tat, der Effekt ist winzig. Aber weil man eben der Verhütung des Herzinfarktes so hohen Wert beimaß und Aspirin vergleichsweise billig und unkompliziert zu sein schien, darum erschien auch ein sehr kleiner Effekt klinisch sinnvoll. Die Größe des Effekts beträgt in dieser großen Studie ungefähr 0.05.[22]

Zum Vergleich: Wir haben vor einiger Zeit eine Metaanalyse publiziert – also eine Studie, die die Ergebnisse anderer Studien statistisch zusammenfasst. Darin trugen wir alle damals verfügbaren Studien zusammen, die sich mit der Frage beschäftigt hatten, ob Achtsamkeitsmeditation in der Behandlung chronischer Gesundheitsprobleme hilfreich ist, etwa bei chronischen Schmerzen, Angstzuständen und Ähnlichem. Die Effektgröße, die wir ermittelt haben, ist ziemlich genau zehnmal so groß wie der Effekt, den Aspirin zur Vorbeugung von Herzinfarkt hat. Natürlich, chronische Schmerzen und Herzinfarkt sind zwei völlig verschiedene Kategorien, das ist richtig. Mir geht es hier auch einzig und allein darum, ein wenig Verständnis für das Konzept eines »klinisch bedeutsamen Effekts« zu wecken. Diese klinische Bedeutsamkeit ist nämlich von der statistischen Signifikanz verschieden. Während klinische Studien zunächst nach der statistischen Signifikanz fragen (»Hat das Medikament wirklich einen Effekt oder trat die Wirkung nur zufällig auf?«), müssen sich die Behörden und wir als Verbraucher nach der klinischen Relevanz und Bedeutung eines Effekts fragen. Und hier sind wir wieder beim Thema.

Aspirin wird mittlerweile in der Primärprävention von Herzinfarkt, also zur Verhütung eines allerersten Infarktes bei Menschen, die vielleicht gefährdet sind, aber noch nie einen Infarkt hatten, nur noch äußerst restriktiv eingesetzt. Warum? Weil es eben auch verschiedene Nebenwirkungen hat. So wird zum Beispiel durch die Verdünnung des Blutes auch die Gefahr von Gehirnblutungen oder anderen Blutungen erhöht. Und in der Abwägung ist dann der Effekt der Herzinfarktprävention doch zu klein. In der Sekundärprävention allerdings spielt Aspirin noch eine Rolle – also bei Patienten, die schon einmal einen Herzinfarkt hatten. Hier ist die Gefahr eines zweiten Infarktes viel höher, die Nebenwirkungen sind im Vergleich zu dieser Gefahr weniger wichtig, und der Effekt kann gezielter eingesetzt werden.

Wir sehen also: Ob eine in einer Studie getestete Substanz sinnvoll einzusetzen ist, hängt nicht nur davon ab, ob der klinische Test eine Überlegenheit gegenüber Placebo gezeigt hat, sondern auch davon, ob die Größe dieses Effekts im Kontext aller anderen Bedingungen – Nebenwirkungen, Kosten, Bedeutung der Erkrankung – lohnenswert ist.

Die Logik der Medikamententestung führt aber nun dazu, dass wir generell und prinzipiell nur auf den Unterschied schauen, der zwischen der Placebogruppe und der Behandlungsgruppe zu messen ist. Die Effektstärke sagt uns, wie groß dieser Unterschied ist. Implizit gehen wir dabei davon aus, dass die Placebokomponente des Tests wie ein Hintergrundrauschen immer gleich groß ist, sozusagen das Urmeter der klinischen Testung, unverzerrt und stabil.

Das Vertrackte ist nun Folgendes: Zum einen täuschen uns die Signifikanzen der Statistik darüber hinweg, dass die gefundenen Effekte (etwa die der konventionellen Pharmakologie) oft praktisch-klinisch viel weniger Bedeutung haben, als wir denken. Das führt zu einer Verzerrung der Wahrnehmung, die die klinische Brauchbarkeit der pharmakologischen Effekte überschätzt. Zum anderen kann es sein, dass manche therapeutischen Maßnahmen dazu führen, dass die ganz allgemeinen therapeutischen Effekte, die in den Placebogruppen abgebildet werden, so groß sind, dass es sehr schwierig wird, darüber hinaus noch sogenannte spezifische Effekte abzubilden. Dann sagt der wissenschaftliche Beobachter, der nicht sorgfältig genug hinsieht: Diese Maßnahme ist nicht besser als Placebo und daher unwirksam. Aber eigentlich ist die Maßnahme vielleicht viel effektiver als eine andere, deren Überlegenheit über Placebo abgesichert ist. Das ist das von mir so benannte Wirksamkeitsparadox. Lassen Sie mich diese beiden Elemente getrennt voneinander erklären.

Wir haben gesehen: Placebokontrollierte doppelblinde Studien versuchen das zu belegen, was die Pharmakologie »spezifische Wirksamkeit« nennt. Sie tun dies, indem sie die Effekte, die eine pharmakologische Substanz (im Grunde könnte es auch der Effekt einer chirurgischen oder sonstigen Behandlung sein, doch meistens sind es eben Arzneimittel, die so getestet werden) gegenüber einem Placebo hat, statistisch absichern. Diese statistische Absicherung beruht auf zwei Annahmen. Die eine Annahme lautet, dass der Effekt klinisch bedeutsam ist; damit wurde entschieden, dass es sinnvoll sei, die Effektstärke wissenschaftlich zu untersuchen und zu belegen. Die andere Annahme besagt, dass das »Rauschen«, die Hintergrundeffekte, die in den Placebogruppen gemessen werden, über alle Untersuchungen und Behandlungen hinweg ungefähr gleich sind. Dass diese letzte Annahme sehr problematisch ist, werden wir gleich sehen.

Lassen Sie mich zunächst noch zur ersten Annahme ein paar Worte verlieren. Sie geben nämlich in der Praxis oft genug Grund dafür ab, dass wir denken, nur weil etwas wissenschaftlich belegt ist, ist es auch sinnvoll. Das ist nicht immer der Fall. Wir wollen uns dies an einem prominenten Beispiel vor Augen führen, an der medikamentösen Therapie von Depressionen.

Depression – die Effekte verschiedener Therapien und die Bedeutung des Placeboeffekts

Eine bei Psychiatern beliebte Theorie besagt, Depression sei die Entgleisung eines oder mehrerer Überträger- oder Transmittersysteme im Gehirn. Wir wissen, vereinfacht gesagt, Folgendes: Unsere Nervenzellen kommunizieren dadurch miteinander, dass elektrische Impulse, die an ihnen entlanglaufen, zu einer Freisetzung von Botenstoffen führen. Diese Botenstoffe nennt man Transmitter, weil sie eine Botschaft überbringen (vom lateinischen Wort *transmittere*: hinüberschicken). Es ist mittlerweile eine Unzahl solcher Transmitter entdeckt worden. Fast jedes Hormon des Körpers, also jener Botenstoffe, die im Blut zirkulieren, kann auch im Gehirn als Transmitter fungieren, und fast jeder Transmitter im Gehirn oder im Nervensystem kann auch in der Peripherie, also in anderen Körperzellen als Hormon wirksam sein. Manchmal sind die Effekte ganz unterschiedlicher Natur. Das Ganze ist höchst kompliziert.

Im Gehirn sind einige weitverzweigte Transmittersysteme bekannt und untersucht. Eines davon ist das System, das mit Serotonin arbeitet. Serotonin ist eine Substanz, die an vielen Stellen im Organismus vorkommt und ganz verschiedene Wirkungen entfalten kann – je nachdem, welche Rezeptoren es aufnehmen. Rezeptoren sind diejenigen biologischen Ankopplungsstellen, an denen Transmitter aufgenommen werden und so ihre Effekte erzeugen. In Blutgefäßen etwa hat Serotonin den Effekt, dass es die Gefäßwände verengt. Auch das autonome Nervensystem, das unsere Darmbewegungen regelt und unseren gesamten Bauchraum durchzieht, verwendet im Wesentlichen Serotonin als Überträgersubstanz.

Im Gehirn ist das Serotoninsystem ein ganz unspezifisch aktivierendes System. Man kann den Effekt dieses Systems mit einer Art Dusche vergleichen, die überallhin regnet. Seine Funktion ist offenbar, das Gehirn in eine Art positiven Wachzustand zu versetzen, sodass es seiner Funktion nachkommen kann, nämlich sich nach außen zu orientieren, sich der Gegenwart zu widmen und als Nebeneffekt Freude an den Tätigkeiten zu haben, die man eben so gerade unternimmt.

Da genau diese Außenorientierung bei depressiven Menschen gestört ist, liegt der Gedanke nahe, dass bei Depressionen vielleicht dieses System gestört sein könnte. Dies ist übrigens eine direkte Auswirkung des Maschinenparadigmas: Im Zuge der biologischen Psychiatrie analysieren wir inzwischen auch psychische Krankheiten im gleichen Sinne wie körperliche – manchmal mit Erfolg, manchmal auch mit eher geringem Erfolg. Wenn man den Organismus als Maschine sieht, dann kann man in der Tat auf die Idee kommen, dass das wesentliche gehirnaktivierende System bei einer Depression leicht entgleist ist. Wenn dem so ist, dann wäre es doch naheliegend, einfach das Fehlende zu ersetzen, also ein bisschen mehr Serotonin ins System zu geben.

Das klingt einfacher, als es ist: Aufgrund der Blut-Hirn-Schranke, also der trennenden Zellschicht zwischen Blutgefäßen und Gehirn, gelangen nämlich Moleküle, die sich im Blut befinden, nicht einfach ins Gehirn. Nur sehr kleine Moleküle können das. Andere müssen dorthin befördert werden. Oftmals werden Moleküle auch vorher abgebaut, bevor sie in relevanter Dosis im Gehirn ankommen. Daher dauerte es eine ganze Weile, bis man Substanzen entwickelt hatte, die dazu führen, dass das Serotonin für das Gehirn länger verfügbar bleibt. Solche Substanzen heißen selektive Serotonin-Wiederaufnahmehemmer (abgekürzt SSRI, abgeleitet vom englischen Fachbegriff »Selective Serotonin Reuptake Inhibitors«). Solche Substanzen führen dazu, dass das Serotonin, das zum Übertragen von Nervenimpulsen freigesetzt und anschließend wieder von der Zelle aufgenommen wird, länger verfügbar bleibt, indem die Wiederaufnahme blockiert wird.

Man hat bei depressiven Menschen in der Tat – vor allem in Obduktionsstudien, aber neuerdings auch mit radioaktiver Bildgebung – gesehen, dass das Serotoninsystem bei ihnen weniger aktiv ist als bei anderen Menschen. Daher ist ja auch die Idee naheliegend, diesem System zu helfen, indem man mehr Serotonin verfügbar hält. Und man sollte denken, dass das auch therapeutisch extrem wirksam ist. Wie sieht nun die Datenlage aus?

Alle SSRI sind in einer langen Serie von Doppelblindstudien gegen Placebo getestet worden. Wenn man der offiziellen Sprachregelung folgt, dann sind sie erfolgreich, denn sie sind Placebo überlegen. Wenn man alle publizierten Studien heranzieht, dann findet man einen signifikanten Effekt, der auch klinisch einigermaßen bedeutsam ist. Er ist etwa zehnmal so groß wie der oben erwähnte von Aspirin zur Vorbeugung von Herzinfarkt und ungefähr so groß wie der, den wir zur Beschreibung der Wirksamkeit von Achtsamkeitsmeditation bei chronischen Gesundheitsproblemen gefunden haben.

Wenn man aber genauer hinsieht, dann entdeckt man Folgendes: Die meisten dieser Studien sind (direkt oder indirekt) von der pharmazeutischen Industrie durchgeführt oder bezahlt worden, die solche Substanzen entwickelt. Denn sie hat ja auch ein Interesse daran, dass diese Substanzen auf den Markt kommen. In den USA müssen die pharmazeutischen Unternehmer alle Studien bei der Zulassungsbehörde, der sogenannten Food and Drug Administration (FDA), einreichen. Es genügt, wenn eine oder zwei Studien eine signifikante Überlegenheit über Placebo zeigen, dann erhält das Präparat eine Zulassung. Dass dabei auch so manche negative Studie dabei ist, bei der keine Überlegenheit über Placebo herausgekommen ist, das zählt nicht, solange hin und wieder eine Überlegenheit gezeigt werden kann.

Was passiert nun mit den negativ ausgegangenen Studien? Sie bleiben in den Archiven der FDA oder in den Schubladen der Pharmaindustrie liegen. Nur selten werden solche negativen Befunde publiziert. Es gibt zwar mittlerweile eine laute Lobby von Forschern, die fordert, dass *alle* Befunde – auch die negativen – publiziert werden müssen. Warum? Weil nur so die Effektstärke, die eine Intervention hat, ohne Verzerrung geschätzt werden kann, wenn man etwa viele solcher Studien in Metaanalysen zusammenführt und statistisch ausrechnet, wie groß eben dieser Effekt ist.

Man kann das Problem leicht an folgendem Beispiel verdeutlichen: Stellen Sie sich vor, mehrere Schulklassen einer Schule machen einen Pisa-Test. Jeder Schüler macht mit. Der Schulleiter will, dass seine Schule als diejenige dasteht, die die klügsten Kinder hat. Damit ihm das gelingt, wertet er in einer Nacht- und Nebelaktion heimlich alle Tests aus und schließt diejenigen weg, die unter dem Durchschnitt liegen. Die anderen gibt er weiter an die zentrale Erfassungsbehörde. Diese ermittelt den Durchschnitt und verkündet, besagte Schule sei am besten, weil die Schüler beim Pisa-Test am besten abgeschnitten hätten. Jeder erkennt sofort das Problem und den Betrug. Durch das Unterschlagen der schlechten Ergebnisse wurde der Gesamtbefund verzerrt.

Das Gleiche passiert, wenn Forscher oder die Pharmaindustrie negative Studienergebnisse unterschlagen. Der Effekt von SSRI und anderen pharmakologischen Substanzen wird kolossal überschätzt. Dabei ist eben wichtig zu sehen, dass die Zulassungsbehörde gleichsam statistisch denkt. Für sie ist nur wichtig, ob mindestens eine Studie statistische Signifikanz bewiesen hat, egal wie groß der Effekt war. Denn statistische Signifikanz bedeutet: pharmakologische Wirksamkeit, da der Unterschied zu Placebo gesichert ist. Für den Endverbraucher aber ist statistische Signifikanz nur ein Teil der Botschaft. Er will wissen, wie groß der Effekt denn wohl ist, den man mit einer solchen Intervention im Normalfall erzielt – nicht nur, ob sich ein solcher Effekt statistisch von Placebo unterscheidet. Und um das zu wissen, muss man eben *alle* Daten, *alle* Studien in die Rechnung einbeziehen. Genauso wie man bei der Beurteilung von Schülerkenntnissen auch alle Pisa-Test-Ergebnisse zusammenrechnen muss.

Nun haben kürzlich einige Forschergruppen unabhängig voneinander die Archive der FDA aufgesucht und die Daten der negativ ausgegangenen Studien mit eingerechnet. Sie fanden: Von insgesamt 74 durchgeführten Studien blieb knapp ein Drittel unpubliziert. Nur drei der negativ ausgegangen Studien waren publiziert. 22 blieben unpubliziert und elf negative Studien wurden so publiziert, dass sie als positiv dargestellt wurden. Nimmt man nur die publizierten Daten, so hat es den Anschein, als wären 94 Prozent der Studienergebnisse positiv. Nimmt man alle Befunde, so sinkt dieser Prozentsatz auf nur noch 51 Prozent. Dadurch steigt die geschätzte Effektstärke dieser Antidepressiva erheblich. Während in der publizierten Literatur die Effektstärke der SSRI in Metaanalysen etwa 0.5 beträgt, sinkt sie, wenn man die negativen Studien korrekt mit einrechnet, auf 0.3.

Zum Vergleich: Wir haben eine Studie durchgeführt, bei der Fernheilung bei chronischen Müdigkeitspatienten eingesetzt wurde. Insgesamt sahen wir keinen spezifischen Effekt der Behandlung. Aber wenn man alle behandelten Gruppen mit der unbehandelten vergleicht, dann ergab sich exakt die gleiche Effektstärke wie die, die man findet, wenn man alle oben genannten Depressionsstudien – auch die unpublizierten – zusammenrechnet. Zwar ist diese Effektstärke ein Maß, das die Überlegenheit über Placebo in Zahlen ausdrückt, aber bezogen auf die vermeintliche Klarheit und Sicherheit der dahinterliegenden Theorie ist der Effekt eben doch eigentlich erstaunlich klein.

Wenn man nun einmal zur Abwechslung nicht nur auf den Unterschied sieht, den man wahrnimmt, wenn man die pharmakologi-

sche Depressionstherapie mit Placebo vergleicht, sondern auf den Effekt, den die Therapie insgesamt hat, so ist dieser wiederum eigentlich erstaunlich hoch. Daher kommt es auch, dass diese Medikamente so beliebt sind. Sie scheinen gut zu wirken. Manche Forscher sind der Meinung, dass dies nur deswegen so ist, weil eben die Placebokomponente der Behandlung so stark ist:
Man hat ein plausibles Modell (»Ihr Serotoninsystem ist zu wenig aktiv, wir sorgen dafür, dass mehr Serotonin zur Verfügung steht«). Man hat die mächtige Maschinerie der biologischen Psychiatrie im Hintergrund, mit all den hübschen Studien, die in Hochglanzbroschüren präsentiert werden – mit Diagrammen, deren Beschriftungen tunlichst nicht so üppig sind. All das flößt Vertrauen ein. (Es kommt hinzu, dass eine Depression ja ohnedies ein Krankheitsbild mit so manchen Schwankungen und Unwägbarkeiten ist.) Im Patienten wird die Hoffnung geweckt: Jetzt passiert das Wunder. Und in der Tat, das Wunder mag eintreffen. Denn viele Patienten in solchen Studien, auch unter Placebo, verspüren eine Besserung.
Der englische Psychologe Irving Kirsch, einer der führenden Forscher auf diesem Gebiet, hat in einer früheren Studie die Effekte bei Placebogruppen solcher Studien mit ähnlichen nicht behandelten Gruppen anderer Psychotherapiestudien verglichen. Er zog die Schlussfolgerung, dass etwa 75 Prozent des gesamten Effekts der Antidepressiva-Therapie auf die Placebokomponente zurückzuführen sind.[23] In einer neueren Analyse hat er diese Daten untermauert und gezeigt, dass nur bei wirklich sehr schwer depressiven Patienten der pharmakologische Effekt wissenschaftlich-statistisch vom Placeboeffekt zu trennen ist.[24] Anders ausgedrückt: Erst wenn der Patient keine Hoffnung, keine Erwartung und keine eigene Dynamik mehr mobilisieren kann, erst dann zeigt sich der pharmakologische Effekt. Ansonsten sind der psychologische und der pharmakologische Effekt so miteinander verquickt, dass es schwierig ist, die beiden auseinanderzudividieren.
Damit zeigt sich auch: Die Annahmen der biologischen Psychiatrie stimmen teilweise – aber eben auch wirklich nur teilweise. In einer neueren Untersuchung, in der die pharmakotherapeutische

Behandlung der Depression in der niedergelassenen Praxis abgebildet wurde, hat sich dieses zweifache Bild bestätigt. Sie wurde oben als STAR*D-Studie bereits genannt, als ich den Zusammenhang zwischen Industriegeldern und Forschungseinfluss erwähnt habe. Hier wurde das Verhalten von Psychiatern in einer Studie abgebildet, in der nicht mit Placebo gearbeitet wurde. Also wussten Patienten und Ärzte in diesem Fall, dass sie mit wirksamen Arzneimitteln arbeiteten. Wenn das erste Arzneimittel nicht wirkte, gingen sie zum nächsten, spezielleren, wirksameren und auch teureren. Insgesamt gab es vier solcher Eskalationsstufen. Alle Patienten sollten mindestens ein Jahr lang behandelt und untersucht werden. Das war die größte jemals durchgeführte Studie und mit 35 Millionen Dollar auch die teuerste.[25]

Das Ergebnis ist recht ernüchternd: Je wirksamer die Arzneimittel waren, desto weniger Patienten blieben dabei, weil die Nebenwirkungen natürlich zunahmen. Insgesamt konnten weniger als 50 Prozent aller Patienten mit diesen Medikamenten dauerhaft von Depressionen befreit werden. Dabei muss man immer bedenken: Der Placeboeffekt reitet mit. Er ist dabei, weil die Patienten sehr eng betreut wurden, wussten, dass sie Teil einer wichtigen Studie waren, weil die Ärzte sich große Mühe gaben, weil die Studie mit einem Riesenaufwand lanciert worden war und weil sie durch enge Patientenbindung über Internet, Newsletter und Telefonate große Hoffnungen geweckt hatte. Diese 50 Prozent dauerhafte Besserung sind also offenbar das Maximum, das man in der niedergelassenen Praxis über eine hinreichend lange Zeit erreichen kann. Dabei sollte man bedenken: Hier wurden nicht nur SSRI eingesetzt, sondern auch atypisch wirkende Medikamente und solche, die das Noradrenalinsystem und das Dopaminsystem ansprechen – alles mit eigentlich mäßigem Erfolg.

All das zeigt uns, dass die Metapher von der Maschine, deren sich auch die biologische Psychiatrie bedient, auch beim Verständnis der psychischen Krankheiten nur teilweise nützlich ist. Eine neuere Analyse, welche die STAR*D-Studie nochmals sorgfältig untersuchte, kam zu noch weniger schmeichelhaften Ergebnissen,

weil sich offenbar in die Definition, welche Patienten nun gene-
sen waren und welche nicht, einige Fehler eingeschlichen hatten.[26]
Das Ergebnis dieser Autoren ist ziemlich niederschmetternd. Sie
meinen, dass der Haupteffekt dieser ganzen Riesenmaschinerie der
pharmakologischen Depressionstherapie ein gigantischer Placeboeffekt sei.

Wie dem auch sei: Wir sehen an diesem Beispiel zweierlei. Zum einen hat das Maschinenmodell vom Menschen, das auch die biologische Psychiatrie erobert hat, enorm viel Energie, Aufwand, Geld
und Ressourcen verschlungen. Das Versprechen war: Wir verstehen – bald, in absehbarer Zukunft –, wie die Maschinerie unseres Gehirns Gefühle hervor- oder nicht hervorbringt und können dann, wenn wir das verstanden haben, kausal eingreifen. Wir
werfen ein paar Pillchen ein und beeinflussen den Automaten nach
unserem Gutdünken. Das funktioniert offenbar nur in sehr engen
Grenzen und mit bescheidenem Erfolg. Giovanni Fava, ein nam-
hafter Autor auf dem Gebiet und Herausgeber der Zeitschrift *Psychotherapy and Psychosomatics*, geht sogar so weit zu sagen, dass
der Misserfolg der entsprechenden Forschung eigentlich belege,
dass das Modell der biologischen Psychiatrie und mit ihm das Maschinenmodell von der Psyche als gescheitert anzusehen sei.[27]
Das zweite, was wir an diesem Beispiel sehen, ist, wie einem das
Starren auf die pharmakologische Lösung den Blick für andere
Möglichkeiten verstellt. Erinnern wir uns: 74 Studien hatten Turner
und Kollegen in den Archiven gefunden. Das sind nur die neueren,
die SSRI verschiedener Bauart zum Gegenstand haben, andere und
ältere Substanzen sind hier gar nicht mitgerechnet. Veranschlagen
wir für jede Studie etwa 1,5 Millionen Dollar (was für manche vermutlich eher billig ist), dann sind nur in den klinischen Teil dieser Forschung mindestens 100 Millionen Dollar geflossen. Nehmen
wir die ganze Entwicklung und präklinische Forschung, all die öffentlichen Gelder – etwa die 35 Millionen Dollar, die die STAR*D-
Studie gekostet hat – hinzu, so sind wir leicht bei einer bis mehrere Milliarden Dollar, die in diese Art von Forschung geflossen
ist. Wenn es ausreicht. Das ist zwar immer noch wenig im Vergleich

zu den Verteidigungsbudgets der großen Nationen und dem Geld, das durch den Wirtschaftseinbruch im Jahr 2008 verbrannt worden ist, aber es ist immerhin eine erkleckliche Summe Geldes. Man hätte mit ihr möglicherweise auch Sinnvolleres anstellen können als Arzneimittel entwickeln, die eine mäßige Wirkung und relativ bedenkliche Nebenwirkungen haben. Manche dieser SSRI haben nämlich den unangenehmen Nebeneffekt, dass sie schwer Depressive zunächst einmal aus ihrer Lethargie befreien. Das kann – vor allem bei Kindern und Jugendlichen – dazu führen, dass jemand endlich die Energie findet, die Selbsttötungsabsicht in die Tat umzusetzen, die er oder sie schon lange hegte, aber mangels Antrieb nie verwirklichen konnte. Es benötigte möglicherweise Hunderte von Todesfällen bei Jugendlichen und Kindern, bevor die Behörden das Problem erkannten – glaubt man Insidern, dann war dieses Problem den Firmen schon längst bekannt[28] – und Warnungen anbrachten bzw. die Arzneimittel für Kinder und Jugendliche wieder zurückriefen. Von leichteren Nebeneffekten wollen wir jetzt einmal gar nicht reden.

Andere Verfahren, Psychotherapieverfahren etwa oder eine Präventionsform, die auf Achtsamkeit und Meditation setzt und zur Verhinderung von Rückfällen beinahe doppelt so effektiv ist wie die pharmakologische Therapie, sind erst relativ spät untersucht worden. Hierzulande sind sie noch kaum bekannt und viel weniger erforscht, weil eben kein potenter Geldgeber Interesse daran hat, diese Verfahren zu untersuchen. Psychotherapie, das wissen wir schon lange, ist mindestens genauso wirksam wie Pharmakotherapie, aber längerfristig hilfreicher, wenn auch die Wirkung später einsetzt. Aber sowohl der moderne Zeitgenosse, der sich lieber behandeln lässt als selbst zu handeln, als auch die Öffentlichkeit und öffentliche Hand favorisieren den medikamentösen Schnellschuss. Wir sahen also am Beispiel pharmakologischer Depressionstherapie, dass der spezifische Effekt dieser Therapien gegenüber dem allgemeinen Erwartungseffekt, der in den Placebogruppen entsprechender Studien abgebildet wird, oder dem psychologischen Effekt der Selbstheilung (um es etwas freundlicher zu sagen) eher klein ist.

Der Löwenanteil der therapeutischen Effektivität dieser Behandlungsmethode wird vom Placeboeffekt getragen.

Aber es kommt noch schlimmer. Es gibt auch Behandlungsmethoden, die kaum spezifische Effekte haben, aber insgesamt wesentlich effektiver als konventionelle Therapien sind. Dies ist das sogenannte Wirksamkeitsparadox. Wie ist nun dies zu verstehen?

Das Wirksamkeitsparadox und der Placeboeffekt

Das Wirksamkeitsparadox lässt sich am besten an zwei konkreten Studien erklären. Anfang der 1990er-Jahre kam in Deutschland die Akupunktur in Mode. Zeitgleich dazu geschah politisch etwas, was viele Menschen nicht richtig verstanden haben: Die Krankenkassen mussten sich per Gesetz öffnen. Das heißt, dass viele Kassen, die traditionell nur für eine bestimmte Klientel bestimmt waren – Betriebs- und Innungskrankenkassen beispielsweise – plötzlich auch andere Patienten nehmen durften. Krankenkassen, bislang eher behäbige Spieler auf dem Gesundheitsmarkt, wurden plötzlich zu wirtschaftlich agierenden Unternehmen. Sie mussten sich attraktiv auf diesem Markt präsentieren. Die ersten Krankenkassen, die damals das Marktpotenzial der Komplementärmedizin und unter den hier versammelten Verfahren vor allem der Homöopathie und der Akupunktur erkannten, waren die Innungskrankenkassen. Sie boten ihren Versicherten Akupunktur und Homöopathie im Rahmen eines eigens im Sozialgesetzbuch geschaffenen Instruments, des sogenannten Erprobungsverfahrens. Solche Verfahren können den Versicherten für begrenzte Zeit Methoden anbieten, die noch umstritten und nicht in der Versorgung sind – vorausgesetzt, der Prozess wird wissenschaftlich evaluiert. Wir waren damals die erste Arbeitsgruppe, die zusammen mit dem Bundesverband der IKK ein solches Erprobungsverfahren zur Akupunktur und Homöopathie wissenschaftlich begleitete. Bald darauf wachten auch die größeren Kassen auf, unter ihnen Barmer und AOK. Zu diesem Zeitpunkt war allerdings auch die Bundesaufsicht der Krankenkassen alarmiert und erließ eine Anordnung, der zufolge neue

Erprobungsverfahren auf diesem Gebiet nur durchgeführt werden können, wenn die entsprechenden Begleitstudien randomisierte, vergleichende, placebokontrollierte Studien sind.

Aus dieser Vorgeschichte und den entsprechenden Vorgaben entstanden die größten bislang durchgeführten Studien zur Wirksamkeit der Akupunktur. Unter ihnen waren die German Acupuncture Trials (GERAC-Studien) die größten, teuersten und auch provokativsten. Diese drei Studien hatten die Wirksamkeit der Akupunktur bei drei Syndromen zum Untersuchungsgegenstand: bei Kniearthrose, bei Rückenschmerzen und zur Migräneprophylaxe. Es ist wichtig zu verstehen, dass die Therapie der Migräne durch Akupunktur im Akutfall schwierig, wenn auch nicht unmöglich ist; eine Studie hat sogar gezeigt, dass Akupunktur und pharmakologische Therapie gleich gut wirken[29]. Hier ging es allerdings um Prophylaxe, also um die vorbeugende Therapie. Alle drei Studien hatten einen identischen Versuchsaufbau:

Akupunktur wurde mit einer nachvollziehbaren Punktekombination angewandt, aber mit dem nötigen Freiraum – etwa so, wie ein einigermaßen gut ausgebildeter Akupunktur-Arzt in Deutschland behandeln würde. Als Placeboprozedur wurde zur Kontrolle eine sogenannte Scheinakupunktur eingesetzt. Dazu versammelten sich alle möglichen Größen der Akupunkturszene in Deutschland zu einem Workshop, bei dem besprochen wurde, welche Punkte am Körper *keine* therapeutische Wirksamkeit haben würden. Das ist nicht ganz trivial. Denn es gibt unterschiedliche Akupunkturatlanten. Die Chinesen jener Schule machen es geringfügig anders als die Chinesen einer anderen Schule. Die Japaner und Koreaner haben wieder andere Vorstellungen, und legt man alles übereinander, so ist bald kein Punkt am Körper mehr vorhanden, der nicht unter der einen oder anderen Maßgabe auch ein Akupunkturpunkt sein könnte. Schließlich einigten sich die Experten dennoch auf vermeintlich unwirksame Punkte. Diese wurden als Placebopunkte für die Scheinbehandlung zugelassen. Und um auch die Effekte der Nadelung, die ja immerhin eine ganze Reihe unspezifischer Effekte auslösen kann, möglichst gering zu halten, wurde

viel flacher genadelt als bei der richtigen chinesischen Akupunktur.
Vor allem wurde die Nadel nicht stimuliert. Das machen chinesische Akupunkteure nämlich, um ein bestimmtes Gefühl, das sogenannte »De Chi« zu erzeugen. Das fühlt sich an, als würde sich
im Körper etwas bewegen. Es kann manchmal leicht schmerzhaft
sein, oft ist es angenehm, wird aber auf jeden Fall bei einer erfolg-
reichen Akupunktur gespürt und als Zeichen der Richtigkeit der
Stimulation gesehen. Man interpretiert es klassischerweise so, dass
die Lebensenergie in Fluss gekommen sei. Dieses De-Chi-Gefühl
sollte bei der Scheinakupunktur vermieden werden.

Damit war also eine Vergleichsmöglichkeit von Akupunktur gegen Scheinakupunktur aufgebaut, deren offensichtliches Ziel es
war, den »wahren« Effekt der Akupunktur von ihren Placebokom-
ponenten zu trennen. Um nun aber den solchermaßen isolierten
Effekt auch noch in einen Kontext stellen zu können, entschloss
man sich – entgegen dem normalen sparsamen Vorgehen bei solchen Studien – auch noch einen dritten Studienarm aufzubauen. In
diesem sollten die Patienten nach den Vorgaben der optimalen konventionellen Versorgung behandelt werden, also mit dem Besten,
was die heutige Medizin zu bieten hat. Man hat diese dritte Ver-
gleichsgruppe, die wir »konventionelle Behandlung« nennen wollen, mit Absicht so aufgebaut, dass sie maximal stark sein sollte.
Das ist wichtig zu verstehen, weil in anderen vergleichbaren Untersuchungen diese oftmals »normale Behandlung – treatment as
usual« bezeichnete Gruppe nur eine minimale Versorgung erhält.
Hier war es umgekehrt. Die konventionelle Gruppe erhielt die
maximale Versorgung. Das Ziel und der Hintergedanke war klar:
Akupunktur sollte eine doppelte Hürde nehmen. Sie sollte sich
gegenüber einem Placebo bewähren und zeigen, dass sie spezifische Effekte hat. Sie sollte aber auch mindestens so gut sein wie das
Beste, was die konventionelle Behandlung zu bieten hat, um ver-
sorgungspolitisch gesehen eine Rechtfertigung zu haben.

Die Studien waren sehr groß und kosteten mehrere Millionen Euro.
In jede Studie waren etwa 1000 Patienten eingeschlossen. Was geschah? In keiner der Studien war Akupunktur besser als sein Pla-

cebo. In der Kniearthrose-Studie und in der Rückenschmerz-Studie aber waren beide, Scheinakupunktur und richtige Akupunktur, doppelt so wirksam wie das beste, was die deutsche Medizin zu bieten hatte, und in der Migräneprophylaxe-Studie waren alle drei Gruppen etwa gleich gut.

Das ist ein Ergebnis, das man sich einmal auf der Zunge zergehen lassen muss. Das flache Nadeln von Punkten, die anerkanntermaßen untherapeutisch sind, ist doppelt so wirksam wie Physiotherapie, Fangopackungen und Schmerzmedikation zusammen! Jedenfalls bei den Patienten dieser Studien. Wie kann man das nun verstehen, und was lernen wir daraus? Zum Verständnis gibt es mehrere Zugänge, die ich gleich aufzeigen will. Aber wir lernen schon jetzt einmal Folgendes:

Es kann Therapiemethoden geben, die es extrem schwer haben zu belegen, dass sie mehr sind als ein komplexes Placebo und trotzdem – meinethalben als Placebo – wirksamer sind als das Wirksamste, was die moderne Medizin zu bieten hat. Das ist das Wirksamkeitsparadox. Es ist eigentlich erst durch die Maßnahmen der Komplementärmedizin so richtig in den Blickpunkt geraten. Denn hier gibt es Verfahren (die Homöopathie und die Akupunktur sind Beispiele), die insgesamt eine sehr hohe Erfolgsrate haben, obwohl wir keinen Hinweis darauf haben, dass sich bei ihnen ein spezifisches, therapeutisch aktives Element finden lässt. In den besagten Studien war das Akupunkturplacebo doppelt so wirksam wie die konventionelle Behandlung. Daher ist es auch sachlich, methodisch und argumentativ zu kurz gegriffen, wenn man etwa sagt, ein Verfahren sei unwirksam, denn es sei ja nur ein Placebo. Eine solche Aussage wäre nur dann sinnvoll und aussagekräftig, wenn mit »Placebo« eine feste Größe gemeint sein könnte, eben so eine Art therapeutisches Urmeter, das man anlegen kann. Aber genau dieses gibt es nicht. Daher kann, was in einer Studie als Placeboeffekt so groß ist, dass sich spezifische Effekte davon nicht trennen lassen, in einer anderen Studie (oder gar in derselben) größer sein als eine Behandlung, die sich in einer anderen Studie von einem anderen Placebo mühelos hat unterscheiden können. Dies ist deswegen so, weil sich die Effektivität von Placebos von Studie zu Studie, von Behandlungsmethode zu Behandlungsmethode verändert. Warum ist das so?

Wir müssen Folgendes bedenken: In den Placebogruppen klinischer Studien werden mindestens drei Effekte gleichzeitig kontrolliert. Da ist zum einen der natürliche Verlauf einer Krankheit. Kaum eine Krankheit ist so schlimm, dass sie immer nur schlechter wird. Oft gibt es Besserungen, selbst wenn sie nur vereinzelt vorkommen, und manchmal gibt es einfach Schwankungen. Um diesen Effekt der Zeit zu kontrollieren, benötigen wir Kontrollgruppen. Die Placebogruppen klinischer Studien fangen also den Effekt der Zeit ab. Dann haben wir ein zweites Problem. Keine Messung ist perfekt. Unsere Messinstrumente weisen Fehler auf: Labormaße haben Schwankungen, Fragebögen enthalten Ungenauigkeiten. Hinzu kommen statistische Fehler und solche, die entstehen, weil Patienten oder das Fachpersonal versehentlich oder absichtlich falsche Angaben machen. Man geht in einer klinischen Studie davon aus, dass sich all diese Fehler ungefähr gleich über alle Gruppen verteilen, denn die Patienten wurden ja per Zufall auf die Gruppen aufgeteilt. Zu diesen sogenannten methodischen Artefakten kommen jetzt aber noch variable Größen hinzu, die mit der eigentlichen therapeutischen Komponente verbunden sind – das psychologisch-therapeutische Potenzial einer Behandlung. Bei der Therapie mit Antidepressiva ist das etwa der Effekt, der entsteht, weil sich ein Patient gut aufgehoben fühlt, den Eindruck hat, dass endlich einmal jemand etwas für ihn tut, dass jetzt das Ende der Depression nahe ist, weil sich die ganze moderne Medizin kümmert, weil er sich entsprechend entspannt und seine Angst verliert, weil er wieder Hoffnung fassen und eine farbigere Zukunft vor Augen hat. All diese psychologischen Effekte der Selbstheilung werden ebenfalls in den Placebogruppen abgebildet.

Es kann nun durchaus sein, dass manche Verfahren ein wesentlich größeres Potenzial als andere haben, solche psychologischen Selbstheilungseffekte zu erzeugen. Das dürfte auch bei den GERAC-Studien der Fall gewesen sein. Warum? Weil bei diesen Studien aus prinzipiellen und ethischen Gründen auch die Scheinakupunktur beschrieben wurde als »eine von zwei möglichen Formen der Akupunktur, von denen wir nicht genau wissen, wie sie wirken«. Das war zum Zeitpunkt, als die Studien durchgeführt wurden, eine durchaus akkurate Beschreibung. Es war damals nicht so recht klar, ob Scheinakupunktur wirklich einen anderen Effekt haben würde als richtige Akupunktur. In den Patienten war also der Eindruck entstanden, egal was passierte, sofern sie in eine der Akupunkturarme gelost wurden, würden sie eine von zwei Formen der Akupunktur erhalten. Damit war schon eine positive »Spur« gelegt. Die Patienten erwarteten eine Akupunkturbehandlung und damit Besserung.

Möglicherweise kommt bei diesen Studien noch ein weiterer Effekt hinzu: Die Patienten waren von der Kasse auf die Möglichkeit der Akupunkturbehandlung hingewiesen worden. Wer nun aber in die konventionelle Gruppe gelost worden war, hatte sozusagen den schwarzen Peter gezogen. Die meisten Patienten in dieser Studie hatten bereits konventionelle Behandlung erhalten und wussten, dass sie bei ihnen nicht fruchten würde. Sie waren möglicherweise enttäuscht. Das kann natürlich Schmerzen verschlimmern. Wenn ich als enttäuschter Patient gefragt werde, wie weh es mir tut, dann antworte ich vermutlich ein klein bisschen schlechter, als mir wirklich zumute ist.

So lässt es sich erklären, dass in diesen Studien die Placebokomponente in den Akupunkturarmen so stark und in der konventionellen Behandlung offenbar so wenig ausgeprägt ist. Das zeigt aber auch: Die psychologische Selbstheilung ist eine sehr variable Größe. Sie lässt sich womöglich steuern und ist vor allem nicht einfach ein fixer Maßstab, mit dem man alles andere messen kann. Es ist ein Maßstab, der sich ausdehnt und schrumpft, je nachdem, was und in welchem Kontext gemessen wird.

Die psychologischen Effekte einer Therapie, diejenigen Effekte, die durch die Erwartung, Steigerung der Hoffnung, Entspannung, Minderung der Angst zustande kommen, wollen wir als »Effekte der Selbstheilung« verstehen. Das medizinische Schimpfwort dafür ist »Placeboeffekte«. Diese Effekte der Selbstheilung, so sahen wir, können sehr variabel sein. Sie hängen sicherlich zum einen von der Art der Krankheit ab. Wir wissen etwa, dass sie bei allen Schmerzsyndromen – bei chronischen Schmerzerkrankungen, bei rheumatischen Schmerzen oder Kopfschmerzen – relativ hoch sind, aber auch bei eher vegetativen Erkrankungen wie dem Reizdarmsyndrom. Bei Depressionen, das sahen wir auch, sind diese Effekte sogar so groß, dass es methodisch sehr schwer ist, die Wirksamkeit pharmakologischer Substanzen gegen sie statistisch abzusichern. Krankheiten, die das neurologische System sehr beeinträchtigen, wie etwa Alzheimer-Demenz, neigen eher weniger dazu, auf Placebogaben anzusprechen.

Wir haben einmal versucht herauszubekommen, welche Kennzeichen klinischer Studien die Höhe der Placeboreaktion beeinflussen. Das verblüffende Ergebnis war: Kaum irgendetwas, das wir über klinische Studien in Erfahrung bringen können, hilft uns zu verstehen, wie hoch der Placeboeffekt sein wird. Es gibt nur eine einzige Größe, die wirklich systematisch mit dem Placeboeffekt in Zusammenhang steht. Dies ist die Wirksamkeit der Medikation. Je größer oder geringer der therapeutische Effekt in der Behandlungsgruppe einer Studie ist, umso größer oder geringer ist auch der therapeutische Effekt in der Placebogruppe. Diese Gleichung kann man auch umdrehen: Je größer der therapeutische Effekt in der Placebogruppe einer Studie ist, desto größer ist der therapeutische Effekt in der Behandlungsgruppe. Dieser Zusammenhang ist ziemlich groß. Er wird gemessen mit einer sogenannten Korrelation – einer statistischen Rechnung, die Zusammenhänge von Größen zahlenmäßig herstellt. Sie ist so aufgebaut, dass sie von null (kein Zusammenhang) bis eins (perfekter Zusammenhang) geht. Die meisten Zusammenhänge, die wir aus der Forschung kennen, haben eine mittlere Größe. So liegt etwa der Zusammenhang zwischen Intelligenz und späterem Einkommen bei etwa 0.4, und damit sind wir als Sozialwissenschaftler schon sehr zufrieden. Die Korrelation zweier Testergebnisse – sagen wir eines Intelligenztests, der zweimal hintereinander im Abstand von zwei Wochen durchgeführt wird – liegt bei etwa 0.7 und hat damit schon das Maximum an Zusammenhang erreicht, die man bei solchen Tests finden kann. Die Größe des Zusammenhangs zweier Blutdruckmessungen bei ein und derselben Person liegt meistens weit unter dieser Größenordnung. Der Zusammenhang zwischen der Höhe der Besserungsrate unter Placebo und der Besserungsrate unter pharmakologischer Therapie in den von uns untersuchten klinischen Langzeitstudien – ganz verschiedene Patienten, ganz verschiedene Behandlungen und Krankheiten – lag bei 0.79 und ist damit eigentlich gigantisch hoch. Dafür gibt es nur zwei Erklärungen, und welche richtig ist, ist derzeit schwer zu entscheiden: Entweder sind alle medizinischen, pharmakologischen Therapien, die wir in diesen Studien repräsentiert fanden, nicht so enorm wirksam, und die Selbstheilungstendenz (abgebildet in den Placebogruppen der Studien) ist eigentlich der entscheidende Motor für die Besserung. Oder aber es findet eine ganz merkwürdige »Beschattung« des Behandlungseffekts durch den Placeboeffekt statt: Immer wenn der Behandlungseffekt groß ist, ist der Placeboeffekt auch groß. Immer wenn der Behandlungseffekt klein ist, ist der Placeboeffekt auch klein. Das kann natürlich mit der Art der Krankheit zusammenhängen, die untersucht wird. Wenn sie leicht durch psychologische Komponenten – Selbstheilung – zu beeinflussen ist, dann ist es auch leichter, dass man ihr mit Pharmakologie zu Leibe rückt, und man erntet noch zusätzlich ein bisschen mehr Besserung. Man kann es drehen und wenden, wie man will: Placeboeffekte und Therapieeffekte gehen in klinischen Studien Hand in Hand. Es ist wie bei einem alternden Ehepaar: Wenn es dem einen gut geht, geht es dem anderen auch gut und umgekehrt.

Das deutet meines Erachtens darauf hin, dass klinische Studien – einmal abgesehen davon, dass sie dazu dienen festzustellen, ob pharmakologische Substanzen auch wirklich besser sind als Placebo – insgesamt vor allem ein starkes therapeutisches Ritual darstellen. Durch die intensive Beschäftigung mit Patienten, ihre regelmäßige Einbestellung, gründliche Diagnostik, laufende Befragung und die vielen zwar oft kurzen, dafür aber sehr regelmäßigen Kontakte, durch das Gefühl, im Rahmen einer Studie von der Wissenschaft in besonderem Maße beachtet zu werden oder gar dem Wohl und dem Fortschritt der Menschheit zu dienen, stellt sich eine Vielzahl therapeutischer Selbstheilungseffekte ein, die in den Placebogruppen solcher Studien abgebildet werden. Wie groß diese sind, ist sicherlich zum Teil abhängig davon, ob und wie stark die infrage stehende Krankheit überhaupt beeinflusst werden kann. Und zusätzlich können pharmakologische Effekte noch ein kleines Sahnehäubchen an therapeutischer Effektivität obendrauf setzen. Es ist wie in dem eingangs von mir bemühten Bild: Solche pharmakologischen Effekte sind wie Zwerge, die auf Schultern von Riesen, den Selbstheilungseffekten, sitzen. Darum funktionieren sie so gut. Nicht umgekehrt.

Alles Bluff? Oder: Gibt es solche Effekte wirklich?

Nun könnte ja einer kommen und sagen: Das ist doch alles Bluff. In den Placebogruppen klinischer Studien zeigt sich einzig und allein, wie variabel Krankheitsbilder sind. Dort werden der natürliche Verlauf der Krankheit, zeitliche Schwankungen und Ungenauigkeiten in der Messung abgebildet. Patienten wollen den Therapeuten einen Gefallen tun und berichten halt, dass sich ihre Beschwerden gebessert haben, aber ansonsten passiert nicht viel. Solche Argumente gibt es immer wieder, und es ist auch nicht falsch, kritisch zu sein. Denn immerhin, das sahen wir oben, dienen die Placebogruppen klinischer Studien der Kontrolle gleich mehrerer Fehlerquellen und Effekte auf einmal. Es gibt allerdings auch manche Studien, die noch weitere Kontrollgruppen mitgeführt haben und nicht nur die echte Therapiegruppe und die Placebogruppe untersucht haben, sondern noch eine unbehandelte Gruppe, bei der alles so blieb wie es normalerweise ist, außer dass noch die gleichen Messungen durchgeführt wurden wie bei den anderen beiden Gruppen. Solche Studien gibt es zwar nicht oft, aber es gibt sie. Einige Analysen solcher Studien zeigen: Placebogruppen erleben therapeutische Besserungen verglichen mit Patienten, die die gleiche Krankheit haben, aber nicht behandelt werden. Die Effekte sind klein bei Krankheiten, die insgesamt schwer zu beeinflussen sind; das haben wir ja schon in unserer Analyse gesehen. Die Effekte sind mittelgroß bei Studien, die chronische Schmerzen zum Gegenstand haben. Eine neuere Metaanalyse, die eine Reihe solcher mehrarmiger Akupunkturstudien zusammenfasst, zeigt, dass Placebos durchaus einen ziemlich großen Effekt haben, wenn man sie mit einer Nichtbehandlung vergleicht, nämlich etwa zehnmal so groß wie besagter Effekt von Aspirin zur primären Verhinderung von Herzinfarkt oder etwa gleich groß wie der Effekt von Achtsamkeitsmeditation zur Behandlung chronischer Gesundheitsprobleme.[30] Der spezifische Effekt von Akupunktur ist zwar auch vorhanden, aber geringer.

Am leichtesten sieht man bei Studien, die die Reaktion des Gehirns auf Placebogabe dokumentieren, dass eine Placebointervention tatsächlich nicht nur ein Bluff ist, sondern eine Veränderung bewirkt, die höchstwahrscheinlich über die Psyche vermittelt ist. Mittlerweile gibt es eine ganze Reihe solcher Untersuchungen. Am eindrücklichsten lässt es sich an einer der frühesten Studien verdeutlichen, was hier geschieht.

Dies war eine Studie an Parkinsonpatienten. Die Parkinson-Krankheit ist eine jener degenerativen neurologischen Krankheiten, bei denen Bereiche im Gehirn allmählich aufhören richtig zu arbeiten. Zum einen sind diese Bereiche dafür zuständig, beim Lernen neuer Zusammenhänge zu helfen, vor allem wenn es darum geht, wo und wie man angenehme Zustände erreichen kann (technisch gesprochen: Belohnungen erhält). Zum anderen gehen von dort die motorischen Bahnen aus, die für die willkürliche Motorik und alles, was damit zusammenhängt, wichtig sind. Das ist der Grund, weswegen Parkinsonkranke in einem späteren Stadium leicht daran erkennbar sind, dass ihre Hände zittern. Sie zittern selbst dann, wenn sie in Ruhe sind, und ihre Bewegungen werden dadurch oftmals unpräzise. Später stellt sich dann auch eine innere, emotionale Verfestigung ein, die oft mit Traurigkeit und Depression gekoppelt ist. Schuld an diesem klinischen Bild ist die Tatsache, dass langsam aber sicher immer mehr Neuronen zugrunde gehen, die den Neurotransmitter Dopamin produzieren und damit das Dopaminsystem aktivieren. Das Dopamin wirkt in manchen Bereichen des Gehirns eben auch so, dass es angenehme Empfindungen erzeugt – mit dem Effekt, dass wir Situationen, in denen solche angenehmen Empfindungen erzeugt werden, tendenziell häufiger aufsuchen. Das ist übrigens auch der Grund, weswegen Sucht erzeugende Substanzen so gefährlich sind. Denn sie wirken fast alle ebenfalls dadurch, dass sie das dopaminerge System aktivieren und auf diese Weise angenehme Gefühle fördern.

In anderen Bereichen sind mit Dopamin arbeitende Nervenzellen dafür zuständig, die Motorik zu kontrollieren. Und deren Ausfall ist es, der bei der Parkinson-Krankheit zuerst sichtbar zu Symptomen führt. Die Therapie für diese Krankheit besteht im Moment vor allem darin, dass man Dopamin extern zuführt, und zwar über eine Vorläufersubstanz von Dopamin. Eine andere Möglichkeit besteht darin, dass man Neuronen in der Tiefe des Gehirns mit elektrischen Impulsen stimuliert. Mit beiden Therapieformen lassen sich auch die psychologischen Effekte einer Placebostimulation untersuchen. In einer der ersten Untersuchungen wurde die sogenannte Positronenemissionstomographie (PET) als bildgebendes Verfahren eingesetzt.[31] Bei dieser Methode passiert Folgendes. Den Studienteilnehmern wird eine schwach radioaktive Substanz gespritzt. Die Substanz ist meistens chemisch erzeugt, hat aber eine gewisse Ähnlichkeit mit einem wirklich im Organismus vorkommenden Molekül. Im Fall der Parkinson-Untersuchung wurde Raclopride verwendet. Dies ist eine Substanz, die an Dopamin-Rezeptoren gebunden wird, weil sie Ähnlichkeit mit Dopamin hat. Wenn man nun radioaktiv markiertes Raclopride verwendet, dann wird diese Substanz sich an die Dopamin-Rezeptoren binden und durch die radioaktive Abstrahlung signalisieren, wo sich diese Rezeptoren befinden. Wenn nun echtes Dopamin ausgeschüttet wird, wird wiederum das radioaktiv markierte Raclopride verdrängt und man kann an der Abnahme des radioaktiven Signals erkennen, wo die Dopaminaktivität größer geworden ist.

In besagter Untersuchung erhielten nun Parkinsonpatienten neben dem Racloprid zur Markierung ihrer Dopamin-Rezeptoren manchmal die bekannte Vorläufersubstanz Apomorphin, aus welcher der Körper Dopamin herstellt, und manchmal Placebo. Das geschah unter Doppelblindbedingungen, das heißt sie wussten nicht, wann was verabreicht wurde. Mit PET wurde gemessen, wie stark das radioaktiv markierte Racloprid von dem im Körper produzierten Dopamin verdrängt wurde. Man sah nicht nur unter der pharmakologischen Bedingung, bei der Apomorphin gegeben wurde, eine deutliche Reduktion des PET-Signals – was eben ein indirekter Hinweis auf eine Dopaminausschüttung im Gehirn ist. Sondern auch unter Placebogabe reduzierte sich das PET-Signal in den entsprechenden Gehirnarealen um beinahe 20 Prozent. Auch die Gabe von Placebo bewirkte also, dass der Körper mehr Dopamin produzierte. Dies kann nun aber eigentlich nur ein psychologischer Effekt der Erwartung oder des Lernens sein. Diese Patienten hatten natürlich viel Erfahrung mit dieser Medikation. Sie wussten aus Erfahrung, dass sich dadurch ihre Symptomatik bessern würde, weil aus Apomorphin das nötige Dopamin gebildet wird. Sie erwarteten deswegen auch den entsprechenden Effekt und hatten sicherlich (unbewusst natürlich) die Assoziation »Apomorphinspritze führt zu Dopaminausscheidung« gelernt. Genau diesen psychologischen Effekt der Assoziation von Spritze und Bereitstellung von Dopamin im Gehirn und den Effekt der Erwartung, der zu einer solchen Bereitstellung führt (auch wenn gar kein Dopamin gegeben wurde) bildete diese Studie zweifelsfrei ab.

Damit war zum ersten Mal der Beweis gelungen, dass Placebogaben im Gehirn nachweisliche Veränderungen bewirken, die eigentlich nur auf die psychologischen Effekte der Erwartung oder des assoziativen Lernens zurückgeführt werden können.

Kurz danach zeigte eine andere Arbeitsgruppe mit einer noch spektakuläreren Untersuchung, wie stark selbst bei Parkinsonpatienten der Einfluss der Erwartung sein kann.[32] Sie wendeten ein anderes Modell an. Bei manchen Parkinsonpatienten werden Tiefenelektroden ins Gehirn eingebracht. Sie sollen im Zwischenhirn durch elektronische Stimulation von außen die Produktion von Dopamin anregen. Dies geschieht, indem man sie in bestimmten Abständen elektrisch stimuliert und einen leichten Strom anlegt. Bei den chirurgischen Operationen, bei denen diese Elektroden eingebracht werden, muss zunächst sehr genau eingestellt werden, wie stark die Stimulation sein soll.

Diese Phase nutzten die Forscher zu einer Studie. Sie stimulierten die Elektrode in unterschiedlicher Stärke, von 20 Prozent bis 100 Prozent, und ließen die Patienten einen computergestützten Test durchführen. Dabei mussten sie am Bildschirm mit der Hand, zum Beispiel mittels einer Maus oder eines anderen Gerätes, einem sich bewegenden Ziel folgen. Weil nun Parkinsonpatienten große Probleme haben, ihre Hände still zu halten und koordinierte feinmotorische Bewegungen zu machen, ist diese Aufgabe ein sehr sensibles Maß für ihren klinischen Zustand. Nun wurde also bei diesen Patienten über verschiedene Stimulationsbereiche zunächst ein Optimum gesucht und über den Test abgebildet. Das ist leicht möglich, weil ja das Gehirn selbst keine Schmerzen und keine Empfindungen kennt. Lediglich in der Hirnhaut, also in dem Gewebe, das das Gehirn umgibt und nach außen abgrenzt, und in den Knochen des Kopfes haben wir Nerven, die Schmerzen weiterleiten. Was im Gehirn selbst passiert, ist nirgendwo repräsentiert. Daher haben wir auch keinerlei Empfindungen, wenn im Gehirn etwas zerstört wird. Und deswegen kann man auch Stimulationen in unterschiedlichem Ausmaß durchführen, ohne dass der Patient subjektiv einen Unterschied angeben könnte. Das nutzten die Forscher in dieser Untersuchung.

Daher war es ihnen auch, in einem zweiten Schritt, möglich, die Stimulation zu reduzieren, *ohne* dass die Patienten dies wussten. Das ist ein kluger Schachzug, der den Placeboeffekt oder die psychologischen Effekte der Erwartung sozusagen negativ abbildet, nämlich ohne dass irgendeine Substanz gegeben wird. In dieser Untersuchung wurden bei allen Parkinsonpatienten die Elektroden implantiert und auch die Stimulation wurde durchgeführt. Nur wurde in einem späteren Testdurchgang die Stimulation auf bis zu 20 Prozent des Ausgangszustandes heruntergefahren.

Vor dem zweiten Testdurchgang wurden die Parkinsonpatienten in zwei Gruppen aufgeteilt: Der einen Gruppe sagte man die Wahrheit, nämlich dass die Stimulation reduziert werden würde und eine Verschlechterung zu erwarten sei. Während dieser etwa einstündigen Reduktion der Stimulation wurden sie dreimal getestet. Die andere Gruppe erhielt die gleiche Behandlung und Reduktion der Stimulation und wurde ebenfalls dreimal getestet. Ihr wurde aber die Wahrheit vorenthalten: Sie wurde in dem Glauben gelassen, dass alles beim Alten bliebe und dass sie keine Verschlechterung zu erwarten habe. Es verschlechterten sich zwar erwartungsgemäß beide Gruppen. Aber die Ergebnisse der Gruppe, die der Meinung war, alles sei beim Alten und es sei keine Verschlechterung zu erwarten, waren bei einer Reduktion der Stimulation auf 20 Prozent so gut wie die der »Wahrheitsgruppe« bei 40 Prozent der Stimulation. Es zeigte sich also ganz klar, dass die positive Erwartung dem objektiv messbaren und nachvollziehbaren Effekt der Reduktion der elektrischen Tiefenstimulation entgegenwirkt. Das Fehlen der materiell-elektrischen Stimulation von außen wird durch eine »psychologische Stimulation von innen« zum Teil ausgeglichen.
Die Beispiele ließen sich vervielfachen. Die beiden Fällen sollten aber eigentlich genügen, um zu sehen: Psychologische Effekte, die durch die Erwartung erzeugt werden oder die durch assoziatives Lernen zustande kommen, sind nicht nur eingebildet, sondern bilden höchstwahrscheinlich die Grundlage für das, was man gemeinhin Placeboeffekte nennt. Im nächsten Kapitel werden wir noch ein paar andere Mechanismen kennenlernen. Aber schon jetzt haben wir genügend Grund dafür, die Übersetzung des Begriffes »Placeboeffekt« zum Begriff »Effekte der Selbstheilung« vorzunehmen. Denn wir verstehen: Durch solche therapeutischen Handlungen, die die Erwartung mobilisieren, die Hoffnung aktivieren, Entspannung einführen, Angst nehmen, werden interne Prozesse angestoßen, die über mittlerweile bekannte und nachvollziehbare innere Bahnen Veränderungen hervorbringen, die messbar sind. Damit hat der Placeboeffekt seine Reise aus der Kuriositätenkammer der klinischen Forschung heraus angetreten. Er ist dabei, zum Dreh- und

Angelpunkt eines vertieften Verständnisses der Potenziale zu werden, mit denen wir uns selbst kraft unserer Psyche heilen können.
Denn, so müssen wir doch nun folgern, wenn eine Intervention
von außen – die Gabe eines Placebos, die Erweckung von Hoffnung und Erwartung, die Information über die möglichen Wirkungen einer Behandlung – bereits so klar messbare Effekte hat, müssten doch auch Interventionen, die von innen kommen und von
innen unsere Psyche harmonisieren, ähnliche Effekte haben. Dazu
können wir alle möglichen Formen der Entspannung rechnen, der
Selbstberuhigung, der Kultivierung bestimmter Bewusstseinszustände, aber auch das Arbeiten mit Imagination und mit Träumen
und überhaupt die Arbeit daran, dass wir uns in einem emotional ausgeglichenen Zustand befinden. Wir werden uns dieser Frage
weiter unten wieder zuwenden. Im nächsten Kapitel gehen wir erst
einmal noch einen Schritt weiter und fragen uns, welche Mechanismen eigentlich für das Zustandekommen solcher Effekte infrage
kommen. Inzwischen haben wir gesehen:

- Placeboeffekte in klinischen Studien sind keine Einbildung, sondern sie sind echte Effekte. Sie können durchaus Größenord-
nungen annehmen, die klinisch bedeutsam sind und sich mit
pharmakologischen Effekten messen können.
- Solche Placeboeffekte in klinischen Studien können sogar dazu
führen, dass pharmakologische Effekte in den Schatten gestellt
werden. Bei manchen Therapien, etwa bei der pharmakologischen Therapie von Depressionen, kommt einem gar der Verdacht, dass sie wenig mehr als eine klug verpackte und vermark-
tete Placebotherapie sind.
- Wir haben auch gesehen, dass es zu einem Wirksamkeitsparadox
kommen kann. Damit haben wir dann zu rechnen, wenn eine
Behandlungsmethode besonders starke psychologische Effekte
der Erwartung und der Selbstheilung aktivieren kann, obwohl
vielleicht die spezifischen Effekte sehr klein (oder gar nicht vorhanden) sind. Ich habe zwei Beispiele aus der Akupunkturfor-
schung angeführt und den Verdacht geäußert, dass solche Wirk-

samkeitsparadoxa dafür verantwortlich sein könnten, dass weite Teile der Komplementärmedizin eine starke therapeutische Wirkung haben, obwohl wir nicht genau wissen, wie und ob dahinter außer den Selbstheilungseffekten noch spezifisch-pharmakologische Effekte stecken oder nicht. Und, um es nochmals zu sagen, ich persönlich finde das sogar ziemlich egal. Solange Patienten damit wirklich gut geholfen wird, solange keine Gefahren und bedenklichen Nebenwirkungen damit verbunden sind, ist es vom Ergebnis her egal, wie Wirkungen zustande kommen – solange sie zustande kommen.

- Wir haben auch gesehen: Placeboeffekte in klinischen Studien spiegeln die therapeutischen Effekte der geprüften Arzneisubstanzen wider. Warum das so ist, ist unklar. Aber die Bedeutung ist vermutlich, dass die Effekte der Arzneimittel deswegen so groß sind, weil sie auf dem Rücken der Placeboeffekte reiten. Ich habe das Bild von den Zwergen, die auf Schultern von Riesen sitzen, bemüht.

- Schließlich habe ich gezeigt, dass Placeboeffekte und Selbstheilungseffekte keine Einbildung sind, sondern objektiv vorhanden und nachweisbar. Damit sind sie aus der Schmuddelecke herausgerückt.

- Es ist mittlerweile gut belegt, dass Placeboeffekte von entsprechenden Veränderungen im Gehirn begleitet werden.

6. Wie Selbstheilungseffekte vermittelt werden

Lange sind Placeboeffekte in der Forschung ignoriert worden, weil man sich nicht vorstellen konnte, wie sie zustande kommen. Lange hatte man auch das Instrumentarium nicht, um zu untersuchen, wie solche Effekte hervorgerufen werden können. Und lange Zeit interessierte sich auch kaum jemand dafür. Das hat sich geändert, seit die Komplementärmedizin eine Mitspielerin im Konzert der medizinischen Akteure geworden ist. Man begann nämlich zu verstehen: Die Effekte, die von solch komplexen Maßnahmen wie Akupunktur, Homöopathie, Entspannungsverfahren oder gar von relativ komplexen ritualisierten Apparaturen ausgehen, können nicht mit dem Schema der herkömmlichen pharmakologischen Forschung – über die simple Zweiteilung »richtiger Effekt, wenden wir an« und »falscher Effekt, reduzieren wir« – aufgeteilt werden. Vielmehr zeigt sich genau an ihnen, dass durch solche Maßnahmen offenbar Selbstheilungsvorgänge angeregt werden, sodass sich der Organismus ganz von selbst und vor allem von innen heraus heilt. Dann stellt sich natürlich sofort die nächste Frage: Wie und wo genau geschieht denn das? In diesem Kapitel wollen wir dieser Frage nachgehen.

Schmerz, Opiate und Placebo

In den 1970er-Jahren entdeckten Forscher im Gehirn und Nervengewebe von Mäusen – später auch bei Menschen – Substanzen, die Ähnlichkeiten mit Morphium aufwiesen. Sie wurden offensichtlich vom Körper selbst hergestellt und erhielten deswegen den Namen »Endorphine«, eine Zusammenziehung der Begriffe »endogene Morphine«, also vom Organismus erzeugte Morphine. Endorphine wirken zentral (also im Gehirn), aber auch peripher (also an anderen Stellen des Nervensystems außerhalb des Gehirns). Das Gehirn bedient sich solcher Überträgersubstanzen für ganz bestimmte

Prozesse der Schmerzmodulation und auch, um Belohnung und Wohlgefühl zu erreichen. Es zeigte sich rasch, es gibt unterschiedliche Klassen davon, die ganz verschiedene Funktionen haben. Manche davon betreffen das Immunsystem. Sogar einfache Schnecken haben solche Substanzen. Das legte den Schluss nahe, dass wir es hier mit einem sehr frühen System zu tun haben, das mit der Abwehr von Gefahr und der Eindämmung von Schmerzen zu tun hat. Kurz zusammengefasst ist die Geschichte folgende: Bei der zentralen Verarbeitung von Schmerzreizen gibt es im Wesentlichen zwei miteinander in Konkurrenz stehende Systeme. Das schmerzleitende System leitet ständig Informationen ins Gehirn. Dort werden die eingehenden Impulse analysiert und durch hemmende Bahnen, die absteigen, modifiziert. Diese absteigenden, hemmenden Bahnen wirken vor allem über Endorphine. Das heißt – etwas platt und vereinfacht gesagt – Endorphine sind dafür zuständig, dass wir uns gut fühlen. Sie sorgen dafür, dass die sensorischen Reize, die uns von außen erreichen, nicht als Schmerzen empfunden werden. Bei manchen chronischen Schmerzsyndromen ist ja bekanntlich das Problem, dass die Patienten zwar schreckliche Schmerzen leiden, aber kein Mensch dafür eine Ursache finden kann. Dies liegt dann oftmals daran, dass die Reizleitung der Schmerzfasern durch Lernprozesse übersensibilisiert wurde. Gleichzeitig funktioniert die Gegensteuerung durch hemmende Fasern nicht mehr, sodass die Gesamtbalance gestört wird. Deswegen erreichen Schmerzreize das Zentrum, die nicht mehr physiologisch sinnvoll sind. Dadurch ist natürlich nicht nur der Schmerz vorhanden, sondern auch das Wohlgefühl im Allgemeinen beeinträchtigt. Denn diese endogenen Morphine und ihre Kollegen, die endogenen Opiate, sind für das Wohlgefühl zuständig.

Erinnern Sie sich an meine kurze Episode, über die ich oben berichtet habe, als es mir selbst einmal gelungen ist, durch eine vertiefte Meditation einen sehr hartnäckigen Ischiasschmerz zu beseitigen? Ich habe mir dabei zwar nicht ins Gehirn geschaut, aber es dürfte wahrscheinlich damit zu tun gehabt haben, dass durch den vertieften Meditationszustand, der ja immer auch eine ekstatische

Komponente enthält, dieses Endorphinsystem stimuliert wurde, sodass die Schmerzhemmung wieder zu funktionieren begann.

Genau diese Situation macht viele chronische Schmerzsyndrome so extrem schwer behandelbar. Denn hier haben wir es mit einer zentralen Fehlregulation zu tun, bei der vermutlich das Endorphinsystem eine wichtige Rolle spielt. Was tun? Man kann natürlich Opiate geben. Das hilft bei Schmerzen, das wissen wir ja. Aber was passiert? Danach kommen die Schmerzen heftiger wieder, weil die externe Zufuhr des Fehlenden die interne Produktion der Substanzen durch einen negativen Rückkopplungskreislauf reduziert. Dem Körper wird vorgegaukelt, es gäbe ja genug davon, also wird die körpereigene Produktion noch mehr gedrosselt. Das hat den unangenehmen Effekt, dass nach Absetzen der Substanz der Schmerz umso heftiger zuschlägt. Dies ist natürlich auch der grundlegende Mechanismus der Suchtentstehung.

Wie kann man zentrale Prozesse noch beeinflussen, außer durch Pharmakologie? Jawohl, richtig geraten: durch Psychologie. Und hier setzt die Placeboforschung wieder ein. Denn an Schmerzforschungsmodellen hat man zum ersten Mal festgestellt, dass Endorphine eine Rolle spielen müssen, wenn durch psychologische Suggestionen Schmerz reduziert wird. Die ersten Versuche dieser Art wurden Ende der 1970er-Jahre durch Jon D. Levine gemacht, und seither wurden viele solcher Versuche wiederholt und modifiziert. Der originale Versuch von Levine war so aufgebaut:[33] Patienten nach Zahnextraktion erhielten entweder Morphium als Schmerzmittel. Oder aber man gab ihnen anschließend noch Naloxon. Das ist ein pharmakologischer Gegenspieler des Morphiums, der die entsprechenden Rezeptoren besetzt, sodass das Morphium seine Wirkung verliert. Manche erhielten dann anschließend noch Placebo, oder umgekehrt Placebo und dann Naloxon. Alle dachten natürlich, sie würden Schmerzmedikamente bekommen. Denn keiner wusste ja, was bei wem verabreicht wurde, auch die Ärzte und Schwestern nicht. Es zeigte sich, dass manche Patienten unter Placebo eine deutliche Schmerzreduktion erlebten. Die wurde aber durch Naloxon wieder rückgängig gemacht und die ursprünglichen Schmerzen kehrten wieder. Das Gleiche galt für die Patienten, denen man Naloxon gegeben hatte, sodass das Morphium nicht mehr wirken konnte. Daraus zogen die Forscher den Schluss, dass beim Nachlassen des Schmerzes nach Placebo – also aufgrund der Erwartung, die erweckt worden war – Endorphine wirksam sein müssten.

Ich kürze ab: Dieses Forschungsmodell wurde vielfach wiederholt, mit sehr raffinierten Verbesserungen. In jüngerer Zeit hat die italienische Arbeitsgruppe um Fabrizio Benedetti aus Turin diese Befunde mehrfach bestärkt, durch extrem raffinierte Versuche. Sie haben sogar noch mehr gezeigt: Man kann davon ausgehen, dass alle Schmerzreduktionen nach Placebogabe durch das Endorphinsystem vermittelt sind, und die Erwartung der Entstehung von Schmerzen durch ein anderes System. Man kann diese Veränderungen der Schmerzwahrnehmung durch Lernprozesse modulieren. So wird verständlich, dass man durch wiederholte positive Erfahrungen im Rahmen einer Therapie, die die Erwartung auf Heilung anregt, sehr stabile Erfolge erleben kann. Wir können summarisch davon ausgehen: Wann immer eine starke Erwartung erzeugt wird, werden endogene Morphine ausgeschüttet. Diese führen zu Wohlbefinden und zu einer Reduktion der Schmerzempfindung. Während Benedetti und Kollegen das vor allem mit pharmakologischen Substanzen gezeigt haben, ist dies neuerdings auch mit bildgebenden Verfahren belegt worden. Diese zeigen, dass bei einer Reduktion von Schmerzen nach Placebogabe das Endorphinnetzwerk im Gehirn aktiv wird. Aber nur bei den Patienten, bei denen auch wirklich subjektiv eine Besserung eingetreten ist. Das heißt, reduziertes Schmerzerleben ist in der Tat an die Aktivität des Opiatnetzwerkes im Gehirn gekoppelt. Es ist dabei eigentlich unerheblich, ob diese Reduktion des Schmerzerlebens durch richtiges, extern zugeführtes Morphium geschieht, oder durch die Aktivierung einer positiven Erwartung. Es ist immer das gleiche Netzwerk aktiv.

Die Aktivierung von Erwartung auf Besserung führt also zu einer Ausschüttung von Endorphinen. Diese bewirken offensichtlich Schmerzreduktion und Wohlbefinden. Solche Zusammenhänge sind übrigens nicht nur für Schmerzsyndrome wichtig. Denn Endorphine haben eine viel breitere Wirkung. Sie sind wie gesagt auch dafür zuständig, dass allgemeines Wohlbefinden eintritt, und sie sind sehr eng mit dem Dopaminsystem verkoppelt, das wiederum für Lernprozesse verantwortlich ist. Wir dürfen also aufgrund der Datenlage davon ausgehen, dass das Erzeugen positiver Erwartungen, wie sie mit allen möglichen Therapieformen verknüpft ist, schon in sich ein höchst therapeutischer Akt ist.

Man kann dies auch noch zuspitzen: Es ist eine krasse Fehlwahrnehmung zu glauben, nur Moleküle und Pharmaka, die man von außen zuführt, könnten kausale Effekte erzeugen. Psychologie und das, was man von innen mit sich selbst anstellt oder über die Sprache und die Zeichengebung mit anderen, ist genauso wirksam und nutzt manchmal sogar die gleichen physiologischen Kanäle wie die Pharmakologie. Der Unterschied ist allerdings drastisch: Die Modulation erfolgt ohne materielle und massive Eingriffe.

Wie wichtig die Psychologie und die Behandlungserwartung sind, haben Benedetti und Kollegen mit einer raffinierten Versuchsanordnung gezeigt. Sie haben Schmerzpatienten nach Operation zwei verschiedene Typen von Schmerzmitteln verabreicht: ein Opiat und Novalgin, ein beliebtes Schmerzmittel, das an sich unter anderem bei postoperativen Schmerzen als wirksam anerkannt ist. Es gehört zur Klasse der entzündungshemmenden Substanzen und ist weitverbreitet. Der Trick, den sie anwandten, bestand darin, dass sie den Patienten nicht mitteilten, wann die Substanz verabreicht werden würde. Die Injektion erfolgte nämlich in einen bereits gelegten Venenkatheter über eine automatische Apparatur, die so programmiert wurde, dass ohne Wissen der Versuchsleiter und ohne Wissen der Patienten irgendwann die Substanz verabreicht wurde. In diesem Fall wurde also die Erwartung auf Behandlung generell gelegt, aber zeitlich verwaschen. Die Patienten machten alle 15 Minuten Angaben darüber, wie viel Schmerzen sie empfanden. Wenn man sich diese Kurven der Schmerzangaben ansieht, dann erkennt man sofort, dass die Patienten, die das Opiat erhalten hatten, ab einem bestimmten Zeitpunkt eine Schmerzreduktion erlebten. Dieser Zeitpunkt liegt kurz nach der Verabreichung der Substanz. Sieht man sich hingegen die Kurve der mit Novalgin behandelten Patienten an, so sieht man überhaupt keinen klaren Einschnitt. Vielmehr dümpelt die Kurve matt vor sich hin und fällt langsam ab, so wie man das eben bei einer langsamen physiologischen Erholung vom Schmerz erwarten würde. Keinerlei Effekt ist sichtbar, und auch die Statistik kann keinen ausgraben. Novalgin ist in dieser speziellen Studie also in der Behandlung postoperativer Schmerzen wirkungslos, wenn es auf seine pure pharmakologische Substanz reduziert wird und wenn man die Psychologie abschaltet.

Was ist geschehen? Offenbar ist durch die zeitliche Verwaschung des Verabreichungszeitpunktes jener Effekt nicht eingetreten, der mit dem bewussten Ritual der Verabreichung einer Arznei einhergeht. Wenn dieser Zeitpunkt klar ist, weiß man: Jetzt ist es geschehen, jetzt kann es nur noch besser werden, endlich ist etwas für mich getan worden. All das fällt durch die Verblindung der Substanzgabe weg. Der Patient ist auf die Pharmakologie zurückgeworfen und hat keinerlei psychologische Anhaltspunkte. Die Psychologie und die Erwartung sind von dem entkoppelt, was pharmakologisch geschieht.

Dies tut einer mächtigen Substanz wie einem Opiat in der Wirksamkeit keinen Abbruch. Besonders interessant ist es aber nun, diese beiden Verläufe der Schmerzen nach versteckter Injektion zu vergleichen mit denen, die nach offener Injektion verzeichnet wurden. Hier sieht man nämlich ganz deutlich, dass die beiden Kurven unter Novalgin und dem Opiat zu beinahe identischen Schmerzreduktionen geführt haben, und zwar unmittelbar nach der Gabe des Arzneimittels. Die pharmakologische Wirkung des Opiats setzt aber erst etwa eine halbe Stunde später ein; das sieht man an der Kurve, die die verdeckte Injektion widerspiegelt. Und die pharmakologische Wirkung von Novalgin bleibt ganz aus. Die Wirkung dieser Substanz besteht in dieser Studie fast ausschließlich aus der Psychologie der Erwartung, die natürlich zusätzlich durch die bessere Bekanntheit des Stoffes unterstützt wird – oder womöglich dadurch, dass die Patienten vor allem das wirksame Opiat erwarten. Positive Erwartung ist also ein starkes Heilmittel. Es ist so stark, dass es den vermeintlichen pharmakologischen Effekt so mancher Substanz transportiert. Daraus lässt sich doch eigentlich, finde ich, vor allem ein Schluss ziehen: Wir sollten nach Wegen Ausschau halten, wie wir diese Erwartung nutzbar machen, ohne dass wir in den Körper eingreifen, ohne dass wir Substanzen verabreichen müssen, deren Wirkung höchst zweifelhaft, deren Nebenwirkungen bedenklich und deren Kosten damit zu hoch sind.

Gute Kommunikation und Zuwendung

Kluge und gekonnte Kommunikation etwa ist ein solcher Weg. Hierzu gibt es auch einen sehr hübschen experimentellen Beleg. Ein britischer Allgemeinmediziner, K. B. Thomas, hatte 200 Patienten, die ohne klare Diagnose in seine Praxis kamen, zufällig in vier Gruppen eingeteilt: Sie bekamen entweder eine positive Botschaft und ein Placebo, nur eine positive Botschaft, eine negative Botschaft und ein Placebo oder nur eine negative Botschaft.[34] Die positive Botschaft bestand in der einfachen Aussage, dass es wohl nichts Schlimmes sei, dass so was öfter mal vorkomme und normalerweise in einer Woche wieder verschwunden sei. Die negative Botschaft bestand in der Anmerkung, dass man nicht die geringste Ahnung habe, was mit dem Patienten eigentlich los sei, dass man das genauer untersuchen müsse und man nicht ausschließen könne, dass es sich um etwas Ernstes handle. Nach zwei Wochen wurden alle Patienten wieder einbestellt. 64 Prozent der Patienten, die eine positive Botschaft erhalten hatten, fühlten sich gebessert, aber nur 39 Prozent derjenigen, die die negative Botschaft erhalten hatten. Ob sie dazu noch ein Placebo erhalten hatten, also eine Art »medikamentöses Siegel der Kommunikation«, veränderte die Besserungsrate nicht. Wir sehen: Allein das Erwecken positiver Erwartung und ein freundlich-kompetenter Umgang sind große Heilmittel. Vermutlich sind es sogar größere Heilmittel als die vielen Medikamente, die noch dazu verabreicht werden.

Möglicherweise sind andere therapeutische Verfahren ein ähnlicher Weg, der dazu führt, dass die in uns wohnenden Selbstheilungskräfte aktiviert werden. Hier taucht also wiederum die Frage danach auf, was wir als Figur und was als Grund ansehen wollen. Wir können sagen: Das ist ja alles »nichts als« Placeboeffekt – und wir haben damit vielleicht in mancher Hinsicht, wissenschaftlich gesehen, sogar recht. Wir können aber auch sagen: Solche Verfahren regen die Selbstheilungskräfte offenbar mehr an als manche andere – und haben damit vielleicht in anderer Hinsicht, nämlich was das Interesse der Patienten und der Allgemeinheit betrifft, sogar noch mehr recht. Denn ein großer Teil der ärztlichen Kunst besteht in der Tat darin, Patienten in die Lage zu versetzen, sich selbst wieder heilen zu können. Dazu gehören vor allem die positive Erwartung, die Hoffnung und das Weichen der Angst.

Alle komplexen therapeutischen Rituale, ob es sich um das Verabreichen homöopathischer Kügelchen, um das Setzen von Akupunkturnadeln oder eine Herzbypass-Operation handelt, enthalten Elemente, die Hoffnung mobilisieren, Angst nehmen und Erwartungen auf Besserung wecken. Und wo solche Erwartungen gesetzt werden, da ist auch die Chance größer, dass eine Besserung eintritt. Dies wird von zwei neueren Studien illustriert. Ted Kaptchuk hat unlängst am Harvard Medical Center eine interessante Studie an Patienten durchgeführt, die am Reizdarmsyndrom litten und bei der die Frage nach der persönlichen Zuwendung im Mittelpunkt stand.[35]

Die Ergebnisse sind ein erster und deutlicher klinisch-experimenteller Hinweis darauf, dass positive Interaktion einen wichtigen Anteil an der klinischen Besserung hat. Mittlerweile wissen wir warum: Sie mobilisiert (unter anderem) positive Erwartung. Positive Erwartung führt zu einer Veränderung der Gehirnaktivität und zu einer Ausschüttung von Endorphinen, und diese haben eine Fülle von Effekten – von der Schmerzhemmung bis zur Steigerung des Wohlgefühls und zur Veränderung der immunologischen Lage. Dass die Konsultation einen therapeutischen Effekt hat, wurde auch in einer anderen Studie gezeigt, bei der George Lewith und seine Kollegen in Southampton, England, Patienten mit rheumatoider Arthritis oder chronischer Polyarthritis homöopathisch behandeln ließen.[36] Die einen Patienten erhielten eine homöopathische Konsultation (also ein ausführliches Erstgespräch), ein anderer Teil nicht. Diejenigen, die das Erstgespräch erhalten hatten, bekamen dann anschließend entweder (wieder durch Zufall ausgewählt) das entsprechende homöopathische Arzneimittel oder ein Placebo oder ein sogenanntes Komplexmittel (eine Mischung verschiedener homöopathischer Arzneien, die nicht individuell ausgewählt werden müssen). Die Gruppe ohne ausführliches Erstgespräch bekam eine Komplexarznei oder Placebo. Die Studie war zwar klein und daher sind ihre Aussagen als vorläufig zu betrachten. Aber es hat sich klar gezeigt: Die Konsultation hat einen klinisch deutlichen und statistisch signifikanten Effekt, während sich die Effekte der Substanzen – individualisierte Homöopathie, Komplexhomöopathie oder Placebo – kaum voneinander trennen ließen.

Wir sehen erneut: Zuwendung, Kontakt und Anteilnahme führen zu deutlichen Verbesserungen. Diese sind nicht nur statistisch signifikant, sondern auch klinisch bedeutsam. Wir wissen ja nun mittlerweile, dass statistische Signifikanz bei Studien mit relativ wenigen Patienten anzeigt, dass der gefundene Effekt groß und bedeutsam ist. Dies war bei den eben beschriebenen Studien eindeutig der Fall.

Aber führt nicht mein Vorschlag ins Abseits, man solle vor allem und hauptsächlich auf Prozesse der Selbstheilung setzen, auf positive Erwartung, Entspannung und Angstreduktion, und sich die Pharmakologie sparen? Auch hier gilt es zu differenzieren. Ich nehme einen Figur-Grund-Wechsel vor, eben weil die Betonung aus meiner Sicht bislang zu Unrecht vor allem auf dem mechanistischen Eingreifen in den Organismus lag und immer noch liegt. Der Anteil an der Heilung, der durch die Eigenaktivität des Organismus zustande kommt, wird systematisch kleingeredet, unterschlagen oder gar verdammt. Dem trete ich entgegen und weise auf die andere Seite der Münze hin. Selbstverständlich wird man im Fall ernsthafter Schmerzen lieber zu einem sicheren Opiat greifen als zu einem derzeit eher schwer zu steuernden Selbstheilungseffekt – obwohl ich mir durchaus vorstellen kann, dass wir mit entsprechender Kenntnis auch auf diesem Gebiet solche Fortschritte machen könnten, dass wir die Fähigkeit zur Selbstheilung systematisch zur Schmerzstillung einsetzen könnten. Wenn wir wüssten wie. Aber es ist eben keine gute Lösung, wenn wir auch bei Schmerzproblemen zu pharmakologisch eigentlich wenig wirksamen Substanzen wie Novalgin greifen (siehe unser Beispiel oben) und darüber vergessen, dass der hauptsächliche Effekt dieser Substanz durch die Bedeutung getragen wird, die ihr beigemessen wird. Es ist auch keine gute Lösung, wenn wir flächendeckend zu Antidepressiva greifen, wenn Menschen ihre Freude am Leben verloren haben. Vielmehr müssen wir den Kontext, die psychischen Hintergründe und die Fähigkeit, sich selbst wieder ins Lot zu bringen, mit berücksichtigen. Chronische Krankheiten, ich wiederhole es, sind komplexe Störungen, die der Organismus eigentätig erzeugt und die selten *allein* von außen kommen. Daher muss der Organismus auch durch andere als durch pharmakologische Maßnahmen dorthin geführt werden, diese Fehlsteuerung rückgängig zu machen. Pharmakologie und Pillen sind aus meiner Sicht in solchen Situationen die schwächsten Kandidaten für die Einleitung einer Umstimmung.

Entspannung und der entzündungshemmende Reflex

Wir haben eine Vielzahl diagnostischer Kategorien und demzufolge Mengen von verschiedenen Krankheiten. Um jede dieser Krankheitskategorien kümmert sich ein anderer Spezialist, und in jeder dieser Unterkategorien gibt es wiederum wichtige Verzweigungen. Dadurch verliert man leicht den Überblick und die Sicht aufs Ganze. Nehmen wir einmal alle möglichen chronischen Krankheiten zusammen – von chronischer Polyarthritis bis zu koronarer Herzerkrankung – und fragen uns: Was ist das allgemeine Prinzip, das die Störung erzeugt und aufrechterhält? Was wäre eine verbindende Konstante?

Vermutlich die Entzündungsvorgänge, die bei allen eine Rolle spielen. Es handelt sich zwar um sehr viele verschiedene Formen und Arten der Entzündung. Aber im Endeffekt ist Entzündung immer ein Prozess, bei dem das Immunsystem aktiviert wird. In der Regel schütten die Makrophagen (Fresszellen) unseres Abwehrsystems bestimmte Stoffe aus, die einerseits andere Immunzellen aktivieren und andererseits eine Entzündungsreaktion in Gang setzen. Diese Reaktion dient im Akutfall dazu, entweder von außen eingedrungene Erreger zu beseitigen oder im Körper selbst produzierte Schadstoffe herauszubefördern. Die laufend entstehenden Krebszellen zum Beispiel müssen ständig durch unsere natürlichen Killerzellen eliminiert werden, und im Normalfall schaffen die Killerzellen das auch zuverlässig. Hierzu ist nur eine minimale Stimulation nötig – diese führt zu einer Mini-Entzündung, die dann in eine Eliminierung der entarteten Zellen durch die Immunzellen mündet. Gelingt es dem Krebs, diese natürliche Abwehr zu unterlaufen, dann kann er weiterwachsen.

Unser gesamtes Immunsystem ist extrem fein austariert: Die entzündungsfördernden Prozesse, die wir brauchen um Erreger und Krebszellen zu eliminieren, stehen in perfekter Balance mit den Prozessen, die diese Entzündungsreaktionen wieder auf Normalniveau zurückbringen. Wenn diese Balance gestört wird, dann kann es zu langfristigen Entgleisungen kommen, aus denen chronische Krankheiten entstehen. Solche Entgleisungen können durch eine falsch gelaufene oder falsch behandelte Infektionskrankheit entstehen, wenn etwa Erreger nicht eliminiert werden, sondern sich festsetzen. Sie können entstehen, wenn persönliche Belastungen dazu führen, dass die Balance innerhalb des Immunsystems verändert wird. Sie können durch unseren Lebensstil entstehen, wenn wir etwa Nahrungsmittel zu uns nehmen, die vor allem die entzündungsfördernde Achse bedienen – oben habe ich kurz die Balance zwischen Omega-3- und Omega-6-Fettsäuren angeführt.

In diesem Sinne ist es nützlich, die Balance zwischen den entzündungsfördernden und entzündungshemmenden Prozessen in unserem Immunsystem zu betrachten. Dann sehen wir: Eine Fülle von

Krankheiten ist mit einer Überaktivierung der entzündungsfördernden Achse des Immunsystems in Verbindung zu bringen. Das
gilt vor allem dort, wo Schmerzen Bestandteil des Symptomenbil-
des sind, aber auch anderswo.

Die Makrophagen sind entscheidende Koordinatoren in diesem
Spiel. Denn sie regen durch ihre Aktivität das Immunsystem an
und werden umgekehrt von einem aktivierten Immunsystem an
jene Orte im Körper gelockt, an denen es »etwas zu fressen« gibt,
wo also Fremdzellen zu vernichten sind. Überall, wo eine Entzündung herrscht, findet man aktivierte Makrophagen.

Seit geraumer Zeit ist aber auch bekannt, dass diese Makrophagen
Rezeptoren – also Kontaktstellen – für alle möglichen Neurotransmitter enthalten. Übersetzt heißt dies: Sie kommunizieren direkt
mit dem Nervensystem, und nicht nur mit dem Immunsystem als
solchem (nämlich über die Interleukine, die sie ausschütten und
für die sie sensibel sind). Insbesondere ist für uns die Tatsache interessant, dass die Makrophagen Rezeptoren für den Neurotransmitter Acetylcholin besitzen. Dies ist ein Stoff, der innerhalb des
Gehirns als Botenstoff verwendet wird, aber auch außerhalb, und
zwar dort vor allem vom sogenannten parasympathischen Arm des
autonomen Nervensystems. Das autonome Nervensystem ist von
unserem bewussten Einfluss weitgehend unabhängig und regelt
selbstständig – daher »autonom« – alle vitalen Prozesse in unserem
Körper: Blutdruck, Atmung, Verdauung, Wärmeproduktion, Ener-
giebereitstellung und Stoffwechsel, und eben auch (in Interaktion
mit dem Immunsystem) die immunologische Lage.

Das autonome Nervensystem hat zwei Anteile: den Sympathikus
und den Parasympathikus. Der sympathische Teil ist vor allem für
Aktivität zuständig, der parasympathische vor allem für Erholung.
Wenn wir essen, schlafen, uns erholen, uns entspannen und Freude
haben, Ferien machen und abschalten, wann immer wir stärker in
Richtung Erholung und Energiezufuhr neigen, dann ist das parasympathische System am Werk. Die Hauptübertragersubstanz, mit
der der Parasympathikus arbeitet, ist das Acetylcholin.

Wenn also nun über die Aktivierung des Parasympathikus – wir hören Erholung, Entspannung, Energie, Freude und sexuelle Aktivität – an den freien Nervenendigungen der parasympathischen Bahnen Acetylcholin ausgeschüttet wird, können Makrophagen dies über ihre Rezeptoren registrieren. Sie nehmen den Stoff auf und regeln daraufhin ihre entzündungsfördernde Aktivität zurück. Sehr simpel ausgedrückt: Entspannung führt zu einer Reduktion der Makrophagenaktivität und damit zu einer Hemmung von Entzündungsreaktionen. Das gilt generell, überall im Körper, wo Makrophagen aktiv sind.

Noch einmal anders formuliert: Wir können durch Entspannung nicht nur ein allgemeines unspezifisches Wohlbefinden erreichen, sondern wir können dadurch auch relativ gezielt Entzündungsreaktionen dort beeinflussen, wo sie nicht hingehören. Dieser Zusammenhang ist seit einigen Jahren bekannt unter dem Namen »entzündungshemmender Reflex«, in der Fachsprache: »antiinflammatorischer Reflex«.[37] Mit seiner Hilfe können wir verstehen, wie eine komplexe Entspannungsmaßnahme, etwa eine Meditation oder Klangtherapie, ein äußerst komplexes chronisches Krankheitsbild beeinflussen kann.

Ich erinnere Sie nochmals an meine eigene Erfahrung, als ich vor Jahren eine langwierige und schmerzhafte Ischiasentzündung hatte. Schließlich entschloss ich mich, meinen Terminplan umzustellen, Reisen abzusagen und meditierte tief und lang. Der Schmerz war weg. Daran könnten die Endorphine beteiligt gewesen sein. Sehr leicht denkbar, wie im vorigen Kapitel klar wurde. An dieser Stelle würde sich nun anbieten, auch noch den antiinflammatorischen Reflex zu bemühen. Möglicherweise hat durch die tiefe Entspannung das Immunsystem eine Kehrtwendung gemacht und den Entzündungsprozess beendet, der am Grund der Schmerzen mit Sicherheit zu finden war.

Es ist also irreführend, wenn man meint, Effekte von Angstreduktion, Entspannung oder positiver Erwartung fänden »nur« im Kopf statt und nicht im Körper. Sie finden zwar im Kopf statt, genauer gesagt in unserem Erleben. (Ob unser Erleben im Kopf lokalisierbar ist, ist nochmals eine andere und sehr komplexe Frage.) Aber dieser Kopf hat viele sehr wirksame Verbindungen zum restlichen Organismus. Wir haben zwei solcher Mechanismen und ihre Konsequenzen kennengelernt, die schon besser erforscht sind:

- Positive Erwartung führt zu einer Veränderung der Gehirnaktivität. Endorphine sind daran beteiligt, außerdem höchstwahrscheinlich noch andere Botenstoffe.
- Dies führt zu einer direkten Beeinflussung der Schmerzwahrnehmung, aber vermutlich auch zu immunologischen Effekten, weil Endorphine vor allem in der Peripherie auch immunologische Funktionen haben.
- Viele therapeutische Rituale nützen dies implizit aus: Sie erhöhen die Erwartung, reduzieren Angst, installieren Hoffnung und führen zu Entspannung.
- Die wissenschaftliche Erfahrung hat gezeigt, dass allein das positive Zuwenden einen großen therapeutischen Effekt hat.
- Die allgemeine Entspannung, die einsetzt, kann direkt das Immun- und Entzündungsgeschehen beeinflussen, und zwar überall im Körper. Vermittelt wird das über den antiinflammatorischen Reflex.
- Auf diese Art und Weise ist es gar nicht mehr sinnvoll, Placeboeffekte als Effekte abzuwerten, die man eigentlich nicht braucht oder gar unterdrücken will. Vielmehr zeigen diese Befunde, dass es genau diese unspezifischen, allgemeinen, überall vorhandenen Effekte sind, die das therapeutische Geschehen tragen. Sie sind die eigentlichen Riesen – und nicht die vermeintlich wichtigen spezifischen Effekte der Arzneimittel und chirurgischen Eingriffe.

7. Noceboeffekte und die Kultur des Bewusstseins

Vor Kurzem berichtete eine unserer Studentinnen, eine Ärztin, folgende Begebenheit aus ihrer Assistenzarztzeit: Ein Patient hatte eine relativ weit fortgeschrittene Krebserkrankung und fragte seinen behandelnden Arzt: »Herr Doktor, werde ich meinen nächsten Geburtstag noch erleben können?« Der Geburtstag war im nächsten Jahr, einige Monate nach Weihnachten. Das war keine lange Zeit mehr. Der Arzt antwortete drauf: »Weihnachten wird schon schwer werden.« In der Tat verstarb der Patient wenige Tage vor Weihnachten.

Ein Kollege von mir, der damals an einem medizinisch-theoretischen Institut an einer Universität in Deutschland arbeitete, erlebte persönlich folgende Geschichte:

Sommer 1996, etwa Mitte August – die Hälfte der Institutsbelegschaft ist im Urlaub, alles wird etwas lockerer gehandhabt, erst recht heute, denn es ist Freitagnachmittag. Der Chef ist nicht da, sein Vize sitzt im Café. In meinem Arbeitszimmer befindet sich neben verschiedenen anatomischen Präparaten ein Schrank mit Chemikalien und Giften, an dem der Schlüssel baumelt ... Auf meinem Schreibtisch steht ein großes braunes Apothekergefäß aus Glas. Aufschrift: »Cyanid. Vorsicht Gift!« – darin: Tic Tac mit Orangengeschmack und Traubenzucker. Ich bin gerade nicht da, die Tür ist nur angelehnt.

Da kommt »Max« (nennen wir ihn einfach so). Seine Freundin hat ihn nicht nur im Stich gelassen, sondern darüber hinaus mit dem wohl einzigen heterosexuellen Krankenpfleger der Station betrogen. Für Max ist das eine doppelte Demütigung, fühlt er sich doch als Jungmediziner dem Pflegepersonal überlegen. Auch sein Studium läuft nicht so brillant, er ist verzweifelt und hat das eine oder andere Mal vor der Arbeit zwei Bier im Wirtshaus nebenan gegurgelt. Max hat bei uns eine Anstellung als wissenschaftliche Hilfskraft, er kommt problemlos überall hinein. Jetzt läuft er durch den Gang nach hinten. Vielleicht wollte er eigentlich auch nur mit mir oder einem Kollegen reden – nun aber platzt er in mein Zimmer und sieht das Apothekergefäß. Er fasst urplötzlich einen Entschluss (so hat er es uns dann hinterher erzählt). Gott sei Dank fällt ihm nicht auf, dass der Giftschrank nur angelehnt ist; er setzt das Apothekergefäß an den Mund und gönnt sich eine 100er-Packung Tic Tac mit Traubenzucker, verschluckt sich. Das Gefäß in der Faust haltend, torkelt er durchs Institut und bricht zusammen.

Auf dem Gang ist eine Kamera installiert, die Pförtnerwache ist ausnahmsweise besetzt, und schon bricht das Chaos aus. Der herbeieilende Pathologe war noch nie in meinem Dienstzimmer, begreift daher die Situation nicht und sieht nur den traubenzuckerinduzierten Schaum vor Max' Mund, den er für die Folge von Zyankali hält. Da Max auch noch erbricht, riecht es sofort bitter. Die Diagnose steht fest: »Zyankalivergiftung«. Also ab ins Klinikum rüber, Magen auspumpen. Max hört ständig die Worte der Ärzte von der Blausäurevergiftung und zeigt alle Symptome einer solchen Vergiftung. Er verliert das Bewusstsein, der Puls rauscht nach unten, er bekommt die üblichen Adrenalin-Injektionen, das Herz rast sofort wieder, dann Infusionen, Magen auspumpen, das ganze Repertoire. Irgendwann stabilisiert sich der Körper auf niedrigem Niveau.

Inzwischen bin auch ich wieder da, die »Giftflasche« liegt freundlicherweise bei unserem Pförtner. Mein erster Weg führt mich in mein Dienstzimmer, ich schließe den Giftschrank ab und hänge mir den Schlüssel um den Hals, erst dann alarmiere ich den Chef. Der kommt aus seiner Freizeit zurück und nimmt die »Giftflasche« mit in die Pathologie, schnappt sich den Herrn Kollegen, der sich gerade noch in seinem Ruhme sonnt, einen Menschen von einer sonst tödlichen Blausäurevergiftung zurück ins Leben geholt zu haben, und macht ihn vor der ganzen Mannschaft lächerlich, indem er jedem Anwesenden ein Stück »Cyanid« = Tic Tac anbietet. Dann gehen der Chef und ich hinüber in die Klinik, einen vor Wut über sich selbst schäumenden Pathologen zurücklassend. Auch der Oberarzt vom Dienst lacht sich halb tot. Mein Chef nimmt am Krankenbett Platz. Nach etwa einer halben Stunde erwacht Max. Mein Chef sagt zu ihm »Hallo, Du bist nicht im Himmel und auch nicht in der Hölle. Es ist viel schlimmer. Du hast nur Lutschbonbons geschluckt.«

Was war hier passiert? Der arme, liebeskranke Medizinstudent will sich vergiften, sieht die Flasche, von der er meint, sie enthalte Zyankali, und schluckt eine riesige Menge, von der ihm wirklich nur schlecht werden kann. Das erzeugt alle Symptome einer entsprechenden Vergiftung, welche durch den herbeieilenden Spezialisten potenziert werden, der durch die Umstände in der Diagnose irregeführt wird. Er zementiert die vermeintliche Blausäurevergiftung sprachlich-psychologisch – und in der Tat sieht es so aus, als habe der arme Student eine veritable Blausäurevergiftung. Vermutlich hat er sich in seinem Liebeswahn und seiner Todessehnsucht so in die Symptomatologie hineingesteigert (die er natürlich aus seinem Studium gekannt hat), dass sie auch für eine Weile durchaus physiologisch »echt« war.

Diese beiden kleinen Episoden machen deutlich, wie mächtig negative – und natürlich davon abgeleitet auch positive – Kommunikationssituationen und Erwartungen sind. Die Placeboforschung nahm ja ihren Ausgang mit Walter B. Cannons klassischer Untersuchung zum Voodoo-Tod.[38] Darin berichtet er von Fallbeispielen aus Australien, bei denen Menschen, die ein Tabu gebrochen hatten, ein Zauber an die Tür geheftet wurde. Das war für den Betroffenen das Zeichen, dass ein Hexer ihn mit einem Fluch belegt hatte und er sterben müsse. In aller Regel taten die meisten Verhexten dann ihrem Hexer auch den Gefallen. Sie wanderten aus der Gemeinschaft aus, hörten auf zu essen und zu trinken oder starben einfach so.

Die negative Kommunikation führte in diesem Falle zu einer sich selbst verstärkenden Spirale, einem regelrechten Teufelskreis. Das Wissen »Ich bin verflucht worden« führt dazu, dass man sich selbst entsprechend verhält. Außerdem löst es eine Fülle physiologischer Prozesse aus, die Cannon als Stress identifizierte – Stress in einem Ausmaß, dass er lebensbedrohlich wurde. Wichtig ist dabei, so betonte Cannon, dass der Zauber sichtbar ist, dass alle Beteiligten das Weltbild teilen sowie dass alle Beteiligten an die Wirksamkeit der Zauberei glauben. Dann kann der Fluch seinen Lauf nehmen. Er wird in aller Regel dazu führen, dass bei den Verfluchten genau das eintritt, was der Fluch vorgibt bewirken zu wollen: Der Fluch ist eine sich selbst erfüllende Prophezeiung. Damit tritt das ein, was man vorhergesagt hat – nicht, weil man ein guter Hellseher ist, sondern weil man das Eintreten des Ereignisses durch seine Aussage kommunikativ *erzeugt* hat. Für solche negativen Effekte der Kommunikation und der Psychologie hat sich der Ausdruck »Noceboeffekte« eingebürgert, vom Lateinischen *nocebo*: »ich werde schaden«.

Die Basis des Noceboeffekts ist natürlich die Suggestion. Suggestion ist die Kunst, etwas so wahrscheinlich erscheinen zu lassen, dass es dann tatsächlich eintritt. Suggestion wurde zum ersten Mal untersucht, als die Académie française im Jahre 1784 beschloss, die Lehren von Franz Anton Mesmer (1734–1815) zu untersuchen. Mesmer hatte behauptet, es gäbe so etwas wie einen »animalischen Magnetismus«, also eine bestimmte Form magnetischer Energie, die von Menschen und Tieren erzeugt würde. Dieser animalische Magnetismus wäre im Krankheitsfalle gestört. Durch das Bestreichen der körpernahen Magnetfelder könne er wieder in die richtige Richtung gelenkt werden. Daraus war eine große Bewegung entstanden, der Mesmerismus, und die französische Akademie der Wissenschaften wollte klären, was dahintersteckte.

Also ließ man einen der Hauptvertreter kommen, einen gewissen Prof. Charles d'Eslon (1750–1786), der als Dekan der medizinischen Fakultät zum Mesmerismus übergetreten war. Man bat ihn vorzuführen, wie diese Therapie funktioniere. D'Eslon brachte eine Patientin mit, die man wohl als »hysterisch« im damaligen technischen Sinne des Wortes bezeichnen kann, also jemand, der sehr leicht auf Suggestionen reagiert und noch dazu sehr emotional veranlagt ist. D'Eslon zeigte seine Striche, und die Dame bekam allerhand Anfälle und zeigte Veränderungen des Körpers, wie etwa Versteifungen und Verrenkungen – so, wie es eben für richtig hysterische Patientinnen dieser Zeit typisch war. Mesmer, d'Eslon und andere sahen dies als klaren Beweis für ihre Theorie, dass man durch Bestreichen der menschlichen »Magnetfelder« therapeutische Effekte auslösen könne.

Die Akademie jedoch blieb skeptisch und führte schließlich – zum ersten Mal in der Medizingeschichte – eine Verblindung als Kontrollprozedur ein. In diesem Fall war das Hilfsmittel ein einfacher Vorhang, der zwischen die Patientin und den Magnetiseur gespannt wurde. Auf der einen Seite wurde der Magnetiseur beobachtet, auf der anderen Seite die Patientin. Keiner wusste vom anderen, was gerade geschah. D'Eslon machte seine magnetischen Pässe, wie man das nannte, aber die Patientin blieb unberührt. Erst als der Vorhang weggezogen wurde und sie den Magnetiseur wieder sehen konnte, traten ihre hysterischen Anfälle auf. Für die Akademie war damit klar: Die Magnetiseure können zwar etwas bewirken, aber dieses »etwas« ist nicht der animalische Magnetismus, wie Mesmer behauptet hatte, sondern einfach die Verbindung zwischen Magnetiseur und behandelter Person. Damit beruht der Effekt auf Suggestion.[39]

Nun sollten wir dies aber nicht abwerten. Es zeigt vielmehr, wie stark die Fähigkeit menschlicher Kommunikation ist. Sie kann bis in die körperliche Seite unseres Daseins einwirken, und dies zum Guten wie zum Schlechten. Im Fall der Akademie-Untersuchung wurde negative Suggestion verwendet. Denn der Magnetiseur wollte ja hysterische Symptome erzeugen, nicht notwendigerweise heilen. Aber das Gleiche kann natürlich auch im positiven Sinne funktionieren. Nicht umsonst sind aus den Anfängen Mesmers und seiner Nachfolger die kommunikativen Therapieformen entstanden: die Psychoanalyse und andere Psychotherapien.

Negative Suggestion spielt aber in vielen Lebensbereichen eine Rolle. Vor allem aus der Onkologie ist bekannt, dass Patienten aus Studien genommen werden, weil sie unerträgliche Nebenwirkungen bekommen. Wenn man dann den Code bricht, sieht man, dass die Patienten in der Placebogruppe waren.[40] Wie kann es sein, dass solche Reaktionen überhaupt vorkommen? Das ist ganz einfach nachzuvollziehen: In jeder klinischen Studie muss das Einverständnis des Patienten eingeholt werden. Dazu erhalten die Patienten ausführliche Informationen: über die Art der Durchführung einer Studie, wie oft sie kommen müssen, wie groß die Belastung und der Zeitaufwand sein wird, mit welchen Substanzen sie rechnen müssen und natürlich auch, mit welchen Wirkungen und Nebenwirkungen. Die Patienten erhalten sozusagen den gesamten Beipackzettel vorgelesen. Der ist natürlich bei tumorhemmenden Krebsarzneien gewaltig lang und enthält auch sehr gravierende Symptome als Nebenwirkungen. Patienten, die diese Information verinnerlicht haben, können leichter das Gefühl bekommen, dass sie das auch betreffen werde. Je mehr sie sich diesem Gefühl hingeben, desto wahrscheinlicher wird das tatsächliche Auftreten dieser Ereignisse und Symptome: So wie bei unserem liebeskranken Medizinstudenten Max, der dachte, das geschluckte Tic Tac sei Blausäure, und die Vergiftungssymptome einer Blausäurevergiftung bekam.

Kultur des Bewusstseins

Damit sind wir bei einem Anliegen angelangt, das mir besonders am Herzen liegt. Ich nenne es mit Thomas Metzinger »Kultur des Bewusstseins«[41]. Was ist damit gemeint? Wir sahen oben, wie mächtig negative psychologische Vorstellungen und Erwartungen sind. Wir sahen auch, dass Selbstheilungseffekte vor allem durch positive Gedanken, Erwartungen, Hoffnungen und tiefe Entspannung zustande kommen. Der Begriff »Kultur des Bewusstseins« meint nun, dass wir es nicht dem Zufall überlassen sollten, welche Vorstellungen und Gedanken wir in uns hegen und pflegen, sondern dass wir solche Zustände bewusst kultivieren können.

Wenn ein Fluch, der im Bewusstsein den Gedanken und die Vorstellung auslöst: »Ich bin verloren«, dazu führt, dass ein Mensch tatsächlich stirbt; wenn der Glaube, Blausäure geschluckt zu haben, obwohl es sich um Traubenzucker handelte, zu Blausäurevergiftungssymptomen führt; wenn die positive Erwartung »Die Blutzufuhr zu meinem Herzen ist wiederhergestellt« zu einem Abflauen der Angina-pectoris-Symptome führt, obwohl die Vorstellung womöglich falsch ist – wenn also unser Bewusstsein so starken Einfluss auf unser körperliches Geschehen hat, dann wird es doch höchste Zeit, dass wir uns dieser Kraft etwas mehr bedienen, finde ich.

Geht das denn? Sind wir denn Herr über unsere Gedanken und Vorstellungen? Ja und nein. Eher nein als ja, für die meisten Menschen. Wenn wir die Augen schließen und einfach mal für ein paar Momente versuchen nichts zu denken, oder umgekehrt für ein paar Augenblicke etwas ganz Bestimmtes im Bewusstsein zu halten und sonst nichts – ein Bild, einen Namen, ein Wort –, dann werden wir merken, dass uns das nur für sehr kurze Zeit gelingt. Dann springen andere Gedanken und Bilder dazwischen. Wir sind also nicht wirklich Herr über unsere Gedanken und über die innere Bilder- und Vorstellungswelt.

Es zeigt sich aber, dass Menschen, die systematisch gelernt haben, ihr Bewusstsein zu schulen (zum Beispiel durch Meditation), sehr wohl ihre Innenwelt bis zu einem gewissen Grad kontrollieren und beeinflussen können. Ich habe bereits unsere Metaanalyse erwähnt, bei der wir alle Studien zusammenfassten, welche Achtsamkeitsmeditation im Zusammenhang mit medizinischen Problemen zum Thema hatten. Wir haben dabei einen klinisch bedeutsamen Effekt gefunden, der zehnmal so stark ist wie der Effekt von Aspirin zur Verhütung von Herzinfarkt.[42]

Achtsamkeitsmeditation ist eine bestimmte Meditationsform, die aus der buddhistischen Tradition kommt. Doch Achtsamkeit selbst hat nichts mit Religion zu tun, sondern ist einfach eine psychologische Fähigkeit, nämlich aufmerksam und absichtlich bei der Erfahrung des gegenwärtigen Augenblicks zu verweilen – und dies mit einer wohlwollend-neugierigen Einstellung. Die Übung der Achtsamkeitsmeditation verläuft so, dass man einfach auf seine Atemzüge oder auf Körperempfindungen achtet und beobachtet, was dabei geschieht. Dies fördert die Fähigkeit, sich gleichsam von außen zuzusehen. Damit merken wir zuallererst einmal, was sich in unserem Kopf und Körper abspielt. Diese Meditation vergrößert aber auch unsere Fähigkeit, unseren Geist auf bestimmte Inhalte zu richten und dort zu verweilen (was man landläufig als Konzentration bezeichnet). Allerdings sind Achtsamkeit und Konzentration insofern nicht dasselbe, weil bei der Konzentration der Blick sozusagen eingeengt wird, während er bei Achtsamkeit eher erweitert wird.

Jedenfalls dürfte der Effekt von Achtsamkeit als therapeutische Maßnahme in der Medizin darauf zurückzuführen sein, dass die Patienten lernen, gewisse Bewusstseinsinhalte zu kultivieren. Sie spüren zum Beispiel, dass sie als Mensch nicht mit ihren Schmerzen identisch sind. Das ändert zwar zunächst nicht unbedingt etwas an den Schmerzen, aber es ändert etwas an dem Gefühl, ihnen ausgeliefert zu sein. Und dieses Gefühl des Ausgeliefertseins ist ein wesentlicher Bewusstseinsinhalt, der den Teufelskreis von Schmerzen, Angst, Erwartung von Schmerzen und noch mehr Schmerzen befeuert. Die Patienten merken auch, dass sie die Wahl haben, manche Gedanken und Ideen einfach loszulassen und dafür andere ins Bewusstsein zu heben. Sie spüren außerdem, dass sie nicht Opfer, sondern Urheber ihrer Gedanken sind. In dem Ausmaß, in dem wir lernen, den Inhalt unseres Geistes mitzubestimmen, in diesem Ausmaß können wir auch die positiven Kräfte unseres Innenlebens nützen. Wir können positive Erwartungen kultivieren, wir können etwas gegen unsere Angst und Sorge unternehmen, wir können uns davor hüten, in depressive Schleifen abzurutschen.

Während meiner Zeit an der University of Northampton in England kam der Leiter des dortigen ambulanten psychologisch-psychiatrischen Versorgungszentrums auf mich zu. Er habe viele Angst- und Depressionspatienten, denen man mit herkömmlichen Therapien nicht helfen könne. Sie sprächen auch nicht mehr auf Medikamente an oder wollten sie nicht nehmen. Er habe gehört, dass man mit Achtsamkeit solche Patienten behandeln könne und dass wir uns damit beschäftigten. Ob wir bereit wären, solche Achtsamkeitsgruppen für depressive und ängstliche Patienten anzubieten?

Ich hatte damals mit meiner Doktorandin Siobhan Lynch gerade ein Achtsamkeitsprogramm für Studenten entwickelt und fand die Aufgabe reizvoll. Also sagten wir zu. Wir hatten bereits in unserer Studentengruppe eine Studentin, die so voller Angst war, dass sie es kaum auf meinem Besucherstuhl aushielt. Sie wollte wissen, ob sie mitmachen könne. Ich sagte ihr, das würde davon abhängen, ob sie bereit wäre, die Übungen, die wir anbieten, auch zu Hause zu üben. Sie meinte, sie sei so verzweifelt, sie würde alles tun, also ihretwegen auch meditieren lernen. Und das tat sie dann.

Nach drei Sitzungen bereits – wir hatten über acht Wochen jeweils einmal pro Woche eine Zusammenkunft, dazwischen sollten die Teilnehmer üben – war sie wie ausgewechselt. Ihre fahrigen Blicke waren stetig geworden. Sie gab an, dass sie zum ersten Mal seit langer Zeit wieder richtig schlafen konnte; sie mache die Meditationsübung im Bett, vor dem Einschlafen. Und beim Abschlussinterview war sie der glücklichste Mensch. Sie hatte gelernt, ihre angstbesetzten Gedanken loszulassen. Wie? Ganz einfach dadurch, dass sie sich auf den Atem konzentrierte, der ganz intim mit allen möglichen Körpersensationen verquickt ist. Dadurch nahm sie wahr, dass es auch noch andere Inhalte außer der Angst gibt. Sie spürte auch, dass sie diese geistigen Inhalte selbst in der Hand hat. Schließlich mögen auch noch die gute Atmosphäre, die Gruppenunterstützung und die Entspannung ihren Teil beigetragen haben. Jedenfalls zeigte mir diese Studentin, dass es zumindest im Prinzip möglich ist, durch Kultivierung eines anderen Geisteszustandes aus den destruktiven Schleifen der Angst und der Depression zu entweichen.

Wir sehen: Das Kultivieren der rechten inneren Haltung kann genauso therapeutisch sein, wie das Kultivieren einer negativen Haltung katastrophale, ja tödliche Folgen haben kann. Mittlerweile ist zumindest in England eine strukturierte Form des Achtsamkeitstrainings zur Rückfallverhütung bei depressiven Patienten in die öffentliche Versorgung aufgenommen worden. Denn es hat sich gezeigt, dass mit einem solchen Training Rückfälle in die Depression verhütet werden können, und zwar beinahe doppelt so oft wie über eine Dauermedikation. In einer neuen Studie betrug die Rückfallquote unter Dauermedikation mit Antidepressiva 60 Prozent, in der Achtsamkeitsgruppe waren es 47 Prozent.[43] In einer früheren Studie waren es 38 Prozent Rückfall in der Meditationsgruppe und 78 Prozent in der Medikamentengruppe.[44] In der allerneuesten Studie wurden diese Daten im Wesentlichen bestätigt: Die Meditationsgruppe wies 38 Prozent Rückfälle auf, die Medikamenten-

gruppe 48 Prozent Rückfälle und die Placebogruppe, die es in dieser Untersuchung auch gab, 60 Prozent Rückfälle.[45]
Diese Befunde zeigen uns etwas, das für unser Thema sehr wichtig ist: Die Kraft des Bewusstseins, zur Heilung beizutragen, ist beträchtlich größer, als man das gemeinhin glaubt. Sie ist vor allem bei psychischen Störungen deutlich größer als die Kraft der Medikamente. Warum das so ist, können wir aus dem erschließen, was ich oben berichtet habe. Wenn wir positive Gedanken in uns kultivieren, dann lösen wir damit positive Prozesse in uns aus. Die Selbstheilungskräfte unserer Psyche werden aktiviert. Der vermeintliche Ausschuss, der »Abfall« der pharmakologischen Forschung, als »Placebo« bekannt und verlacht, wird nun plötzlich zum Gold. Dies ist ein konkretes Beispiel für den Figur-Grund-Wechsel, von dem ich gesprochen habe. Nicht die materiell-pharmakologischen Eingriffe sind das Wichtige, Mächtige, Bedeutende, und die Psychologie drum herum ist zu vernachlässigen. Nein: Die Psychologie, die Art, wie wir unser Bewusstsein gestalten, ist das Entscheidende. Wir haben gesehen:

- Noceboeffekte als negative Auswirkungen schädlicher Kommunikation und negativer Erwartung sind genauso mächtig wie positive Effekte der Erwartung.
- Sie können so stark sein, dass sogar Nebenwirkungen von Krebsarzneien in der Placebogruppe auftauchen können und Menschen an Flüchen sterben können.
- Wir können diese Einsichten positiv nutzen, indem wir andere Bewusstseinszustände kultivieren.
- Dies können wir zum Beispiel über meditative Verfahren erreichen. Die achtsamkeitsbasierte Prävention von Depression ist z. B. um einiges wirksamer als die medikamentöse Prävention.

8. Placeboeffekte in der Chirurgie

Placeboeffekte in der Pharmakologie, das kann man sich ja noch gut vorstellen. Da wird etwas verabreicht, von dem keiner so recht weiß, was es ist. Aber in der Chirurgie? Die muss doch eindeutige kausale Effekte haben, oder?

Hat sie sicher auch in vielen Fällen, gerade wenn es um offensichtliche und akute Krankheiten geht: kaputte Knochen, innere oder äußere Verletzungen, defekte Gelenke, Primärtumoren. Was wir jedoch nicht wissen ist, wie stark die Effekte der Psyche sind, die ja auch hier eine Rolle spielen.

In den 50er-Jahren des 20. Jahrhunderts war eine Operation modern geworden, die zur Behandlung der Angina pectoris gedacht war. Die Überlegung – dem Maschinenmodell nachempfunden – war folgende: Angina pectoris stammt aus einer Unterversorgung des Herzmuskels. Wenn man nun die Blutversorgung des Brustbereichs anders kanalisieren würde, dann müsste sich die Blutversorgung des Herzens bessern. In Tierversuchen an Hunden war dieser Ansatz auch bewiesen worden. Man trennte also kurzerhand eine bestimmte Arterie im Brustbereich durch und nähte sie zu. Und siehe da: Die Operation war sehr erfolgreich. Die Angina-pectoris-Schmerzen ließen bei den meisten Patienten nach. Bald wurde diese Operation der Standard bei der chirurgischen Behandlung der Angina pectoris, zur Freude aller Beteiligten.

Bis einige Spezialisten misstrauisch wurden. Leonard Cobb und seine Kollegen von der Universität Washington führten eine erste placebokontrollierte Studie durch.[46] Sie sagten den Operateuren erst, nachdem der Patient in Narkose war, ob sie die Durchtrennung vornehmen oder nur einen Einschnitt machen sollten. Die klinische Bewertung wurde von solchen Ärzten gemacht, die nicht wussten, in welcher Gruppe der Patient war. Obwohl die Studie mit 17 Patienten nur klein war, hatte sie eine nachhaltige Wirkung. Denn die echte Operation zeigte keine Vorteile gegenüber der Pseudo-Operation. In anderen Studien waren die Verbesserungen unter der Placebooperation sogar größer als unter der richtigen und betrugen im Durchschnitt 40 Prozent. [47] Der vermeintlich spezifische Eingriff war nichts anderes als ein ausgefeiltes medizinisches Ritual, das es dem Patienten erlaubte, die Selbstheilungskräfte zu aktivieren.

Aufgrund dieser Daten wurde diese Operation im Laufe der Zeit aufgegeben. Man hatte ja auch spektakulärere Alternativen gefunden: zunächst die Bypass-Operation, später noch andere Methoden. Man setzte nur kleine Einschnitte und legte von außen Umleitungen aus Metall ans Herz durch den geschlossenen Brustkorb. Manche dieser Metallumleitungen wurden sogar so ausgerüstet, dass sie Medikamente abgaben. Diese neueren Methoden wurden noch nie mit einer verblindeten, placebokontrollierten Studien untersucht, sodass man wüsste, ob der chirurgische Eingriff wirklich mechanisch etwas verändert oder ob der hauptsächliche Effekt der Therapie auf der Aktivierung der Selbstheilungskräfte beruht.

Eine Studie, ob die modernen chirurgischen Prozeduren wirklich besser sind, als wenn gar keine Behandlung erfolgt, oder ob sie etwas ganz anderes bewirken, gibt es meines Wissens nicht. Es gibt aber Untersuchungen, die zeigen, dass die chirurgischen Verfahren statistisch und klinisch bei manchen Patiententypen besser wirken als eine medizinische Therapie (also eine komplexe Mischung aus aggressiver medikamentöser Therapie – Senkung des Blutdrucks und der Blutfette, Veränderung des Gerinnungsvermögens des Blutes und der Reizleitung – und ein paar Hinweisen, was der Patient idealerweise an seinem Lebensstil ändern solle, etwa mit dem Rauchen aufhören oder abnehmen). Aber selbst hier zeigen neuere Daten, dass es nicht so richtig klar ist, ob die Operationen immer und in allen Fällen besser sind als die medizinische Therapie.

Das heißt, die Datenlage, die chirurgische Eingriffe unterstützt, ist eigentlich nicht sehr gut. Man darf natürlich nicht vergessen, dass in solchen Studien meistens nur etwa fünf Prozent aller möglichen Patienten eingeschlossen werden. Die anderen sind zu krank, haben keine Lust oder haben noch jede Menge anderer Krankheiten, die man nicht in der Studie haben will, weil sie meistens die Effekte verwässern oder verzerren. Für die restlichen 95 Prozent gelten die Studienergebnisse nicht. Das ist ein großes Problem, das übrigens auch für andere Bereiche der klinischen Forschung gilt: Der größte Teil der wissenschaftlichen Befunde, die wir überhaupt haben, gilt nur für sehr ausgewählte Personengruppen – nämlich genau die, die in den Studien untersucht wurden. Bei den meisten Patienten wissen wir eigentlich zu wenig, um sie wirklich gut beraten und behandeln zu können. Man nimmt dann eben die Daten, die man an anderen Patienten erhoben hat, und wendet sie auf die vor uns sitzenden Patienten an. Das geschieht in der Hoffnung, dass diese Generalisierung schon erlaubt sein wird. Ist sie aber nicht immer. Das sieht man an den Studien zur Herzchirurgie deutlich. Denn bei schwerer kranken Patienten schneiden die operativen Maßnahmen besser ab. Das methodische Problem dabei: Diese Studien arbeiten nicht mit Zufallszuteilung von Patienten zu Gruppen, sondern beobachten natürlich vorkommende Gruppen. Daher kann man nie ausschließen, dass nicht auch noch andere Faktoren bei der Besserung eine Rolle gespielt haben. Doch beenden wir den methodischen Exkurs hier und halten zwei Dinge fest:

1. Die Überlegenheit chirurgischer Eingriffe am Herzen zur Verbesserung der Blutversorgung bei koronarer Herzkrankheit ist vermutlich nur bei schwer kranken Patienten zu belegen.
2. Die Mehrheit der Patienten hat aber gar keine so schwere Form der Erkrankung, sondern eine sogenannte »stabile Angina pectoris«. Sie werden oftmals dennoch operiert – neuerdings mit großer Begeisterung durch das Einsetzen sogenannter »Medikamente abgebender Umleitungen«, nennen wir sie der Kürze halber einmal »MAU«.

Es tobt ein heißer Kampf. Die MAU-Fraktion findet genügend Belege dafür, dass das, was sie favorisieren, richtig ist. Sie zitiert die berühmten randomisierten Studien, die alle zeigen, das MAU genauso gut ist wie ein richtiger Bypass mit Eröffnung des Brustkorbs. Die Bypass-Fraktion weist darauf hin, dass die Studien, die MAU favorisieren, nur ausgewählte Patienten betreffen, nämlich diejenigen mit weniger schweren Verschlüssen. Außerdem bestehe

bei etwa 50 Prozent der MAU-Patienten, die Gefahr, dass diese Umleitungen wieder zufielen und verschlossen würden. Dann müssten die Patienten erst recht eine Bypass-Operation erhalten. Was macht MAU so attraktiv? Da ist zum einen sicher die geringere Komplexität der Prozedur. Das Herz kann weiterschlagen, man muss den Lungenkreislauf nicht abklemmen, die Blutversorgung zum Gehirn ist besser gesichert usw. Aber man sollte nicht vergessen, wer an MAU verdient. Herzoperationen sind so oder so teuer. Etwa 45 000 Dollar kostet eine solche Operation in den USA, etwa 13 500 Euro in Deutschland, wenn keine Komplikationen auftreten. Insgesamt wurden im Jahr 2006 1,3 Millionen minimalinvasive Eingriffe vorgenommen, also mechanische Erweiterungen der Herzkranzgefäße oder MAU-Operationen. Diese kosten zwischen 15 000 und 32 000 Dollar pro Eingriff über die ersten drei Jahre. In Deutschland kostet ein solcher minimalinvasiver Eingriff 13 800 Euro im ersten Jahr. In bis zu 3,5 Prozent der Fälle treten Wundinfektionen auf; dann kosten solche Operationen in Deutschland bis zu 37 000 Euro, in den USA entsprechend mehr. Gleichzeitig wurden in den USA 448 000 volle Bypass-Operationen durchgeführt. Diese sind etwa doppelt so teuer wie die weniger invasiven Operationen, bei denen MAU gelegt werden. Rechnet man all das zusammen, wurden in den USA allein im Jahr 2006 für alle Herzoperationen zusammen etwa 100 Milliarden Dollar ausgegeben. Heute dürften es noch mehr sein, weil die Krankheitsfälle zunehmen.[48] An den Bypass-Operationen verdienen die Krankenhäuser und die Chirurgen das meiste Geld, beim Legen von MAU diejenigen, die sie herstellen: 6,4 Milliarden Dollar schwer ist der Markt für diese sogenannten koronaren Stents; jedes Jahr wird weltweit eine Million davon eingesetzt.[49] Wer stellt die Stents her? Teilweise sind dies spezialisierte Medizintechnikfirmen wie Medtronic oder Boston Scientific, teilweise Pharmafirmen wie Abbott, Plough-Schering, Pfizer, Novartis, Johnson & Johnson.
Unlängst wurde ein Kommentar publiziert, der die bestehende Literatur zum Thema zusammenfasst und im Ergebnis klar für MAU plädiert. Ich zitiere die Interessenkonfliktangabe des Autors: »*Dr.*

*Vetrovec is a stock shareholder in Abbott, Merck, Pfizer, Medtro-
nic, Boston Scientific, Johnson & Johnson, Cardinal health, Hospira,
Medco Health Solutions, and Schering Plough. He is a consultant to
[...] Lilly. He has [...] contracts with Merck, Pfizer, and Abbott. He
is a member of the speakers' bureau for CV Therapeutics, Lilly, and
Cordis. He receives grant support from Cordis-Johnson & Johnson and Schering Plough.«* [50] Auf gut Deutsch: Der Autor verdient,
wenn Abbot, Merck, Pfizer, Medtronic, Boston Scientific, Johnson
& Johnson etc. Umsatz machen, weil er von diesen Firmen Aktien-
pakete besitzt. Und von den anderen Firmen erhält er Geld, weil er
für sie Vorträge hält oder weil er für sie forscht.

Doch kehren wir zurück zum Hauptthema dieses Abschnittes:
zum Placebocharakter mancher Operationen oder jedenfalls zu
dem Beitrag, den sie dazu leisten, dass Patienten sich selbst heilen.
Aufgrund der früheren Daten, die der Anästhesiologe Henry K.
Beecher zusammengefasst hat, hat sich gezeigt, dass solche Operationen durchaus die Selbstheilung anregen können – und zwar in
erstaunlichem Ausmaß.

Es gibt noch einen interessanten weiteren Hinweis darauf, dass der
psychologische Anteil bei diesen OPs bedeutsam ist. Solche Informationen findet man meistens nur am Rande. Man muss wissen, dass nach minimalinvasiven Bypass-Operationen der Bypass
bei bis zu 50 Prozent der Patienten wieder zufällt.[51] Es ist nun äußerst interessant zu sehen, dass bei etwa einem Drittel der Patienten, bei denen die Umleitungen wieder zugefallen waren (und also
der Blutfluss wieder reduziert war), trotzdem keine Angina-pectoris-Symptome auftraten, obwohl man das erwarten würde. Und bei
einem Viertel traten solche Symptome auf, obwohl sie objektiv frei
von zugefallenen Blutgefäßen waren.[52] Nimmt man diese beiden
Gruppen zusammen, dann hat man eine erhebliche Zahl an Patienten, bei denen die Linderung der Beschwerden kaum etwas mit der
operativ veränderten Mechanik der Blutversorgung zu tun hat, und
eine beinahe ebenso große Zahl an Patienten, bei denen die Verbesserung der mechanischen Blutversorgung keinen Einfluss auf die
Symptomatik hat. Anders ausgedrückt: Ein Drittel der Heilungen,

die Patienten durch operative Eingriffe erleben, ist auf die psychologischen Effekte der Erwartung, der Erzeugung von Hoffnung, der Linderung von Angst oder der Entspannung zurückzuführen. Ein Viertel der Patienten profitiert nicht von solchen Operationen. Diese Patienten haben vermutlich ein Problem, das anders angegangen werden müsste – jedenfalls nicht mit einem mechanisch-chirurgischen Ansatz.

Der vielleicht stärkste Hinweis auf die Mächtigkeit psychologischer Effekte in der Chirurgie stammt von einer Studie von Bruce Moseley. Er wollte es genau wissen. Er untersuchte Patienten mit Arthroseproblemen am Knie. Arthrose ist eine Abnutzungskrankheit der Gelenke. Die Knorpelhaut zwischen den Gelenkteilen verliert ihre Festigkeit, es kommt zu Rissen und Entzündungen, die sehr schmerzhaft sind. Solche Probleme werden sehr häufig arthroskopisch behandelt. Dabei dringt man mit einer Sonde in den Gelenkspalt ein, spült das Gelenk, entfernt gegebenenfalls abgelöste Teile des Gelenkknorpels und glättet den Knorpel. Man geht davon aus, dass sich so das Problem beheben lässt – offenbar in der Regel mit zufriedenstellenden Erfolgen. Denn sonst würde man die Prozedur ja nicht so oft machen.[53] Moseley teilte nun 180 Arthrosepatienten auf drei Gruppen auf: Eine erhielt gar keine richtige Operation, sondern nur einen oberflächlichen Einschnitt. Eine erhielt einen Teil der Operation, nämlich das Eindringen ins Gelenk und das Auswaschen. Die dritte Gruppe erhielt die volle Operation inklusive Ausschaben. Diejenigen, die die Patienten untersuchten und dokumentierten, ob sich die Beschwerden gebessert hatten, wussten nicht, in welcher Gruppe die Patienten waren. Nach zwei Jahren stellte sich heraus, dass sich die Patienten der drei Gruppen alle in gleichem Ausmaß besser fühlten. Es war kein Unterschied zwischen den Gruppen feststellbar. Die arthroskopische Behandlung der Kniegelenksarthrose ist also offenbar eine effektive Behandlung. Doch ihr Erfolg beruht auf dem Nimbus, den die Chirurgie vermittelt. Dieser löst bei den Patienten wohl das Gefühl aus, dass sie sich jetzt – behandelt mit dem mächtigsten Instrument der modernen Medizin – eigentlich nur noch besser fühlen können.

Erwartungen und Hoffnung werden erzeugt, Ängste beruhigt und Entspannung gefördert. Und wie wir mittlerweile wissen, können solche psychologischen Effekte direkt in die Entzündungsprozesse und die Schmerzverarbeitung eingreifen.

Ist das nun ein Argument gegen die Chirurgie? Sicher nicht. Der alte Sozialmediziner Thomas McKeown sagte einmal, wenn er Petrus wäre, ließe er nur Chirurgen und Zahnmediziner in den Himmel, denn sie seien die einzigen, die wirklich Verbesserungen der Versorgungslage bewirken würden.[54] Damit hat er vielleicht Recht. Auch ein Chirurg wie Bernd Hontschik, der seinen eigenen Möglichkeiten sehr skeptisch und denen der Kommunikation und der psychosomatischen Interaktion sehr offen gegenübersteht, ist immer noch Chirurg, obwohl er um die Placeboseiten seines Tuns weiß (oder vielleicht gerade deswegen).[55] Aber anhand der Chirurgie lässt sich sehr gut veranschaulichen, was ich sagen will.

Die gesamte moderne Medizin bedient sich eines mächtigen Apparates von Erklärungen und Handlungen, die alle in ein starkes Weltmodell eingebettet sind. Das Maschinenparadigma ist überzeugend, jedenfalls bis zu einem gewissen Grad. Es funktioniert auch gut, vor allem im akuten Fall. Das ist die Domäne der Chirurgie. Hier kann man helfen und hat handgreiflichen Erfolg. Wenn der Knochen wieder sitzt, bewegungsfähig ist und nicht mehr wehtut, ist dies ein grandioser Erfolg. Denn vor 200 Jahren wäre ein Mensch mit einem komplizierten Knochenbruch vielleicht für immer zum Krüppel geworden. Dieser Nimbus hilft, um Vertrauen aufzubauen. Er überzeugt alle Beteiligten davon, dass hier richtig gute und wichtige Arbeit geleistet wird, in die man Vertrauen haben kann. Damit werden all die allgemeinen, nichtspezifischen, psychologischen Effekte der Selbstheilung auf den Weg gebracht. Automatisch und ohne es direkt zu wollen. Aber das spielt ja keine Rolle. Wer einmal aus der Narkose aufgewacht ist, weiß: Ich hab's gut überstanden, ich bin wiedergeboren. Das Leben ist neu geschenkt, der Mythos von Tod und Auferstehung wurde am eigenen Leib erfahren. Die Chirurgie verfügt vermutlich über die stärksten Möglichkeiten, solche allgemeinen Therapieeffekte zu erzielen.

Und wir sollten sie darin auch nicht bekritteln, sondern bestaunen. Fragen muss man allerdings schon, ob das nicht manchmal etwas teuer ist und nicht eigentlich billigere Alternativen zur Verfügung stehen. Fragen muss man auch, ob nicht so manche Operation tatsächlich nutzlos ist und daher im Grunde ausgemustert gehört. Herzoperationen könnten nämlich vermutlich weitestgehend vermieden werden, wenn sich das Bewusstsein durchsetzen würde, dass die Probleme zum größten Teil von den Patienten selbst erzeugt wurden, nämlich durch ihr Verhalten. Auch Kniegelenksbeschwerden lassen sich vermutlich durch angemessene Ernährung wenn nicht verhindern, so doch lindern und hinausschieben. Und wenn alle Stricke reißen, kann man immer noch über Placeboakupunktur oder richtige Akupunktur nachdenken.

Chirurgische Eingriffe stoßen uns darauf, wie mächtig die Effekte der Selbstheilung sind. Außerdem haben wir erste Einblicke gewonnen, wie wichtig unser Lebensstil und unser Verhalten sind, zum Beispiel wenn es um entzündungsfördernde Prozesse geht. Deswegen werden wir jetzt die Placebothematik verlassen und uns stärker den Fragen des Lebensstils zuwenden. Wir sahen:

- Auch in der Chirurgie gibt es unspezifische Placeboeffekte.
- Bei manchen Operationen müssen wir davon ausgehen, dass sie fast nur auf Placeboeffekten beruhen.
- Das zeigt uns, wie mächtig diese Effekte sind, und weist uns darauf hin, dass wir möglicherweise lernen sollten, sie insgesamt noch besser zu nutzen.

9. Ernährung, Nahrungs-enthaltung, Lebensstil

Vor einigen Jahren habe ich mich mit einem fast vergessenen, aber wichtigen Kartäusermystiker beschäftigt und seine Schriften ins Deutsche übersetzt.[56] Deswegen wollte ich einmal sehen und aus der Nähe erleben, wie diese Kartäuser leben. Die Kartäuser sind ein Mönchsorden, der im Jahr 1084 gegründet wurde und sich über ganz Europa verbreitete.

Ein Kartäuserkloster ist meistens sehr einsam gelegen, weil die Mönche als Einsiedler leben. Jeder hat sein eigenes kleines Haus mit Schlafkammer und Werkstatt sowie einen kleinen Garten. Die Häuser sind aneinandergebaut und über einen Kreuzgang verbunden. Etwa acht Stunden am Tag beten und meditieren die Mönche allein und einige Stunden auch gemeinsam beim Chorgebet. Sie gehen gegen 20 Uhr zu Bett und stehen nachts um 23 Uhr auf, um das Stundengebet zu beten. Gegen Mitternacht oder ein Uhr (je nachdem, wie lang die Nachtgebetszeit dauert) gehen sie wieder ins Bett und schlafen bis halb sechs. Dann gehen sie wieder in die Kirche, feiern das Morgengebet, anschließend zelebrieren sie gemeinsam die Messe und dann beginnt der private Teil der Andacht in der Zelle. Um zehn Uhr kommt das Essen. Es wird über den Kreuzgang in eine Fensternische gestellt, von wo aus der Mönch es sich holen kann. Dann beten die Mönche die Mittagsandacht, machen anschließend eine kleine Pause, arbeiten für etwa drei Stunden in der Werkstatt oder im Garten, und dann geht es wieder weiter mit der Andacht und dem Gebet. Gegen 16 Uhr kommt nochmals etwas zu essen, eher weniger als mehr. Und in der ordenseigenen Fastenzeit, die von September bis Ostern geht, fällt diese zweite Mahlzeit entweder ganz aus oder sie besteht nur aus sehr wenig, wie etwa Salat. Diese Essensroutine wird nur unterbrochen, wenn Fest- und Feiertage sind. Dann essen alle gemeinsam im Speisesaal, und es gibt vielleicht auch einmal ein Gläschen Wein.

Die Kartäuser wurden oft angefeindet. In einer mittelalterlichen

Streitschrift kann man lesen, dass ihr Verzicht auf Fleisch besonders anrüchig sei und dass sie sich durch ihren Vegetarismus von
anderen abhöben. Das tun sie seit ihrer Gründung. Fisch essen sie
manchmal, vor allem zu Festtagen, aber ansonsten sind sie strikte
Vegetarier.

Bei meinem Besuch in der Kartause Marienau war ich erstaunt,
wie glücklich und freundlich alle aussahen. Die meisten hatten ein
strahlendes Gesicht, und mein Gewährsmann, der Bibliothekar, der
mir als Begleiter zugeteilt worden war und für diese Zeit auch von
seiner Schweigeauflage entbunden war, erzählte mir, dass die meisten Kartäusermönche sehr alt würden. Vor 80 würde kaum einer
sterben und viele seien um einiges älter, in ihren 90ern. Die meisten
»fielen einfach tot um« oder würden in ihrem Bett gefunden – die
verbreitetste Todesursache sei Altersschwäche. Ernste und lange
Krankheiten seien selten. Das wunderte mich dann doch ein bisschen. Denn der gesunde Menschenverstand sagt einem doch, dass
ein Leben mit so wenig Nahrung, dass ein so langer Aufenthalt
in ungeheizten Räumen den Körper doch eher stark mitnehmen
sollte. Das Gegenteil ist der Fall. Die Kartäuser sind robust und
zufrieden.

Die moderne Forschung zeigt nun, dass das, was die Kartäuser
machen, vielleicht auch für uns Normalbürger gar nicht so dumm
wäre: nämlich die Anzahl der zugeführten Kalorien zu reduzieren
und hin und wieder eine kleine oder sogar längere Fastenperiode
einzulegen. Außerdem dürfte die rein pflanzliche Ernährung insgesamt auch gesünder sein als die stark auf Fleisch basierende Kost,
die bei uns im Westen immer noch üblich ist. In diesem Kapitel
wende ich mich solchen Fragen zu.

Ernährung und Erkrankung

Ohne Nahrung sterben wir irgendwann. Mit Nahrung auch. Mit zu
viel Nahrung sterben wir noch früher oder erleben unangenehme
Krankheiten. Warum? Die Nahrung, die wir zu uns nehmen, muss
vom Stoffwechsel verarbeitet und »aufgeschlossen« werden: Die

komplexen Inhaltsstoffe der Nahrung werden in Bestandteile zerlegt, mit denen der Körper etwas anfangen kann – Zucker zum Beispiel, Eiweißstoffe, Fette. Diese Bestandteile müssen anschließend mit anderen Stoffen verbunden werden, um die Endprodukte zu erhalten, die der Körper brauchen und verwerten kann. All das ist mit chemischen Umbauprozessen verbunden.

Bei diesen Stoffwechselprozessen entstehen sogenannte freie Radikale. Das sind bestimmte Moleküle, die ein freies Elektron – also eine freie Bindungsstelle – aufweisen. Ein Beispiel: Die in der Natur vorkommende Verbindung von Wasserstoff und Sauerstoff ist Wasser. Hier sind zwei Wasserstoffatome an ein Sauerstoffatom gebunden. Diese Verbindung ist stabil. Wenn nun aber das Sauerstoff- an nur ein Wasserstoffatom gebunden ist, dann ist die Verbindung gewissermaßen unvollständig, weil eine Bindungsstelle am Sauerstoff unbesetzt ist. Der Stoff versucht, sich mit seinem freien Elektron an andere Moleküle zu binden und so eine stabilere Verbindung zu gewährleisten. Er bewirkt auf diese Weise eine Oxidation.

Wir kennen das Resultat der Oxidation alle aus dem Alltagsleben: Wenn man einen Apfel anschneidet und liegen lässt, wird er braun. Bei Zitronen ist das weniger ein Problem, weil sie Vitamin C enthalten, das vor Oxidation schützt. Deswegen benötigen wir es als Radikalfänger und die Lebensmittelindustrie verwendet es in allen möglichen Konserven als Antioxidans. Nahrungsmittel bewahren wir mit Vorteil in Verpackungsmaterial auf, das den Sauerstoff fernhält. Denn der Sauerstoff ist der oxidative Übeltäter, der die biologischen Strukturen schädigt.

Die Reaktionsfreudigkeit der freien Radikale ist für biologische Zellen und Systeme ein Problem. Denn sie führt zu dem, was man in der Fachsprache »oxidativen Stress« nennt: Das Sauerstoffradikal entreißt seine fehlenden Bindungspartner nämlich organischen Strukturen der Zelle und schädigt die Zelle dadurch. Deswegen wird diese Situation ja auch als »Stress« bezeichnet.

Unser Organismus verfügt über jede Menge Möglichkeiten, sich gegen diesen oxidativen Stress zu schützen. Er produziert sogenannte Radikalfänger. Davon gibt es eine ganze Reihe: Glutathion zum Beispiel oder das Hormon Melatonin, das zu den potentesten Radikalfängern überhaupt gehört (unter anderem deswegen ist Schlafen so gesund, denn wenn es dunkel wird und wir die Augen zumachen, wird vermehrt Melatonin ausgeschüttet). Leider reicht das aber nicht aus: Manche Radikalfänger müssen wir uns auch von außen zuführen. Dazu gehören bestimmte Vitamine. Besonders potent ist das Vitamin C, das wir bereits kennengelernt haben. Vitamin E ist ein anderes Beispiel. Es trägt dazu bei, dass Fette nicht oxidieren. Es gibt noch viele, zum Teil soeben erst entdeckte Substanzen, die vor allem in Pflanzen, Früchten und Beeren enthalten sind. Sogar »verbrauchte« Radikalfänger kann der Organismus wieder tauglich machen und in den biochemischen Kreislauf einschleusen. Hierzu stehen nochmals eine Reihe sekundärer Hilfsstoffe zur Verfügung.

Wenn dieser komplexe Schutz vor Oxidation in unserem Organismus nicht vorhanden wäre, dann würde der Sauerstoff rasch biologische Membranen und Strukturen zersetzen. Freie Radikale und oxidativer Stress führen zu vielen typischen Alterungs- und Erkrankungsprozessen, die für unsere westlichen Zivilisationskrankheiten verantwortlich sind. Zellbestandteile (vor allem die Mitochondrien, die Energiekraftwerke der Zellen) können nicht mehr richtig funktionieren, wenn sie zu starkem oxidativem Stress ausgesetzt sind. Bestimmte Bestandteile unserer Gene, die sogenannten Telomere, werden kürzer, wenn sich Zellen teilen, und werden dadurch anfälliger für falsche Informationsübertragung. Unter oxidativem Stress wird dieser Vorgang beschleunigt, und wir altern schneller. Manche chronischen Krankheiten bewirken zusätzlichen oxidativen Stress, weil die Entzündungs- bzw. Stoffwechselprozesse, die mit ihnen verbunden sind, jede Menge freier Radikale erzeugen, ohne dass diese abgepuffert würden. Krebs ist ein Beispiel dafür.

Leben und Essen führen also aufgrund der ganz normalen biologischen Prozesse, die damit verbunden sind, automatisch zu einer Belastung des Organismus. Diese Belastung kann nur folgendermaßen gemindert werden:

1. Man isst weniger und reduziert so den oxidativen Stress.
2. Man nimmt wesentlich mehr Antioxidanzien und Radikalfänger zu sich, als man das normalerweise tut.
3. Idealerweise tut man beides zugleich.

Die Kartäuser machen es richtig. Denn sie tun beides. Sie essen relativ wenig. Und sie essen vegetarisch und nehmen dadurch vergleichsweise mehr Antioxidanzien zu sich – denn diese kommen fast ausschließlich in pflanzlicher Nahrung vor.

»Metabolisches Syndrom« oder die hausgemachte Katastrophe

Die neue medizinische Katastrophe des Westens heißt »Metabolic Syndrome« – metabolisches Syndrom. Es ist mit Übergewicht verbunden und führt dazu, dass der Fettstoffwechsel aus dem Gleichgewicht gerät, der Blutdruck steigt und das sich ansammelnde Fett Botenstoffe aussendet, die einerseits mehr Hunger suggerieren, als physiologisch sinnvoll ist, und die andererseits entzündliche Krankheiten beschleunigen. Am Ende begünstigt es Diabetes und koronare Herzkrankheit. Das metabolische Syndrom ist die neue Epidemie. 64 Prozent der US-amerikanischen Bevölkerung sind übergewichtig. Ein Viertel der Bevölkerung leidet unter einem metabolischen Syndrom.[57]

Im Jahr 2000 hatten 2,8 Prozent der Weltbevölkerung Diabetes, im Jahr 2030 werden es schätzungsweise 4,4 Prozent sein. Die Zahl aus dem Jahr 2000 ist bereits um 11 Prozent höher als die letztgeschätzte von 1995. Weil aber die Anzahl der Übergewichtigen rapide zunimmt, könnte es leicht sein, dass diese Zahlen in Zukunft beträchtlich höher ausfallen.[58]

Diese neue Epidemie betrifft nicht nur die USA, sondern den ganzen Westen, Europa und die Bundesrepublik eingeschlossen, außerdem die großen Länder wie Indien und China. Dabei handelt es sich nicht einfach nur um ein Randproblem, das man vernachlässigen kann (denn dicke Leute sind ja schließlich gemütlich, sagt der Volksmund). Nein, wir stehen vor einem richtiggehenden medizinischen Problem. Denn es hat sich herausgestellt, dass Übergewicht eine der Hauptursachen der meisten chronischen Krankheiten ist. Bei Diabetes ist das leicht ersichtlich und die Verbindung ist sehr eng. Für Krebs ist dieser Zusammenhang aber mittlerweile ebenfalls gut belegt und für die koronare Herzerkrankung kennt man ihn auch schon lang.

Krebs

Krebserkrankungen nehmen weltweit zu, am meisten in den Industrienationen. 13 Prozent aller Todesfälle weltweit gehen auf Krebs zurück, Tendenz steigend.[59] Bei Krebs ist mittlerweile klar, dass die so intensiv beforschte Genetik nur einen kleinen Teil der Krankheitsentstehung aufklären kann. Auch die gefürchteten Kanzerogene, also Substanzen, die von außen kommen und Krebsgeschehen auslösen, haben einen weniger mächtigen Einfluss als Lebensstilfaktoren, auf deren Konto 30 bis 40 Prozent aller Krebsarten gehen. Bei manchen Krebsarten sind es bis zu 70 Prozent. Zu diesen Lebensstilfaktoren gehört – über alle Krebsarten hinweg – vor allem das Übergewicht. Wenn man Populationen von Menschen mit der gleichen Genetik vergleicht, die in ihrem Ursprungsland ein niedrigeres Erkrankungsrisiko hatten und dann in ein westliches Industrieland ausgewandert sind (wie etwa Japaner, die nach den USA auswandern), dann sieht man, dass das Auswandern mit einem Anstieg des Risikos für fast alle schweren Zivilisationskrankheiten verbunden ist. Dies liegt an der bereits oben erwähnten Epigenetik. Eine genetische Veranlagung drückt sich immer nur im Austausch mit der Umwelt aus. Viele krebsfördernde Gene, sogenannte Onkogene, sind still und inaktiv, solange sie nicht durch Faktoren angeregt werden, die von außen kommen. Diese Faktoren führen wir uns durch die Nahrung zu, durch die Luft oder durch das Wasser. Auch die Strahlung dürfte nicht zu vernachlässigen sein.
Übermäßige Nahrungszufuhr, und zwar als Zufuhr zu vieler Kalorien bei gleichzeitigem Mangel an wichtigen Vitalstoffen, scheint dabei bei Krebs einer der wichtigsten Faktoren zu sein. Eine Fülle

von Studien zeigt: Wenn man über alle Krebsarten hinweg sieht, welche Risikofaktoren am meisten ins Gewicht fallen, dann sind das Übergewicht, Rauchen, Diabetes, mangelnde Bewegung und übermäßiger Alkoholkonsum.[60,61] Die Details sind je nach Krebsart sehr unterschiedlich, aber es kann keinen Zweifel daran geben: Die Gewichtsreduktion und das Zuführen von Antioxidanzien durch ausreichenden Konsum von Obst und Gemüse dürften neben dem Verzicht auf Rauchen und Einschränkung des Alkoholkonsums die wichtigsten Maßnahmen sein, um Krebs zu verhindern.[62] Während Rauchen vor allem für Lungenkrebs eine wichtige Rolle spielt, der sehr aggressiv und schwer zu behandeln ist, und Alkohol vor allem für Darmkrebs, ist Übergewicht ein Risikofaktor, der über alle Krebsarten hinweg von Bedeutung ist. Frauen mit Brustkrebs zum Beispiel, die seit ihrem 20. Lebensjahr bis zur Diagnose 16 Kilogramm zugenommen haben, haben ein doppelt so hohes Risiko, an der Erkrankung zu sterben. Die Bedeutung des Alkohols illustrieren folgende Zahlen: Frauen, die 22–27 alkoholische Einheiten (eine Einheit ist ein kleines Bier oder ein kleines Glas Wein) pro Woche konsumieren, haben ein 2,3-fach so hohes Risiko an Brustkrebs zu erkranken als solche, die nur eine bis drei alkoholische Einheiten pro Woche zu sich nehmen.[63]

Mit einer Gewichtszunahme meistens eng vergesellschaftet ist der überhöhte Konsum gesättigter und hydrogenierter Fette. Sie leisten einen weiteren Beitrag zur Erhöhung des Krebsrisikos und kommen vor allem in tierischen Produkten, in billigen Pflanzenölen und Margarinen vor.[64]

Prostatakrebs ist auf dem Vormarsch. Weltweit und in den USA ist er bereits die häufigste Krebserkrankung bei Männern – häufiger als Brustkrebs bei Frauen. Weltweit ist es der zweithäufigste Krebs nach Lungenkrebs. Es gibt zwar auch sehr gute Behandlungsmöglichkeiten und die Sterblichkeit an Prostatakrebs hat eindeutig abgenommen. In Europa liegt die Fünf-Jahres-Überlebensrate bei 78 Prozent, das heißt gut drei Viertel aller Patienten, bei denen Prostatakrebs diagnostiziert und behandelt wurde, überleben mindestens fünf Jahre. [65]

Die Cochrane Collaboration ist ein loses Netzwerk von Wissenschaftlern, die unabhängig von irgendwelchen Interessen wissenschaftliche Informationen zusammentragen und sogenannte »systematische Überblicksarbeiten« veröffentlichen, also die Zusammenfassung dessen, was es auf einem Gebiet derzeit an verlässlichen Informationen gibt. Die Wissenschaftler gehen dabei nach einem klaren Protokoll vor, das von anderen geprüft wird, und versuchen alle auch nur irgendwo verfügbaren Informationen zusammenzutragen. Studien werden nach methodischen Gütekriterien ausgewählt und nur solche berücksichtigt, deren Information zuverlässig ist. Ein solcher Cochrane-Review wurde vor Kurzem zu der Frage vorgelegt, ob bei diagnostiziertem Prostatakrebs die radikale chirurgische Prostataentfernung oder das Abwarten eine bessere Strategie sei. Man würde ja eigentlich erwarten, dass es zu einem solchen wichtigen Thema jede Menge Studien gäbe, oder?

Hier ist ein kleiner Test. Vorab zum Vergleich: Zu der Frage, ob man zur Behandlung des Prostatakarzinoms besser Hormontherapie oder volle chemische Kastration einsetzen soll (also die Blockade aller männlichen Hormone), gibt es 20 Studien.[66] Zu der Frage, ob man durch die prophylaktische Gabe von Hormonen den Prostatakrebs verhindern kann, gibt es acht riesige Studien, mit insgesamt mehr als 22 000 Patienten.[67] Der Cochrane-Review, der diese Daten zusammenstellt, kommt zu einem wenig ermunternden Ergebnis: Gemäß diesen acht großen Studien beträgt die Risikoreduktion absolut gesehen 1,4 Prozent. Dies ist erkauft mit 18 Prozent berichteten Nebenwirkungen. Das sind bei solchen Therapien in der Regel Impotenz und Inkontinenz. Es gibt also insgesamt 28 große Studien, die sich der Frage widmen, ob man mit Hormonen Prostatakrebs gut behandeln oder Prävention betreiben kann. Man muss dabei im Auge behalten: Diese Studien dürften jede für sich mehrere Millionen gekostet haben. Sie werden selbstverständlich von denen finanziert, die die Arzneimittel herstellen, also den Pharmakonzernen. Konservativ geschätzt dürften also 100 bis 200 Millionen Dollar in diese Studien geflossen sein, wenn es reicht.

Nun zurück zu meiner Testfrage: Angesichts dieser Situation und angesichts der Tatsache, dass die Prostataentfernung über lange Zeit einer der wichtigsten therapeutischen Eingriffe bei Prostatakrebs war, der immer noch dann angewandt wird, wenn der Krebs nicht mehr beherrschbar scheint – schätzen Sie mal, wie viele Studien der entsprechende Cochrane-Review gefunden hat, die die radikale chirurgische Therapie mit einer abwartenden Behandlung vergleichen? 20, glauben Sie? Falsch. Zehn vielleicht? Auch falsch. Ganze zwei, in Ziffern: 2. Davon ist eine nicht ganz zuverlässig, und die zweite berichtet nach zwölf Jahren Beobachtungszeit über einen kleinen, aber nicht signifikanten Vorteil der Gruppe, die operiert wurde, gegenüber der Gruppe, die konservativ behandelt wurde – also beobachtet und nur dann behandelt, wenn sich Anzeichen für eine Verschlimmerung zeigten. Die Mortalität insgesamt war in der operierten Gruppe um 7,1 Prozent niedriger, die Mortalität, die auf Krebs zurückging, um 5,4 Prozent.[68] Bedenkt man, dass man bei 35 Prozent der behandelten und operierten Fälle Impotenz und bei 27 Prozent Inkontinenz beobachtet, dann ist im Einzelfall sicher ein genaues Abwägen angesagt.

Strahlentherapie ist bei Prostatakrebs oft die primäre Form der Behandlung. Aber auch hier stellen wir fest: Es gibt keine Studie, die Bestrahlung mit Operation vergleicht; einige werden meines Wissens gerade durchgeführt. Aber im Wesentlichen stützt sich der Einsatz der Bestrahlung auf grundlegende Überlegungen und auf historische Vergleiche, also auf Vergleiche mit Gruppen von Patienten, die anders behandelt wurden. Insgesamt wird die Lage auf diesem Gebiet von Fachleuten beklagt.[69]

Halten wir also fest: Die Behandlung von Prostatakrebs findet in schweren Fällen durch operative Entfernung statt. Diese Maßnahme zeigt zwar eine leichte Überlegenheit gegenüber konservativer Behandlung, der Unterschied ist aber klein. Ob eine Bestrahlung besser ist als die Operation, ist nicht definitiv geklärt; vermutlich ergibt sich bei Bestrahlung ein geringer Überlebensvorteil für leichtere Fälle. Die pharmakologisch-hormonelle Prävention, die über Jahre hinweg andauert, und die chemische Kastration bzw. Hormontherapien sind am besten untersucht. Ihre Effekte sind eher schmal.

Doch zurück zum Thema Ernährung: Schätzen Sie einmal, wie viel das Übergewicht zum Risiko beiträgt, an Prostatakrebs zu erkranken? 98 Prozent! Hinzu kommen noch andere Lebensstilfaktoren. Ein ausreichender Konsum von Omega-3-Fettsäuren etwa wirkt sich positiv aus: Männer, die fünfmal pro Woche Fisch aßen, hatten ein 48 Prozent niedrigeres Erkrankungsrisiko.[70] Im Klartext: Die meisten Fälle von Prostatakrebs wären leicht zu verhindern: durch eine reduzierte Nahrungszufuhr und durch das Essen der richtigen Nahrungsmittel. Was meinen Sie, um wie viel ein Mann mittleren Alters bei 1,75 Meter Körpergröße sein Prostatakrebs-Risiko verringern würde, wenn er gerade einmal 1,7 Kilogramm abnehmen würde? Fünf Prozent, würden Sie sagen? Nein, 15 Prozent, und wenn er schon erkrankt war und behandelt wurde, dann würde er sein Risiko, wieder zu erkranken, um 20 Prozent reduzieren.[71] Ein kleines Rechenexempel: Viele Männer mittleren Alters sind zehn Kilogramm zu schwer. Wenn ein solcher Mann 10,2 Kilogramm abnehmen und sich damit seinem Idealgewicht nähern (oder es vielleicht sogar um ein paar hundert Gramm unterbieten) würde, dann hätte er sein Risiko, an Prostatakrebs zu erkranken, um 90 Prozent gesenkt. Allein durch eine Veränderung unseres Lebensstils, durch eine Verhinderung von Gewichtszunahme oder Gewichtsreduktion können wir dazu beitragen, dass wir solche Krankheiten wie Prostatakrebs – das Gleiche gilt übrigens für alle anderen Krebsarten – erst gar nicht bekommen.

Interessanterweise lassen sich durch Ernährungsumstellung Prostatakrebs und vermutlich auch andere Krebsarten auch behandeln. Der US-amerikanische Mediziner Dean Ornish hat schon in den 1980er-Jahren damit begonnen, die klinischen Effekte einer vegetarischen Diät zu untersuchen. Sie geht davon aus, dass wir am gesündesten leben, wenn wir möglichst keine tierischen, sondern viel pflanzliche Stoffe zu uns nehmen – Vollkorngetreide in Maßen und wenig Milchprodukte, viel Nüsse und pflanzliche Öle als Quellen von Fett, und Pflanzeneiweiß aus Sojaprodukten. Die Diät wird unterstützt durch die zusätzliche Gabe von Fischöl, Selen, Vitamin C und Vitamin E, wenn sie als Therapie angewandt wird. Ornish führte eine Studie an 93 Patienten mit Prostatakarzinom durch, von denen die Hälfte per Zufall der Gruppe zugeteilt wurde, die diese Nahrungsmittelumstellung vornahm; die andere Hälfte veränderte nichts außer dem, was ihnen der Arzt anriet. Es konnte gezeigt werden, dass sich allein durch die Diät das Krebsgeschehen rückbilden kann. Nach einem Jahr wurden in der Kontrollgruppe sechs Patienten wegen ihres Krebses behandelt, in der Diätgruppe keiner. Die PSA-Werte, also die Werte des prostataspezifischen Antigens, das man als wichtigen Diagnosemarker bei Prostatakrebs verwendet, nahmen in der Behandlungsgruppe um vier Prozent ab, in der Kontrollgruppe um sechs Prozent zu.[72]

In einer weiteren Studie konnten die Autoren zeigen, dass sich durch diese Diät bei Patienten mit Prostatakarzinom der Ausdruck von vielen hundert Genen veränderte – vor allem solcher, die als Onkogene bekannt sind (Gene, die den Krebsprozess vorantreiben), und solcher, die für den Fett- und Kohlehydratstoffwechsel zuständig sind.[73] Dies bestätigt, was ich vorher über die Epigenetik gesagt habe: Die Gene allein sind keine Erklärung für eine Krebserkrankung. Erst wenn die Gene durch ein entsprechendes Verhalten mit Stoffen und Bedingungen von außen in Berührung kommen, werden sie aktiv. Umgekehrt können wir durch unser Verhalten und unsere Ernährung diese Aktivität auch wieder beenden und Gene aktivieren, die uns vor solchen Krankheiten schützen.

Das zeigte sich in einer anderen Studie, in der durch die Einführung einer solchen Diät die Aktivität des Enzyms Telomerase zunahm. Dieses Enzym ist wichtig, weil es die Verkürzungen der Telomere wieder rückgängig macht, die bei der Zellteilung geschehen. Sie erinnern sich: Die Telomere sind Bestandteile unserer Gene und ihre Verkürzung hängt, vereinfacht formuliert, mit Alterungs- und Krankheitsprozessen zusammen. Die Telomerase-Aktivität ist deswegen sozusagen ein direkter Marker für die Anfälligkeit eines Organismus für eine Erkrankung und bestimmt sein biologisches Alter. Bei dieser Pilotstudie mit Prostatakarzinompatienten zeigte sich nicht nur, dass sich die PSA-Werte durch die Diät verbesserten, sondern auch, dass die Telomerase-Aktivität zunahm.[74]

Die Diät in den Ornish-Studien war zweifellos streng. Dennoch hielten sich 95 Prozent der Patienten in der Prostatakarzinomstudie auch noch nach einem Jahr daran. Aber man kann es auch ein kleines bisschen lockerer handhaben und dennoch Erfolg haben. Das zeigten zwei Pilotstudien, die den Patienten die Vorgaben machten, möglichst viel Gemüse und Obst zu essen, vor allem Tomaten, Brokkoli, anderes Kohl- und Blattgemüse sowie Karotten und Vollkornprodukte. Gleichzeitig sollte die Zufuhr von verarbeiteten Kohlehydraten, also Weißmehl, Zuckerprodukten und Ähnlichem sowie von Fleisch reduziert werden. Es konnte gezeigt werden, dass das Übernehmen dieser Diätempfehlungen zusammen mit einem Entspannungsprogramm bei Prostatakarzinompatienten mit schlechter Prognose zu einem Rückgang der PSA-Aktivität und damit zu einer Reduktion der Krebsgefahr führte. Der Rückgang war interessanterweise daran gekoppelt, wie stark sich die Patienten an die Diätvorgaben hielten.[75]

Wir sehen an diesen Beispielen: Krebs ist zwar eine bedrohliche Krankheit. Aber ein großer Teil der Bedrohung ist hausgemacht. Krebs entsteht deswegen, weil wir zuviel und zuviel vom Falschen essen, weil wir einen Lebensstil führen, der uns eher belastet als uns hilft und gesund erhält, und weil wir als Gesellschaft und als Einzelne immer noch allzu oft der Meinung sind: »Der Papa wird's scho richt'n, des g'hört zu seinen Pflicht'n«, um mit dem Wiener Kabarettisten Helmut Qualtinger zu reden. Wir meinen, der Arzt, die Medizin, muss uns zusammenflicken, wenn wir krank geworden sind und der Krebs oder der Herzinfarkt vor der Tür steht. Wir befeuern dadurch genau diejenige Maschine, die uns auch daran hindert, selbst Verantwortung zu übernehmen und durch unseren Lebensstil dafür zu sorgen, dass wir gar nicht erst krank werden. Ist es nicht interessant zu sehen, wie stark die Effekte einer lebensstilbasierten Intervention sein können? Ist es nicht auch verblüffend, dass über all die Jahre hinweg gerade mal ein einziger Forscher, Dean Ornish, sich aus Überzeugung diesem Thema zuwandte, sehr überzeugende Daten in den besten Publikationsorganen vorgelegt hat, und die Botschaft verhallt beinahe ungehört über Dekaden? Ist es nicht interessant zu sehen, dass in der gleichen Zeit Milliarden in die Erforschung vergleichsweise moderat wirkender Therapieformen gesteckt wurden, obwohl eigentlich das *Verhindern* der Krankheiten (die dann mit einem Riesenaufwand behandelt werden müssen) relativ einfach wäre? Aus meiner Sicht ist es offensichtlich, dass hier im gesamten System etwas sehr falsch läuft.

Koronare Herzkrankheit und Herzinfarkt

Was für Krebs gilt, gilt auch für die koronare Herzkrankheit. Das ist neben Krebs der zweite große Killer der Menschheit – genauer gesagt der noch größere, denn mehr Leute sterben an Herzinfarkt als an Krebs: 29 Prozent weltweit.[76] Bei der koronaren Herzkrankheit, das hatte ich bereits geschildert, verschließen sich eine oder mehrere Herzkranzgefäße. Das führt zu einer Unterversorgung des Herzens mit Blut und im Ernstfall zum Infarkt, also zum Absterben eines Teils des Muskels. Das Herz hört zu schlagen auf. Wenn der Patient nicht wiederbelebt werden kann, stirbt er. Die größte je durchgeführte Studie an einer halben Million Personen hat gezeigt, dass 90 Prozent des Risikos von Männern, einen Herzinfarkt zu erleiden, auf neun Risikofaktoren zurückgehen. Alle davon sind lebensstilbedingt, und die wichtigsten sind wiederum Übergewicht und Ernährung, Rauchen und Stressbelastung.[77]

Ich habe oben bereits in verschiedenen Zusammenhängen auf die verschiedenen chirurgischen Möglichkeiten und ihre Erfolge und Probleme hingewiesen. Wir hatten gesehen, der Nimbus der Chirurgie als heilmächtige Kunst trägt neben den mechanischen Prozessen zu den Erfolgen maßgeblich bei. Wenn nun Lebensstilfaktoren so wichtig sind, lassen sich womöglich durch eine Umstellung der Ernährung die Probleme wieder beheben und die koronare Herzkrankheit zurückbilden? Ja, das belegen die Studien von Dean Ornish klipp und klar. Bereits in der ersten Studie 1983 konnte er zeigen, dass Patienten mit koronarer Herzkrankheit, die auf die ve-

getarische Diät umgestellt wurden, eine höhere Belastbarkeit und
Auswurfleistung des Herzens zeigten und dass bei 91 Prozent der
Patienten die Angina-pectoris-Probleme verschwunden waren. Das
Cholesterin nahm ab und insgesamt waren alle gemessenen Werte
verbessert.[78] In einer Nachfolgestudie konnte er dann auch zeigen,
dass sich bei Patienten mit schwerem Gefäßverschluss die Veren-
gung verbesserte, während sie in der Kontrollgruppe zunahm. Bei
82 Prozent der Patienten war eine Verbesserung bis hin zu einer
Rückbildung der Krankheit feststellbar. Wie groß der Erfolg war,
hing davon ab, wie stark die Patienten die Ratschläge befolgt hatten
und die Diät einhielten, auch nachdem die intensive Trainingsphase
vorbei war.[79] Diese Effekte sind auch nach 5 Jahren stabil und noch
immer in der gleichen Tendenz zu beobachten, und die Verbesserungen der Herzleistung sind auch objektiv mit bildgebenden Verfahren dokumentierbar.[80]

Die Normalstrategie der medizinischen Therapie, die nicht sehr
viel schlechter als die chirurgischen Strategien ist, besteht ja darin,
durch pharmakologische Eingriffe das Risiko zu mindern. Dazu
würde man einen Lipidsenker verwenden, einen Blutdrucksenker, z. B. einen Beta-Blocker oder einen Angiotensin-Antagonis-
ten, Folsäure und Aspirin. Damit ließe sich das Herzinfarktrisiko
um mehr als 80 Prozent reduzieren, man würde 11 Lebensjahre gewinnen und müsste bei etwa 15 Prozent der Patienten mit Nebenwirkungen rechnen.[81] Die Kosten würden sich, verglichen mit den
50 000–20 000 $ pro Bypass-Operation oder 15 000–30 000 $ pro
minimalinvasivem Eingriff in Grenzen halten. Klingt doch eigentlich ganz plausibel, oder? Warum denn diese komplexen Lebensstilveränderungen und nicht einfach Pillen?

Immerhin wurden im Jahr 2006 in den USA 20 Milliarden $ für Sta-
tine ausgegeben. Allerdings nehmen 60 Prozent der Patienten nach
6 Monaten diese Pillen nicht mehr. Warum? Weil sie keinen unmittelbaren Nutzen spüren aber möglicherweise Nebenwirkungen.
Das Einführen eines neuen Lebensstils hingegen ist mit dem Zuge-
winn von Lebensqualität verbunden. Man muss keine Pillen mehr
schlucken, man fühlt sich wohler. Wer weniger Gewicht hat, redu-

ziert nicht nur sein Herzinfarktrisiko, sondern auch sein Risiko, an Krebs oder Demenz zu erkranken. Er schont seine Gelenke und kriegt weniger leicht Arthrose. Wer sich vernünftig ernährt, hat es auch in anderen Bereichen des Lebens leichter. Die letzte große Studie von Lebensstilveränderung bei Patienten mit koronarer Herzkrankheit zeigte, dass bei 80 Prozent der Patienten eine Operation zur Verbesserung der Blutversorgung verhindert werden konnte. Das sparte allein im ersten Jahr pro Patient 30 000 $.[82] Außerdem muss man folgendes Argument bedenken: Der übermäßige Fleischkonsum in den industrialisierten Ländern hat eine riesige Agrarindustrie im Rücken. Die Tiere brauchen viel Nahrung, viel Platz und stoßen riesige Mengen von Treibhausgasen aus, mehr als aller Verkehr zusammengenommen. Ein Drittel der ackerbaren Landfläche der Erde wird durch Tierhaltung verbraucht. Die ließe sich sinnvoller zur Erzeugung von pflanzlicher Nahrung einsetzen, was uns helfen würde, den Hunger in der Welt einzudämmen. Außerdem ist die Überführung von pflanzlichen Eiweißen in tierische eine sehr ineffektive Art der Eiweißgewinnung.

Eine medikamentöse Prävention und medizinische Therapie der koronaren Herzkrankheit ist sicherlich möglich. Aber sie ist insgesamt wesentlich kostenintensiver als eine Umstellung des Lebensstils. Vor allem ist die Veränderung unseres Lebensstil ein Akt, der Verantwortung voraussetzt und erzeugt. Wer seinen Lebensstil ändert, übernimmt Verantwortung für sich selbst. Wer Pillen einwirft, gibt seine Verantwortung und damit auch die Macht ab an ein medizinisches System, dessen Nutzen nicht immer klar belegt ist. Davon abgesehen wirkt sich eine Veränderung des Lebensstils auch auf andere Bereiche aus.

Stellen wir uns vor, wir wollten nicht nur dem Herzinfarkt durch Einnahme von Medikamenten vorbeugen sondern auch noch anderen Krankheiten. Rasch wären wir dabei, jeden Tag mengenweise Pillen zu schlucken. Keiner wüsste so recht, wie sich der Mix denn nun auswirkt, denn Arzneimittelinteraktionen gehören zu den kitzligsten Themen. Die Nebenwirkungen der Medikamente würden uns wahrscheinlich rasch den Spaß verderben und wir würden wie-

der aufhören damit. Lebensstilveränderungen hingegen sind verant-
wortete Aktionen vernünftiger Bürger, die nachdenken, sich ihre
Meinung bilden und dann entsprechend handeln. Durch ihre meist
positiven Nebeneffekte sind sie außerdem selbstverstärkend. Und
vor allem: Sie sind wesentlich billiger zu haben als komplizierte Therapien und tragen vermutlich insgesamt dazu bei, dass wir in einer
ökologisch verantwortlicheren Haltung unserer Mitwelt begegnen.
Warum werden dennoch medikamentöse Strategien bevorzugt?
Warum setzt sich nicht die ganze medizinische Zunft lautstark für
die Veränderung unseres Lebensstils ein? Warum wird noch immer vor allem zum Rezeptblock gegriffen? Zum einen haben die
meisten eine verzerrte Wahrnehmung, scheint mir. Das liegt daran,
dass uns das Maschinenparadigma vom Menschen suggeriert, wir
müssen von außen eingreifen, um zu reparieren; nur das sei Medizin. Zum anderen spielt natürlich das liebe Geld eine Rolle. Hinter
der pharmakologischen Maschinerie und hinter den spezialisierten
Herzkliniken steckt ein riesiger Industriezweig, der seine Profite
nicht an andere abgeben will. All diese Industrien können nur leben, wenn es ausreichend viele Kranke gibt. Sie haben kein Interesse an Gesunden. Daher ist das Naheliegendste allen zu suggerieren, dass man um diese Therapien nicht herumkommen wird; alles
andere wäre viel zu kompliziert. Damit werden wir alle, Sie und
ich, in einem Unmündigkeits- und Abhängigkeitsverhältnis gehalten, das nicht nur unwürdig, sondern auf Dauer auch selbstzerstö-
rerisch ist, weil es nämlich nicht mehr bezahlbar sein wird. Wie
können wir aber das Segel wenden? Wie lassen sich solche Lebensstilveränderungen konkret umsetzen? Wir können ja schließlich
nicht alle Kartäuser werden. Müssen wir auch nicht. Es geht auch
einfacher. Zum Beispiel mit Kalorienreduktion.

Kalorienreduktion

Das renommierte *Journal of the American Medical Association*
hat vor nicht allzu langer Zeit eine systematische Übersicht zum
Thema »Kalorienreduktion« über alle vorhandenen Studien pub-

liziert, sowohl tierexperimentelle als auch solche am Menschen.[83] Die Aussage könnte klarer nicht sein: Die Einschränkung der Nahrungszufuhr ist insgesamt gesehen diejenige Maßnahme, die allein und für sich genommen am meisten zur Risikoreduktion von Krankheiten beiträgt. Ob sie auch das Leben verlängert, ist unklar. Aber sie verringert auf jeden Fall das Risiko für praktisch alle bedrohlichen, chronischen Krankheiten, die auf den modernen Menschen lauern. Von Diabetes über Krebs, von Herzinfarkt über neurologische Erkrankungen und Alzheimer-Demenz – überall spielt Übergewicht eine Rolle, und überall hilft das Reduzieren der Nahrungsaufnahme. Der Hintergrund ist klar: Man verringert auf diese Weise die oxidative Stressbelastung des Organismus. Die genetischen Reparaturmechanismen funktionieren besser, die Entzündungsfaktoren im Blut gehen zurück, freie Radikale werden reduziert, der Blutdruck verringert sich. Wenn man sich mit einer einzigen Maßnahme, die noch dazu nichts kostet, sondern sogar Geld spart, etwas Gutes tun will, dann ist es die Reduktion der Kalorienzufuhr oder auf gut Deutsch gesagt: weniger Essen.

Das klingt einfach, ist aber komplizierter, als man denkt. Das weiß jeder, der das einmal probiert hat. Dabei hilft es uns, wenn wir uns Folgendes vor Augen führen: Wir alle sind Nachkommen von Generationen von Vorgängern, die die schlimmsten Hungersnöte und Katastrophen überlebt haben. Bis vor etwa 70 Jahren war Hunger ein ständiger Begleiter der Menschen in Europa, und auch heute noch leben viele Menschen im Rest der Welt mit ihm. Unser Organismus ist extrem gut daran angepasst, mit der Nahrung, die uns zur Verfügung steht, zu haushalten und auch mal eine ganze Weile ohne Nahrung auszukommen. Er ist aber überhaupt nicht daran angepasst, alle zwei Stunden etwas zu essen oder zu knabbern, nur weil uns die Nahrungsmittelindustrie und eine schlecht informierte Medizin suggerieren, wir würden sterben, wenn wir das nicht tun und nicht dauernd einen Joghurt in der Tasche oder eine Tafel Schokolade in der Schreibtischschublade haben. Wir können Tage, ja Wochen ohne Nahrung besser überstehen als Jahre im Überfluss – wenn man einmal evolutionär denkt. Während einer

Hungersnot haben stets die überlebt, die ihre Nahrung gut verwerten konnten, die auch Reserven in Form von Fett angelegt hatten und dann auf diese zurückgreifen konnten. Von solchen Menschen stammen wir alle ab; denn die anderen sind vorher ausgestorben. Kein Wunder also, dass wir alle dick werden, wenn wir ständig die Nahrung vor uns sehen und zugreifen. Es dauert viele Generationen, bis sich ein solcher genetischer Überlebensvorteil in einer Population wieder ändert, weil sich das Nahrungsangebot geändert hat. In Zukunft werden diejenigen einen Vorteil haben, die rasch verbrennen, wenig Fett anlegen können und daher schlank bleiben. Was aber macht der Rest (und das dürfte die Mehrzahl sein)?

Schon sich dieses Wissen klarzumachen hilft. Denn es zeigt uns, dass wir nicht immer auf den Neandertalerinstinkt hören dürfen. Der sagt uns: »Greif zu, wenn irgendwo Fettes und Süßes auf dich wartet!« Denn das war früher das, was selten zu haben und wertvoll war. Süßes kam aus Honig oder aus Früchten, und die gab es nur zu bestimmten Zeiten. Fett musste man mühsam aus Samen gewinnen oder aber man hatte eben ein Tier erlegt oder geschlachtet. Süßes liefert rasch Energie. Fett ist ein Energiespeicher. Daher haben wir die Tendenz, ganz automatisch auf diese Quellen von Energie zurückzugreifen, jedenfalls in der Regel.

Es ist daher wichtig, sich diese Zusammenhänge vor Augen zu führen und entsprechend zu handeln. Hier sind ein paar moderne Vorurteile, die es zu beseitigen gilt – zunächst im Kopf, dann in der Praxis:

1. Vorurteil Nummer eins: Wir sterben, wenn wir nicht essen. Das ist nur annäherungsweise richtig. In der Tat kann ein gesunder Mensch über Wochen ohne Nahrung auskommen. Ohne Wasser ist das schwieriger, aber ohne Nahrung geht das. (Hierüber später mehr, wenn wir uns mit dem Fasten beschäftigen.)

2. Vorurteil Nummer zwei: Wir müssen alle paar Stunden etwas essen, sonst leben wir ungesund. Das Gegenteil ist der Fall. Wenn wir unserem Körper die Chance geben, die Reserven aufzubrauchen, belasten wir ihn weniger.

3. Vorurteil Nummer drei: Wenn wir Hunger haben, müssen wir

unbedingt etwas essen, sonst werden wir krank. Auch falsch. Hunger signalisiert, dass der Blutzucker gesunken ist und der Körper wieder Energie braucht. Er kann dies auf zweierlei Weise tun. Wir können Energie in Form von Nahrung zuführen und essen. Der Körper kann aber auch auf seine eigenen Reserven zurückgreifen. Das tut er normalerweise auch, wenn der Hunger nicht rasch gestillt wird.

4. Vorurteil Nummer vier: Wenn wir unseren Hunger stillen wollen, ist es eigentlich egal, womit wir das tun – Hauptsache etwas, das rasch sättigt. Auch hier ist das Gegenteil richtig. Je mehr wir unseren Körper daran gewöhnen, komplexe Kohlehydrate aufzuschließen und nicht einfach rasch verwertbare Zucker, desto eher haben wir eine Chance, aus der schnellen Schaukel zwischen Hungergefühl, essen und erneutem Hungergefühl so herauszukommen, dass daraus eher ein langsames Wechseln wird.

Wenn wir uns diese Tatsachen ins Bewusstsein rufen, dann fällt es uns auch leichter, etwas an unserem Verhalten zu ändern. Vielleicht hilft es auch, sich klarzumachen, dass es eigentlich nur einen Gewinner gibt, wenn die ganze Bevölkerung zu viel isst, nämlich die Nahrungsmittelindustrie. Sie muss ein vitales Interesse daran haben, alle glauben zu machen, dass möglichst oft und möglichst viel zu essen wichtig für die Gesundheit sei. Und sie setzt dieses Interesse auch in die Tat um.

In halbfertigen oder fertigen Nahrungsmitteln, die immer mehr überhand nehmen, sind jede Menge Stoffe enthalten, die den Hunger nur kurzfristig stillen, aber dazu beitragen, dass Zucker sehr rasch in die Blutbahn gelangt. Dann muss die Bauchspeicheldrüse schnell viel Insulin produzieren, damit der überschüssige Zucker in die Zellen gelangt, dort, wo er gebraucht wird. Er wird dann in den Muskelzellen und in der Leber eingelagert, und wenn zu viel davon vorhanden ist, wird er in Fett umgebaut und in Fettzellen gespeichert. Wenn diese Anforderung an die Bauchspeicheldrüse und die Zellen zu oft und zu intensiv vorkommt – im Klartext: wenn der Blutzuckerspiegel zu oft und zu hoch ansteigt, also wenn wir zu viel Zucker und einfache Kohlehydrate zu uns nehmen –, dann

werden die Zellen langsam müde. Wir sprechen dann von Insulinresistenz, einer Vorstufe zu Diabetes. Wenn dieser Kreislauf dann
weitergeht und wir nichts gegen diese Insulinresistenz unternehmen, erkranken wir an Diabetes. Der Blutzucker bleibt im Blut
und richtet dort seine bekannten Schäden an.

Der glykämische Index, Zucker und leicht aufschließbare Kohlehydrate

Das Problem bei diesem Teufelskreis ist Folgendes: Entscheidend
ist, wie rasch und wie hoch der Blutzuckerspiegel ansteigt. Denn
dies bestimmt die Menge der Insulinausschüttung. Wenn viel Insulin ausgeschüttet wird, wird der vorhandene Zucker auch rasch
wieder abgebaut und in die Zellen geschafft. Das Resultat? Der
Blutzuckerspiegel fällt ganz rasch wieder ab. Und dann? Wir haben Hunger, obwohl wir doch gerade viel gegessen haben. Was tun
wir? Wir denken, wir müssen wieder etwas essen und greifen zur
Schokolade oder zum Müsliriegel oder zu sonst einem Snack.
Dieser Kreislauf setzt deswegen ein, weil wir oftmals Nahrungsmittel zu uns nehmen, die den Blutzuckerspiegel viel zu rasch ansteigen lassen. Am schlimmsten sind dabei die versteckten einfachen Kohlehydrate, die der Körper sehr rasch zu Zucker umbaut.
Sie sind in allen möglichen Soßenbindern, Stärken und hoch raffinierten Mehlen enthalten. Zucker selbst und seine Verwandten,
wie Frucht- oder Traubenzucker, sind natürlich ähnlich problematisch. Gefährlich sind alle Nahrungsmittel, die hoch aufgeschlos-
sene Zucker und Kohlehydrate enthalten: also alle zuckerhaltigen
Säfte und Limonaden, Weißmehl und Weißmehlprodukte. Back-
waren aus Weißmehl mit viel Zucker sind doppelt problematisch.
Auskunft darüber, wie rasch ein Nahrungsmittel Zucker zur Verfügung stellt, gibt der sogenannte glykämische Index.[84] Je höher er
ist, desto rascher können seine Kohlehydrate in Zucker umgebaut
und dem Organismus zur Verfügung gestellt werden.
Vollkornmehl zum Beispiel ist für den Organismus schwieriger
aufzuschließen, daher steigt auch der Blutzuckerspiegel langsamer

an. Andere Mehle, etwa von Dinkel, Emmer oder Roggen, enthalten ebenfalls komplexere Kohlehydrate und haben deswegen einen niedrigen glykämischen Index. Das Erschließen der in ihnen enthaltenen Kohlehydrate und ihr Umbau zu Zucker dauert länger. Deswegen lassen sie auch den Blutzucker langsamer ansteigen. Das Gleiche gilt tendenziell für Nudeln, die aus Hartweizen gewonnen werden. Geschälter weißer Reis hat einen hohen glykämischen Index; deswegen ist die Diabetesgefahr in Ländern wie Indien, Indonesien und China, die sich hauptsächlich von geschältem Reis ernähren, sehr hoch. Vollkornreis dagegen hat einen niedrigeren glykämischen Index. Bei Früchten gilt die Regel: Je mehr Zucker sie enthalten, desto höher ist ihr glykämischer Index. Beerenfrüchte, säuerliche Äpfel und Zitrusfrüchte enthalten etwa eher weniger, Aprikosen und Weintrauben eher mehr, Feigen oder Datteln richtig viel Zucker. Es gilt also abzuwägen zwischen der Zuckerzufuhr und der Bereitstellung von Vitalstoffen.

Der Warburg-Effekt – Zuckerentzug als Heilmittel

Vielen ist unbekannt, dass der deutsche Nobelpreisträger Otto Warburg (1883–1970) schon 1924 entdeckte, dass Krebszellen einen ganz eigenen Stoffwechsel haben: Sie verbrennen nämlich nicht nur Zucker (wozu Sauerstoff benötigt wird) und nutzen ihn so für ihr eigenes Wachstum. Sie können ihre Energie auch aus der Vergärung von Zucker gewinnen.[85] Im Unterschied zur Verbrennung geht dieser Prozess weniger schnell vor sich, der Zucker wird wesentlich langsamer abgebaut, vor allem aber entstehen keine freien Radikale und es wird kein Sauerstoff benötigt. Wenn die Krebszellen also rasch wachsen, manchmal weit entfernt vom Ausgangsort, dort, wo wenig Blut und damit wenig Nährstoffe und Sauerstoff hinkommen, dann können sie alternative, evolutionär gesehen vermutlich ältere Stoffwechselprozesse in Gang setzen, die ihr Überleben sichern. Diese alternative Energieversorgung hilft den Krebszellen, schneller zu wachsen und auch ein Milieu zu überleben, das dem Wachstum eigentlich nicht zuträglich ist.

Der Biologe und Krebsforscher Johannes Coy, der eine Weile am deutschen Krebsforschungszentrum arbeitete, entdeckte ein Gen bzw. ein Eiweiß, das diesen Umschaltprozess markiert, das sogenannte TKTL-1-Gen. Es ist immer dann aktiv, wenn irgendwo im Organismus Zellen auf Vergärung umschalten und dadurch den Zuckerverbrauch erhöhen. In der Tat verwendet man heute als diagnostisches Zeichen von Krebsaktivität radioaktiv markierten Zucker und kann mit entsprechenden Positronen-Emissions-Kameras feststellen, dass dort, wo der Krebs aktiv ist, am meisten Zucker verbraucht wird. Die Aktivität der Tumorzellen und der hohe Zuckerverbrauch konnten bei einigen Krebsformen mittlerweile auch schon mit der Aktivität des TKTL-1-Gens in Verbindung gebracht werden. Das ist ein Zeichen dafür, dass der zweite Strang der Energieversorgung, die Vergärung, zugeschaltet wurde.

Tumorzellen nutzen Zucker damit gleich auf zweifache Weise zur Energiegewinnung. Daraus ergibt sich, dass eine ernährungstherapeutische Strategie zur Krebsvorbeugung und auch Krebsbekämpfung der konsequente Zuckerentzug sein könnte. Coy entwickelte daraus eine eigene Diät, die – seinen eigenen Worten zufolge – bei einzelnen dokumentierten Fällen zum Tumorrückgang geführt hat. Der Schlüssel in dieser Diät ist die konsequente Reduktion der Zufuhr von Zucker und leicht verwertbaren Kohlehydraten.[86] Das heißt nun nicht, dass plötzlich niemand mehr Kohlehydrate essen soll. Aber dieses Beispiel zeigt, dass der vernünftige Umgang mit Kohlehydraten ein Schlüssel zu einer gesunden Ernährung sein kann.

Dies dürfte übrigens auch für die Prävention von Demenz zentral sein. Auch hier wird diskutiert, ob die Erkrankung nicht teilweise der Tatsache zuzuschreiben ist, dass Nervenzellen insulinresistent geworden sind – also aufgrund des zu großen Zuckerangebots unfähig wurden, diesen sinnvoll zu nutzen. Sie verhungern dann sozusagen inmitten der Fülle.[87] Wird das Zuckerangebot reduziert, so können die Nervenzellen andere Mechanismen der Energiegewinnung aktivieren. Sie können sich zum Beispiel von Ketonkörpern ernähren, die bei der Fettverbrennung frei werden. Sie können auch, ähnlich wie Krebszellen, Zucker vergären – dieser Prozess verläuft dann langsamer und es entstehen dabei vor allem keine schädlichen freien Radikale. Damit beide alternative Prozesse der Energieversorgung in Gang kommen, muss man allerdings die Zuckerzufuhr und vor allem den Zuckerüberfluss begrenzen.

Haben Sie auch schon die Erfahrung gemacht, dass Sie in ein Restaurant oder in eine Kantine gehen, jede Menge eigentlich recht ordentliches Essen genießen und eine halbe Stunde später plötzlich Heißhunger kriegen? Dem können Sie sich dann nur noch entziehen, indem Sie zu einem Marsriegel oder einem Stück Schokolade greifen. Das liegt ganz einfach daran, dass Ihnen Essen mit einem viel zu hohen glykämischen Index vorgesetzt wurde. Meistens sind die versteckten Soßenbinder das Problem, die sehr viel einfache Stärke enthalten. Wenn dann noch Kartoffeln dabei waren, die ebenfalls einen hohen Anteil an rasch zu erschließenden Kohlehydraten enthalten, und das Menü als »gesund und fettarm« beschrieben wurde, dann ist die Blutzuckerspitze nach einer halben Stunde vorprogrammiert und der Fall ins tiefe schwarze Loch des Hungers ist garantiert. Wenn Sie das allzu oft machen, dann essen Sie einfach falsch und noch dazu zu viel. Ihr Körper hat keine Wahl, als die überflüssigen Kalorien in Fett umzuwandeln. Und weil wir uns nicht mehr so viel bewegen, werden wir dieses Fett niemals los. Auf diese Art und Weise ist die Hamburger-Generation in den Vereinigten Staaten und anderswo auf der Welt dick geworden. Denn die Halbfertig- und Fertignahrungsmittel der modernen Zeit – vom Hamburger aus der Fast-Food-Bude bis zum Nudelgericht der chinesischen Restaurantkette – enthalten sehr viel solcher versteckter, rasch aufzuschließender Kohlehydrate und Zucker. Wir nehmen zu, ohne zu »fressen«, sondern einfach, weil wir konstant zu viel Nahrung mit zu hohem glykämischem Index zu uns nehmen und so die »Blutzucker-rauf-Blutzucker-runter-Schaukel« bedienen. Wenn wir dies lange genug gemacht haben und zu viel Fettgewebe gebildet wurde, dann bilden die Fettzellen wiederum Hormone, die den Teufelskreis verstärken. Die Fettleibigkeit und das metabolische Syndrom sind geboren. Wir tun also gut daran, rechtzeitig einzulenken.

Schritt Nummer eins lautet daher: Umstellung auf Nahrungsmittel mit niedrigem glykämischem Index. Bei kohlehydrathaltigen Nahrungsmitteln sollten wir auf Vollkornprodukte achten. Wer gerne Weißbrot ist, sollte sich überlegen, ob er nicht zwischendurch auf Vollkornbrot oder Knäckebrot zurückgreift und Weißbrot nur mal zwischendurch isst, dann aber mit Öl. Denn das gemeinsame Einnehmen von einfach aufzuschließenden Kohlehydraten und Fett verlangsamt die Zuckeraufnahme ins Blut. In guten italienischen Restaurants bekommt man Weißbrot mit Olivenöl. Diese Kombination führt zur Sättigung, ohne dass der Blutzuckerspiegel zu rasch ansteigt. Zucker sollten wir eher vermeiden, vor allem die versteckten in Getränken. Süßstoff ist übrigens keine gute Alternative. Denn allein der Geschmack von Süßem im Mund regt den Insulinausstoß bereits an. Weil dann aber der angekündigte Zucker gar nicht kommt, führt das Insulin trotzdem dazu, dass Zucker zu rasch in die Zellen gelangt, der Blutzucker sinkt und ein Hungergefühl entsteht. Die einzige Hilfe wäre hier, sich vom Zuckerkonsum zu entwöhnen, wie ein Alkoholiker sich vom Alkohol entwöhnen muss. Denn das Ganze ist ein regelrechter physiologischer Lernprozess. Wenn Sie das versuchen wollen, machen Sie Folgendes: Verbieten Sie sich Zucker in Tee und Kaffee; reduzieren Sie schrittweise. Geben Sie gesüßte Getränke als Regelgetränk auf, indem sie sie durch Wasser ersetzen. Das Ziel sollte sein, möglichst selten und möglichst wenig Zucker aufzunehmen. Dann sind auch der gelegentliche Honig am Morgen oder die Schokolade zwischendurch kein Problem.

Wenn Sie das geschafft haben, werden Sie bemerken, dass Sie plötzlich viel weniger rasch Hunger bekommen. Nicht erschrecken und denken: Oh je, jetzt ist es schon zwölf, ich muss was essen. Nein. Folgen Sie Ihrem Instinkt und warten Sie, bis sich wirklich wieder ein Hungergefühl einstellt. Oder probieren Sie einmal aus, statt eines Mittagessens nur ein bisschen Obst und ein paar Nüsse zu essen – oder einfach eine kleinere Mahlzeit als sonst.

Mahlzeiten reduzieren

Denn Schritt Nummer zwei sollte sein: Die Anzahl der Mahlzeiten reduzieren und die Zeit zwischen den Mahlzeiten strecken. Wenn Sie kein Mensch mit extrem hohem Energiedurchsatz sind, also Waldarbeiter, Hochleistungssportler oder so etwas, und auch nicht an Diabetes leiden, dann müssen Sie nicht alle zwei Stunden Nahrung zu sich nehmen. Sie müssen das nur dann, wenn Sie die falsche Nahrung essen, also solche mit zu viel Zucker und zu vielen leicht verwertbaren Kohlehydraten. Versuchen Sie einmal, den Abstand zwischen den Mahlzeiten auf fünf Stunden auszudehnen. Das gelingt leicht, wenn wir die richtige Art von Nahrung essen.

Man kann auch einen Trick anwenden: Beginnen Sie jede Mahlzeit mit dem Verzehren eiweißhaltiger Bissen: Käse, Quark, Bohnen, Linsen, Fleisch oder magere Wurst. Das führt dazu, dass zwar der Verdauungsprozess angeregt, der Insulinausstoß aber gemäßigt ausfällt.

Manchmal muss man auch aus beruflichen oder anderen Gründen eine Mahlzeit auslassen. Wenn wir uns klar machen, dass wir nicht sterben, wenn wir einmal nichts essen, und wenn wir wissen, dass der Körper auf den Abbau der eigenen Reserven umschaltet, wenn keine Nahrungszufuhr aufs Hungergefühl folgt, dann ist es auch ganz einfach, mal auf ein Essen zu verzichten. Es schadet nichts, mit einem leichten Hungergefühl ins Bett zu gehen, im Gegenteil. Ein heißer Tee oder ein Glas Wasser helfen.

Ein weiterer Trick, der beim Abnehmen hilft: nach 17 Uhr keine Kohlenhydrate mehr zu sich nehmen. Ich habe das eine Weile ausprobiert und innerhalb relativ kurzer Zeit fünf Kilogramm abgenommen, ohne dass ich das Gefühl hatte, weniger zu essen. Man kann abends durchaus Salat, Käse, Fleisch oder Bohnen zu sich nehmen und damit seinen Hunger stillen.

Fasten

Am konsequentesten kann man eine Kalorienreduktion ins Leben einbauen, indem man hin und wieder eine Fastenperiode einlegt. Diese war in früheren Zeiten schon dadurch gegeben, dass nicht immer gleich viel Nahrung oder gleich viel von einer Sorte zur Verfügung stand. Zeiten erzwungener Nahrungsreduktion waren eher die Regel. In allen Religionen existieren Fastenperioden. In der christlichen Tradition gibt es die Fastenzeit von 40 Tagen und die Adventszeit von etwa vier Wochen, im Islam gibt es den Ramadan. Die Kartäuser pflegen das Teilfasten, wie wir gesehen haben, indem sie jeweils ein halbes Jahr lang nur eine Mahlzeit zu sich nehmen. Ich persönlich finde zwei Formen von Fasten hilfreich: einmal ein paar Tage am Stück, und dann immer wieder einzelne Fastentage in die normale Woche eingestreut. Vor allem dann, wenn man einmal über die Stränge geschlagen hat.

Eine ganze Fastenperiode, das klingt für moderne Ohren undurchführbar, altmodisch und potenziell gefährlich. Ist es aber nicht. Denken wir daran: Jede Nacht fasten wir. Unser Organismus lebt sieben bis neun Stunden von dem, was wir aufgenommen haben. Keinem würde es in den Sinn kommen, mitten in der Nacht aufzustehen und zu essen, weil wir Angst haben zu verhungern. Am Morgen brechen wir das Fasten mit dem Frühstück. Im Englischen ist dies noch akkurat als Bedeutung vorhanden: *Break-fast*, Fastenbrechen. Wenn wir einmal unseren Organismus dran gewöhnt haben, auf seine Reserven zuzugreifen, indem wir nicht gleich immer jedem Hungergefühl nachgeben, dann lernt er auch, seinen Stoffwechsel schneller umzustellen.

Denn beim Fasten passiert Folgendes: Der normalerweise auf Energiezufuhr von außen ausgerichtete Stoffwechsel muss, weil keine Energie nachgeliefert wird, auf die gespeicherten Reserven zurückgreifen. Er wird zunächst die relativ leicht greifbaren Zuckerreserven aus der Leber und dem Muskelgewebe verwerten. Wenn diese aufgebraucht sind, macht er sich an die Fettreserven. Diese aufzuschließen ist etwas komplexer, und deswegen kommt es am Anfang einer längeren Fastenperiode auch zu einer kleinen Hunger-krise. Die übersteht man leicht, indem man ein klein wenig Zucker (zum Beispiel Honig) und viel Getränke (zum Beispiel Wasser oder Tee) zu sich nimmt. Wenn der Stoffwechsel erst einmal umgeschaltet hat, beginnt der Körper, das Fett abzubauen und daraus Energie zu gewinnen. Dann empfinden wir auch keinen Hunger mehr. Wer während des Fastens Hunger hat, macht etwas falsch; er nimmt meistens versteckt doch irgendwelche Kohlehydrate oder zu viel Zucker zu sich. Richtiges Fasten verläuft ohne Hungergefühl. Weil die Verdauung ungefähr 60 Prozent der körperlichen Energie bin-det und diese während des Fastens nicht mehr notwendig ist – oder jedenfalls nur in sehr reduziertem Ausmaß –, steht uns auch relativ viel Energie zur freien Verfügung. Und da das Gehirn sich auch von Ketonkörpern ernähren kann, die beim Fasten als Abbaupro-dukte des Fettstoffwechsels entstehen, muss niemand Angst haben, bewusstlos zu werden. Im Gegenteil: Während des Fastens kann man oft in eine größere geistige Klarheit gelangen als sonst.

Ich schreibe zum Beispiel den zweiten Teil dieses Buches, also die letzten 150 Seiten, während ich mich zu ein paar Fastentagen zu-rückgezogen habe. Das ist praktisch, denn ich muss mich nicht ums Essen kümmern und habe mehr Zeit. Und es hilft mir, mich zu sammeln und zu zentrieren. Heute, auf dieser Seite, ist mein vierter Fastentag, und ich gedenke noch mindestens drei Tage weiterzuma-chen. Ich trinke etwa vier bis fünf Liter Flüssigkeit täglich. Meis-tens wechsle ich ab zwischen einem ganz leichten weißen Tee, einer Form von Grüntee (denn ich habe Tee sehr gerne und einen leicht niedrigen Blutdruck – das kleine bisschen Tein hilft mir dann), und einem Getränk aus einer halben Zitrone und ein wenig Ahornsirup. Die Zitrone bringt etwas Vitamin C, der Ahornsirup eine Kleinst-menge Zucker und außerdem eine Reihe von Mineralstoffen. Da-zwischen trinke ich auch Wasser und manchmal, wenn mir danach ist, einen Kräutertee. Ich bin dabei nicht dogmatisch; hin und wie-der würde ich mir vielleicht auch ein Glas Orangensaft genehmi-gen, aber eher selten.

Alle zwei Tage reinige ich den Darm mit einem Abführsalz; denn die entstehenden Stoffwechselrückstände und Giftstoffe müssen ausgeschieden werden, sonst stellen sich manchmal Kopfschmerzen ein. Manche Leute verwenden Einläufe zur Darmreinigung, ich bevorzuge ein mit Zitronengeschmack überhöhtes Glaubersalz, das Wasser im Darm bindet und so den Stuhlgang erleichtert. Über Mittag gehe ich zwei Stunden hinaus in die Sonne und wandere ein bisschen im Lötschental im Wallis, in das ich mich zurückgezogen habe. Weil ich mit meinem Buch schneller fertig geworden bin als gedacht, blieb mir am letzten Tag noch ein halber Tag Zeit. Ich habe eine Skitour auf den Lötschentaler Länggletscher gemacht. In knapp dreieinhalb Stunden bin ich ca. zehn Kilometer und 800 Höhenmeter gestiegen, ohne Anstrengung, ohne Probleme, und habe es sehr genossen. Jetzt habe ich ja auch weniger Gewicht.

Es ist ein Mythos zu glauben, während des Fastens werde nur Muskelgewebe abgebaut und man schwäche sich durch den Nahrungsverzicht. Muskelgewebe wird immer abgebaut, wenn wir es nicht brauchen, und aufgebaut, wenn wir es brauchen. Wenn wir also während des Fastens Bewegung und Sport in unser Tagesprogramm aufnehmen, werden wir eher fitter als schlapper. Zwar wird man ohne Eiweißzufuhr keinen Muskelaufbau im Sinne eines regelrechten Bodybuildings durchführen können. Aber unser Körper hat genügend Eiweißreserven, auf die er zurückgreifen kann, um eine ganze Weile Fasten zu überstehen, ohne dass Probleme auftauchen. Im Gegenteil: Das Aufzehren dieser Reserven ist ein gesundheitsfördernder Akt, weil nicht wenige Krankheiten auch darauf zurückzuführen sind, dass wir zu viel Eiweiß zu uns nehmen. Eine kontinuierliche, langsame, körperliche und geistige Belastung ist kein Problem während des Fastens. Nur das, was schnell gehen muss, ist nicht immer leicht. Daher empfiehlt es sich auch, sich zumindest beim ersten Mal aus dem Alltag auszuklinken, denn es ist hilfreich, wenn man sich seinem eigenen Rhythmus hingeben kann. Manche Leute schlafen weniger während des Fastens. Ich schlafe eher mehr.

Wenn ich nicht ausreichend Erfahrung mit diesem Prozess gesammelt hätte, würde ich das natürlich nicht tun: mich auf ein solches

Experiment einlassen und fasten, während ich ein Buchmanuskript fertigstelle, das ich bald abliefern muss. Aber ich mache das ja auch nicht zum ersten Mal. Man muss seinen Organismus langsam daran gewöhnen, auf seine eigenen Reserven zurückzugreifen, und ich habe auch wirklich genug von diesen. Wenn man sich dann kennt, kann man immer wieder einen oder mehrere Fastentage ins Leben einbauen, wenn es sich eben gerade ergibt. Entweder als spirituell-religiösen Akt oder einfach so, aus pragmatischen Gründen.

Ich habe jetzt über den Lauf der Jahre viele verschiedene Formen des Fastens ausprobiert: Einzelne Tage finde ich besonders hilfreich, und im Moment halte ich einen Fastentag pro Woche. Das lässt sich relativ einfach in den Alltag einbauen, wenn man seinen Körper einmal kennt. Das Ramadan-Fasten der Muslime habe ich auch versucht, allerdings ohne Getränkeenthaltsamkeit. Ich persönlich finde es nicht so hilfreich. Denn wenn man am Abend viel isst, ist der physiologische Effekt kaum wahrnehmbar. Islamische Bekannte haben mir zudem erzählt, dass die Menschen während des Ramadan im Durchschnitt eher zunehmen, weil sie während dieser Zeit sehr viel essen – vor allem sehr viel Süßes am Abend. Vermutlich würde diese Fastenform gut funktionieren, wenn man nur sehr wenig isst. Ich selbst finde es einfacher, im Fastenprozess zu bleiben, wenn der Organismus schon einmal umgestellt ist. Manchmal ist es auch hilfreich, während einer begrenzten Zeit auf eine bestimmte Art von Nahrungsmittel zu verzichten: auf Süßigkeiten, auf Bier oder Wein, auf Fleisch.

Sie können selbst einmal experimentieren: Versagen Sie sich einfach ein Frühstück und dehnen Sie die physiologische Fastenperiode um einen halben Tag aus. Das ist der leichteste Einstieg. Warten Sie mit dem Essen, bis Sie wirklich Hunger haben. Am leichtesten ist das dann, wenn Sie am Abend zuvor relativ viel gegessen haben. Dann haben Sie in aller Regel am Morgen nicht wirklich Hunger. Wenn Sie dann dem eigenen Impuls folgen und nichts essen, verbrennt der Körper die Nahrungsreserven, die noch da sind. Strecken Sie die Zeit noch ein bisschen: Sie werden merken, dass der Hunger gar nicht so arg ist. Wenn er dann kommt (und das wird er tun, vor allem wenn Ihr Organismus nicht auf die Umstellung eingerichtet ist), dann können Sie damit experimentieren, nur zu trinken, nichts zu essen. Sie werden merken, das Hungergefühl verschwindet für eine Weile. Der Organismus greift auf seine eigenen Reserven zurück.

Man muss diese Experimente am Anfang und ohne Fastenerfahrung nicht übertreiben. Aber es sind hilfreiche Übungen. Wir sollten auch nicht den rhythmischen Wechsel zwischen Genuss und Enthaltsamkeit vergessen. Theresia von Ávila (1515–1582), die große spanische Mystikerin, pflegte zu sagen: »Wenn Rebhuhn, dann Rebhuhn, wenn Fasten, dann Fasten.« Beides gehört zum Leben. Wir aber haben heutzutage die ganze Zeit zur Festzeit gemacht und darüber den rhythmischen Wechsel vergessen. Dadurch ist uns auch die Festzeit schal geworden. Die Rechnung bezahlen wir kollektiv: durch das Überhandnehmen von chronischen Krankheiten, Krebs, Diabetes, Herzkrankheiten und Demenz.

Daher ist ein wichtiger Schritt die Kalorienreduktion. Am einfachsten ist sie durch die Reduktion von Mahlzeiten zu erreichen. Fasten hilft dabei, eine solche Ernährungsumstellung einzuleiten. Wichtig dabei ist, dass man nach dem Fasten sehr langsam und sorgfältig wieder mit dem Essen beginnt. Einschlägige Ratgeber haben hierfür Rezepte parat. Eine Faustregel lautet: Ein Drittel der Fastentage soll man als Umstellungstage einplanen; das bedeutet wenig essen, erst nur Kohlehydrate, dann Eiweiß dazu, dann erst Fett. Denn die entsprechenden Enzyme müssen erst wieder gebildet werden. Wer sich ernsthaft mit dem Fasten befassen will, sollte sich vielleicht einen der vielen Ratgeber zulegen und die Ratschläge darin befolgen.[88] Außer wenn man Diabetiker ist, ernsthaft dickleibig oder anderweitig krank, gibt es keinen Grund, es nicht zu versuchen. Und wer eine dieser Erkrankungen hat (oder vielleicht auch nur ein bisschen ängstlich ist), es aber gerne probieren würde, kann eines der vielen Angebote in Kliniken und Bildungshäusern in Anspruch nehmen, bei denen der Fastenprozess durch geschulte Ärzte begleitet wird. Gerade Stoffwechselkrankheiten und immunologische Krankheiten wie chronische Polyarthritis oder Neurodermitis sprechen sehr gut auf Fasten mit anschließender Ernährungsumstellung an. Dies sollte aber dann in einer spezialisierten Klinik geschehen.

Wichtig ist vor allem, das Fasten nicht als einmalige Veranstaltung zu sehen, sondern als den Beginn eines neuen Umgangs mit Nahrung. Denn es erleichtert das Umstellen der Ernährung immens. Man spürt nach dem Fasten viel genauer, welche Nahrungsmittel einem gut tun und welche nicht. Wenn man diese Übergangszeit klug nutzt, kann man ohne großes Weh seine Ernährung umstellen, wenn man dies will. Auch das Beenden von Suchtverhalten – Rauchen, Alkoholsucht oder Ähnliches – ist nach dem Fasten und durchs Fasten meistens leichter. Fasten ist nicht jedermanns Sache, das gebe ich gerne zu. Es hängt sehr vom Naturell, vom individuellen Stoffwechsel ab, ob es jemandem gut tut oder nicht. Sehr schlanke Menschen mit hohem Grundumsatz haben öfter Probleme, obwohl auch sie mit Vorteil fasten können. Bei Menschen, die nicht von längeren Fastenzeiten profitieren, können vergleichbare Maßnahmen sinnvoll sein: Mahlzeiten hinauszögern, manchmal weniger essen, eine Mahlzeit ausfallen lassen oder überhaupt einfach etwas ganz anderes essen.

Das Richtige essen

Die Studien von Dean Ornish haben gezeigt, wie viel Veränderung man mit einer Diät erreichen kann. Ein wesentliches Element dieser und vieler anderer Diäten ist die Verschiebung der Gewichtung: weg von Eiweißen und einfachen Kohlehydraten, hin zu Gemüse, Früchten und Vollkorngetreide. Wir essen zu viel Fleisch und Sättigungsbeilagen wie Kartoffeln, Nudeln oder Reis und zu wenig »Grünzeug«. Man muss sich ja auch vor Augen führen, dass die Zusammenstellung dessen, was wir meistens noch immer essen, aus einer Zeit stammt, als die Mehrheit der Bevölkerung körperlich schwerer Betätigung nachging – in der Landwirtschaft oder sonst wo. Die Zeiten haben sich geändert, unser Berufsleben auch, aber die Ernährungsgewohnheiten oftmals nicht. Die haben wir von unseren Eltern und die haben sie von den ihren.

Ein wichtiger erster Schritt ist es, die Menge der Nahrung tierischen Ursprungs zu reduzieren oder sogar ganz auf eine vegetarische Diät umzustellen. Tierische Eiweiße sollten eher ein besonderes Extra sein und nicht die tägliche, regelmäßige Kost. Eine große Studie an einer halben Million Menschen hat unlängst klar belegt, dass der regelmäßige Verzehr von rotem Fleisch einen Risikofaktor für Krebs und Herzinfarkt darstellt; das Risiko steigt um 20 bis 25 Prozent an.[89] Das dürfte mit mehreren Faktoren zusammenhängen: Zum einen enthalten tierische Fette heute vor allem gesättigte Fettsäuren und praktisch keine Omega-3-Fettsäuren mehr. Das wäre anders bei Tieren, die im Freien grasen und nur grüne Pflanzen zu sich nehmen, denn sie würden ähnlich wie die Meereslebewesen, die sich von Algen ernähren, die Omega-3-Fettsäuren, die in den dunkelgrünen Kräutern enthalten sind, zu sich nehmen und sie im Körper anreichern. Aber da die Mehrzahl des Fleisches, das auf den Tisch kommt, nicht aus ökologischer Haltung frei grasender Rinder und Schweine stammt, sondern von Tieren, die mit Mais, Soja und anderem Kraftfutter – und in anderen Ländern außerhalb der EU auch noch mit Hormonen – aufgepäppelt und rasch gemästet wurden, ist das Fett dieser Tiere bedenklich. Und rotes Fleisch von Rindern enthält relativ viel davon. Außerdem werden durch zu heißes oder unsachgemäßes Zubereiten auch noch jede Menge anderer bedenklicher Stoffe produziert. Den ökologischen Aspekt habe ich schon erwähnt. Unser übermäßiger Fleischkonsum schadet nicht nur uns, sondern auch der Mitwelt, weil Land verbraucht wird, das man anders verwenden könnte, und weil Unmengen von Treibhausgasen ausgestoßen werden. Ich selbst bin kein Kostverächter und esse gerne zwischendurch einmal ein Stück Fleisch, Schinken oder Wurst. Aber wenn, dann versuche ich etwas zu kaufen, das aus ökologischer und tiergerechter Haltung kommt. Wenn man weniger Fleisch isst, muss man seine Eiweißquellen anderswo suchen. Bohnen und Linsen, Quark und Käse sind typische Eiweißlieferanten, die Fleisch leicht ersetzen können. Denken wir daran: In Indien lebt fast die ganze Nation, beinahe eine Milliarde Menschen, mehr oder weniger vegetarisch – und das seit Jahrtausenden. Mangelkrankheiten sind dort nicht die Regel. Man kann sehr gut vegetarisch leben, ohne dass man Mangel leidet. Man muss dann eben mehr Linsen und Bohnen essen, so wie es die Inder tun. Ein weiterer wichtiger Schritt ist es, ausreichend viel Obst und Gemüse zu essen. Die Regel »fünfmal am Tag« muss man nicht unbedingt im Sinne von fünf verschiedenen Zeiten täglich verstehen. Doch man sollte mindestens fünf Portionen Obst oder Gemüse täglich zu sich nehmen, um ausreichend Vital- und Ballaststoffe zu erhalten. Wichtig scheint dabei vor allem die Abwechslung zu sein; wir sollten möglichst Verschiedenes zu uns nehmen. Die meisten Studien, die den Einsatz isolierter Vitamingaben untersucht haben, haben wenig positive Effekte gezeigt. Das heißt aber nicht, dass es einerlei ist, ob man Vitamine zu sich nimmt, im Gegenteil. Offenbar kommt es nicht nur auf die isolierte Gabe von Vitaminen an, sondern darauf, sie im Gesamtkontext und kombiniert mit anderen Substanzen zu nehmen, welche sie bei ihrer physiologischen Aufgabe unterstützen. Jedenfalls nehmen diejenigen, die eine vegetarische Diät zu sich nehmen, wesentlich mehr schützende Radikalfänger und Antioxidanzien auf und wesentlich weniger von den schädigenden Stoffen.[90]

Auch die Fasern und Ballaststoffe, die in Gemüse und Obst enthalten sind, spielen eine wichtige Rolle. Sie entlasten nicht nur den Darm und führen zu einer raschen Darmpassage, sondern sie scheinen auch darüber hinaus noch eine heilsame Wirkung zu entfalten, indem sie manche Giftstoffe binden und ausscheiden helfen.

Schließlich führt die Umstellung der Ernährung automatisch dazu, dass sich der Drehpunkt des Ernährungsgeschehens verändert: der Zucker- und Kohlehydrathaushalt. Wer etwa das Essen mit einem großen Salatteller mit etwas Käse und Nüssen beginnt, mariniert mit reichlich gutem Öl, der wird anschließend nicht das Bedürfnis haben, noch riesige Mengen Kartoffeln, Reis oder Nudeln zu verschlingen. Wenn wir unsere Nahrung so gestalten, dass sie wenig leicht verwertbare Kohlehydrate enthält, dann werden wir hinterher auch keinen Heißhunger auf Süßes bekommen.

Zum Schluss ist es noch wichtig, auf die Bedeutung der Fette hin-

zuweisen. Lange Zeit hat man im Zuge der Herzinfarktprävention, bei der man vor allem auf die Fettmenge abgehoben hat, Fett
generell verteufelt. Mittlerweile verstehen wir, dass die Sache um
einiges komplexer ist.[91] Es geht nicht darum, dass wir einfach wenig Fett zu uns nehmen, sondern die richtige Art von Fett, und
von diesem dann durchaus ausreichend viel. Als kleine Faustregel
kann gelten: ausreichend viel fetten Fisch, wie etwa Makrele oder
Lachs – aber nicht aus der Zucht –, weil dieser eben die wichtigen
Omega-3-Fettsäuren enthält. Darüber hinaus lieber pflanzliche als
tierische Fette. Doch auch diese Faustregel muss man mit Sorg-
falt lesen. Denn manche tierischen Fette können durchaus wertvoll sein. Käse oder Butter von der Alp zum Beispiel, das hatte ich
schon erwähnt, enthält viel wertvolle Omega-3-Fettsäuren. Butter
oder Käse von Flachlandmolkereibetrieben, die vor allem Milch
von im Stall gehaltenen Kühen verarbeiten, ist hingegen relativ arm
an diesen wichtigen Fettsäuren.

Ein entscheidender Punkt, auf den ich noch einmal zurückkommen
will, ist die Balance zwischen der Aufnahme von Omega-3- und
Omega-6-Fettsäuren. Beide sind essenziell, das heißt, der Körper
braucht sie und muss sie von außen zuführen. Aber idealerweise
sollten wir sie in einem Verhältnis von 1:1 zu uns nehmen, während
die heutige Ernährung meist 15 bis 20 Teile Omega-6-Fettsäuren
und nur einen Teil Omega-3-Fettsäuren bietet. Dies liegt daran, dass
das Fleisch der Tiere, die wir essen, durch Mast vor allem Omega-6-
und nicht Omega-3-Fettsäuren anreichert. Die Eier der Hühner, die
nicht mehr ausreichend Auslauf haben und kein Gras mehr fressen
können, zeigen dieses Ungleichgewicht ebenfalls. Und anderswo,
außer in dunkelgrünen Kräutern und Algen, kommen Omega-3-
Fettsäuren eben nur selten vor. Wir finden es noch in Nüssen; Wal-
nüsse zum Beispiel oder andere ölhaltige Nüsse enthalten viel davon. Und in Samen, wie etwa Hanf-, Lein- oder in Grenzen auch in
Rapssamen. Das heißt, dass Öle, die von solchen Samen stammen,
reich an Omega-3-Fettsäuren sind. Omega-3-Fettsäuren sind außer
in fettem Fisch noch in Schalentieren und Muscheln enthalten – und
natürlich in den Algen, von denen all diese Meerestiere leben.

Andere Pflanzenöle, wie etwa Olivenöl, enthalten wiederum andere wichtige Substanzen und tragen zum mediterranen Paradox bei: Obwohl in den Ländern des Südens sehr fett gegessen und viel Öl konsumiert wird, vor allem in Form von Olivenöl, ist die Herzinfarktrate dort niedriger als anderswo. Insgesamt scheint es eher von Vorteil zu sein, einen größeren Energiebedarf durch die Zufuhr wirklich guter Fette zu decken, als am Fett zu sparen und dafür viel Kohlehydrate zu essen. Ich sagte es oben schon: Kohlehydrate, mit Fett genossen, lassen den Blutzuckerspiegel weniger schnell ansteigen als ohne. Idealerweise nehmen wir also verschiedene Fette (vor allem pflanzlichen Ursprungs) zu uns und achten dabei auf den Gehalt an Omega-3-Fettsäuren. Regelmäßiger Fischkonsum hilft dabei, diese Balance zu halten. Unzählige Studien zeigen mittlerweile, wie wichtig Omega-3-Fettsäuren zur Vorbeugung gegen alle möglichen Krankheiten sind.[92] Sie spielen eine Rolle bei koronarer Herzkrankheit; darum enthält die Diät von Ornish auch drei Gramm Fischöl, was eine sehr hohe Dosis ist. Sie sind von besonderer Bedeutung für die Prävention aller neurologischen Erkrankungen. Und weil Omega-3-Fettsäuren eine Voraussetzung für die Bildung entzündungshemmender Substanzen sind, sind sie von Bedeutung für sämtliche Erkrankungen, die einen entzündlichen Hintergrund haben, genauso wie für die Prophylaxe und Behandlung von Krebs. Wer glaubt, er müsse auf Fett verzichten, und deswegen auf gehärtete und bearbeitete Pflanzenfette wie Margarine oder Ähnliches zurückgreift oder gar auf billige Öle, der tut sich keinen Gefallen. Gute Fette sind ein zentraler Baustein gesunder Ernährung. Erst die Störung der Balance unserer Fettzufuhr, die sich durch industriell erzeugte, bearbeitete und hydrogenierte Fette über viele Generationen eingependelt hat, hat zu den grassierenden Problemen der modernen Zivilisationskrankheiten beigetragen. Wenn wir dieser Falle entkommen wollen, dürfen wir nicht am Fett sparen, sondern müssen wieder auf ursprünglich verarbeitete, kalt gepresste, wertvolle Öle und Fette zurückgreifen. Die schlechten Fette, vor allem die Transfette, die beim Erhitzen schlechter Fette in der Fritteuse oder der Pfanne entstehen, sollten wir meiden. Aber von den guten Fetten können wir eigentlich kaum genug bekommen.

Lassen Sie uns zum Abschluss dieses Abschnitts noch eine kleine Übung in visionärem Denken machen. Stellen Sie sich einmal vor, die ganze Welt hätte nicht nur genug zu essen, sondern auch genug vom Richtigen. Sie würde sich nicht überfressen und viel weniger Zucker und Kohlehydrate zu sich nehmen als jetzt. Den deutschen und österreichischen Zuckerrübenbauern würde es noch schlechter gehen, zugegeben, aber das wäre ein Preis, den wir zahlen müssten. Der übermäßige Fleischkonsum hätte sich auf ein erträgliches Maß reduziert und es würde vor allem nur noch solches Fleisch konsumiert werden, das aus vertretbarer ökologischer Produktion stammt, bei der die Tiere genügend Auslauf und grünes Gras zum Fressen haben. Die eingesparten Ackerflächen nutzte man zur Produktion pflanzlicher Eiweiße aus Bohnen und Linsen, und manches Land wäre der Natur wieder zurückgegeben worden – der Wald dürfte sich wieder ausbreiten. Stellen Sie sich vor, die Menschen begönnen allmählich, sich gemäß der hier formulierten Erkenntnisse und Einsichten zu ernähren. Weniger essen würden sie dann allemal, vor allem aber nähmen sie wohl keine problematischen Halbfertig- und Fertigprodukte mehr zu sich. McDonald's und Co. wären vermutlich irgendwann Pleite gegangen, weil kein Mensch mehr Hamburger wollte, oder sie hätten sich zu Ökoschmausbuden gemausert. Nestlé müsste sich vermutlich auch eine andere Domäne suchen, weil deren Produkte niemanden mehr interessieren. Die Erkrankungsrate an Krebs, Herzinfarkt, Diabetes, chronischer Polyarthritis, ja vielleicht gar an Alzheimer-Demenz und anderen unangenehmen chronischen Erkrankungen wäre langsam aber sicher zurückgegangen. Keiner würde mehr Cholesterinsenker kaufen wollen, weil der vernünftige und physiologische Konsum von Kohlenhydraten und Fetten den Fettstoffwechsel der Menschen wieder ins Lot gebracht hätte. Die teuersten aller Medikamente, die Krebsmedikamente, brauchte kaum noch jemand, weil es viel weniger Krebs gäbe. Die Herzzentren, die heutzutage Hunderttausende von Operationen am Herzen durchführen und anschließend die Patienten regelmäßig mit aufwendigen Prozeduren kontrollieren, könnten plötzlich dicht machen, weil kaum einer mehr eine Herzoperation benötigte. Die Pharmafirmen, die heutzutage von all diesen Medikamenten leben, hätten plötzlich ihre liebe Not, einen Gewinn zu erwirtschaften – manche gingen gar bankrott.

Wenn wir ein Szenario entwickeln, in dem Menschen durch gesund erhaltende Ernährung selbst Verantwortung für ihre Gesundheit übernehmen und dadurch die Wahrscheinlichkeit reduzieren, an einer jener gefürchteten und sehr teuren Zivilisationskrankheiten zu erkranken, dann sehen wir sehr rasch: Das kann nicht in aller Interesse sein. Es ist auf jeden Fall nicht im Interesse der Pharmabranche und der Lebensmittelbranche, und es ist eigentlich auch nicht im Interesse des medizinischen Versorgungsapparates. Denn der lebt ja schließlich davon, dass er Kranke behandelt, nicht davon, dass er Gesunde durchs Leben begleitet. Wir erkennen also: Ein gesunder, auf Selbstverantwortung begründeter Lebensstil greift tief in die Interessen derer ein, die mit dem momentanen Modell verdienen. Deswegen ist ja auch das, was ich hier schreibe, für manche vermutlich völlig neu, klingt für andere verschroben, und wird von wieder anderen als gefährlich verdammt werden.

Das medizinische System hat natürlich vor allem das Interesse, seine Machtbasis zu erhalten. Die Mächtigen aber sind im Grunde wir: diejenigen, die die Leistungen dieses Systems in Anspruch nehmen und durch unseren Konsum seine Macht stützen. Doch wir geben unsere Macht freiwillig ab. Wenn wir sie nutzen würden und durch einen wirklich gesunden Lebensstil dazu beitragen, dass wir gar nicht erst erkranken, dann wäre die Macht dieses Systems dahin. Allerdings wird das nicht so einfach sein. Wir werden jede Menge Pressekampagnen erleben, die versuchen, die neuen Herangehensweisen zu diskreditieren. Der medizinische Apparat, weitgehend durch Gelder aus der Pharmabranche und durch die Lebensmittelindustrie korrumpiert, wird sich den entsprechenden Erkenntnissen nur mit großer Skepsis und sehr langsam öffnen. Aber vielleicht sollten wir uns eines vor Augen führen: Wenn alle die größte Macht nutzen, die sie haben – nämlich die Macht der Konsumenten –, dann lässt sich auch das kranke Gesundheitssystem ändern. Diesem Thema wenden wir uns später zu. Inzwischen haben wir gesehen:

- Die wichtigsten Erkrankungen, Krebs und koronare Herzkrankheit, sind weitgehend lebensstilbedingt.
- Die Ernährung spielt dabei die maßgebliche Rolle. Denn Übergewicht ist einer der Hauptrisikofaktoren für alle Erkrankungen.
- Die Kalorienreduktion ist eine der wirksamsten Maßnahmen. Man kann sie erreichen, indem man Mahlzeiten auslässt, weniger isst, mehr aufs Essen achtet oder indem man zeitweiliges Fasten in sein Leben einbaut.
- Außerdem ist es wichtig, richtig zu essen – das heißt auf die Art der Kohlehydrate zu achten, die man zu sich nimmt, und generell ihren Anteil zu verringern.
- Das heißt auch, wesentlich mehr Gemüse und Obst zu sich zu nehmen, als wir das momentan tun, und den Konsum tierischer Produkte zu reduzieren.
- Von besonderer Bedeutung sind die richtigen Öle und Fette. Wir müssen vor allem eine gute Balance zwischen Omega-3- und Omega-6-Fettsäuren anstreben, idealerweise im Verhältnis 1:1.

10. Sanftes Heilen

Mein Kollege Volker Sommer, der am University College London evolutionäre Anthropologie lehrt, unterhält eine Primatenforschungsstation in Nigeria, auf der er sich einige Monate im Jahr aufhält, um Primaten zu beobachten – Schimpansen, Bonobos, Gorillas. Er hat auf seinen Feldforschungsgängen etwas Interessantes entdeckt. Wenn Primaten Parasiten im Darm haben, also Würmer, dann fressen sie eine ganz bestimmte Pflanze, und zwar so lange, bis die Parasiten weg sind. Die ausgeschiedenen Blätter pflegt er bei seinen Vorträgen als Anschauungsmaterial mitzubringen.[93] Dies ist vermutlich eines der frühesten Beispiele für natürliche Medizin oder Phytotherapie, die Heilung durch die Verwendung von Heilpflanzen. Aus der Tierwelt sind viele Beispiele bekannt, wie Tiere instinktiv solche Pflanzen nutzen, die ihnen gut tun, und solche meiden, die giftig sind. Sie verwenden in Krankheitsfällen bestimmte Pflanzen, die sie sonst nie essen würden, wie etwa die Schimpansen eine bestimmte Pflanze zur Bekämpfung von Parasiten.

Wir können davon ausgehen, dass die beinahe Jahrmillionen alte Tradition, Pflanzen als Heilmittel zu verwenden, auf eine lange Erfahrung gestützt ist. Diese Erfahrung ist nicht wissenschaftlich im strengen Sinne des Wortes, aber sie dürfte – durch viele Versuche und Irrtümer über viele Generationen hinweg – doch relativ akkurat sein. Wir sehen das am Beispiel des Johanniskrautes, auf Lateinisch Hypericum. Diese Pflanze wurde in unseren Breiten seit alters her zur Behandlung von Depressionen und Melancholie eingesetzt. Mittlerweile, nach einer ganzen Reihe klinischer Prüfungen, hat sich herausgestellt, dass Johanniskrautpräparate bei leichten und mittelschweren Depressionen mindestens genauso wirksam sind wie die modernen Psychopharmaka, aber mit weniger Nebenwirkungen behaftet.[94] Ein australischer Gesundheitsbericht kommt gar zu dem Schluss, Australien sollte eigentlich von den SSRI weg und auf Johanniskrautpräparate umsatteln. Das würde 50 Millionen australische Dollar sparen.[95] Nun hat Australien nicht gar so viele Einwohner. Stellen wir uns vor, was passieren würde, wenn die USA oder Europa oder auch nur einige europäische Länder auf solche Präparate umsatteln würden. Hier würden sich plötzlich massiv ökonomische Gewichte verschieben und man könnte vor allem enorm viel Sparpotenzial verwirklichen.

Hypericum ist nur ein Beispiel von vielen. Es zeigt, dass hinter dem alten Erfahrungswissen, das in die Phytotherapie eingeflossen ist, durchaus Sachgehalt steckt. Dieser ist oft sehr kompliziert ausfindig zu machen. Denn die pflanzlichen Extrakte haben eine Unzahl von Komponenten in sich, die pharmakologisch aktiv sind. Diese wollen alle charakterisiert sein, und bevor man sie nicht charakterisieren kann, kann man keine entsprechenden Arzneimittel herstellen, weil die ja immer etwa gleich gut und gleich wirksam sein sollen. Viel Forschung muss durchgeführt werden, bis man so weit ist. Aber bei einigen gut beforschten pflanzlichen Arzneimitteln, Hypericum oder Ginkgo, weiß man mittlerweile, dass es klare pharmakologisch-kausale Wirkprinzipien gibt, weswegen diese Stoffe wirken. Man kennt noch nicht alle, aber immerhin einige dieser Wirkpfade.

Das Problem bei solchen Stoffen ist nun, wirtschaftlich gesehen, dass sie nicht patentierbar sind. Extraktions- und Herstellungsprozesse sind vielleicht patentierbar, aber nicht die Pflanzen selbst. Denn die gibt es ja schon. Also kann jeder, der weiß, wie man aus einem Sack Johanniskrautblüten Johanniskrautextrakt herstellt, eine Apotheke oder Firma aufmachen und Johanniskrautpräparate gegen Depressionen herstellen und verkaufen (wenn er denn die ganzen legalen Registrierungshürden überwunden hat). Außerdem hat ein komplexes Regelwerk in Europa mittlerweile dazu beigetragen, dass Gemische aus sehr vielen Pflanzen nicht mehr außerhalb von Apotheken und ihren begrenzten Abgaberegeln vermarktet werden dürfen.

Das ökonomische Einsparpotenzial und das therapeutische Potenzial der Phytotherapie sind vermutlich größer, als wir denken. Dort, wo es untersucht worden ist (und das ist nur für wenige Pflanzen der Fall), hat es sich bis jetzt bestätigt. Diese Untersuchungen sind teuer und die Hersteller dieser Medikamente sind vergleichsweise kleine Spieler im Spiel ums große Geld durch Gesundheit. Jemand anderes hat kein Interesse, diese Erkenntnisse zu gewinnen. Der Staat fördert solche Untersuchungen praktisch nicht. Die einzigen großen, unabhängigen Phytotherapiestudien der letzten Jahre stammen aus den Vereinigten Staaten und wurden vom National Centre of Complementary and Alternative Medicine gefördert. Fachleute bei uns stufen diese Studien so ein, dass sie dermaßen aufgebaut waren, dass sie eigentlich gar nicht funktionieren konnten. Sie waren meistens negativ und haben oftmals ein Patientenklientel in die Studie eingeschlossen, für das es eigentlich keine Indikation gibt. Kritiker können deshalb immer leicht sagen: »Ja, aber … die Studie xy hat doch gezeigt, dass Johanniskraut nichts bringt …«. In der Tat, in einer dieser Studien, die man stellvertretend erwähnen kann,[96] zeigte sich Hypericum dem Placebo nicht überlegen, und darauf wird immer hingewiesen. Was schnell vergessen wird, ist die Tatsache, dass in der Studie auch ein konventionelles Präparat (ein SSRI) gegen Placebo geprüft wurde. Es war genauso wenig von Placebo unterscheidbar wie Hypericum. Nur spricht darüber niemand. Außerdem wurde das Präparat an relativ schwer depressiven Patienten getestet, die nicht mit dem Klientel vergleichbar waren, für das Johanniskraut normalerweise etwa bei uns in Deutschland angewandt wird. Daher war der Vergleich eigentlich unfair: Eine Substanz wurde an Patienten getestet, für die sie normalerweise nicht verwendet wird. Damit war das Scheitern im Prinzip in den Versuch eingebaut. Ähnliches kann man bei einigen anderen Studien anführen. Man sieht daran sehr leicht, es wird mit zweierlei Maß gemessen.

Wenn man alle verfügbaren Daten leidenschaftslos überblickt, müsste man eigentlich zu dem gleichen Schluss wie der australische Gesundheitsbericht kommen: Eine pharmakologische Antidepressionstherapie (sofern man denn eine solche favorisiert) kann zumindest bei leichten und mittelschweren Depressionen in der Regel mit Johanniskrautpräparaten billiger und mit weniger Nebenwirkungen durchgeführt werden. Warum setzt sich dieses Wissen nicht durch? Kann es sein, dass hier noch andere Interessen außer dem Interesse an Erkenntnis eine Rolle spielen? Jedenfalls wurde das Australian National Centre of Complementary Medicine wieder geschlossen, weil es keine politische Unterstützung mehr dafür gab. Der oben zitierte Bericht war meines Wissens eine der letzten Aktionen des Zentrums.

Andere Pflanzen, wie Ginkgo zur Förderung der Durchblutung im Gehirn und zur Verbesserung der kognitiven Leistung, Pelargonium-sidoides-Wurzeln bei Infekten, Sägepalme bei vergrößerter Prostata, Teufelskralle bei Schmerzen, um nur die offensichtlichsten zu nennen, haben sich in Studien bewährt. Diese haben die traditionellen Anwendungen bestätigt. Es ist zu erwarten, dass uralte Erfahrung, die sich in den Arzneimittelkunden der einzelnen Völker niedergeschlagen hat, eher öfter bestätigt als widerlegt wird, wenn man sie sorgfältig untersucht. Das Problem ist aus meiner Sicht weniger, dass zu wenig Belege für die beanspruchten Wirkungen vorhanden sind. Dort, wo untersucht wurde, gibt es diese Belege auch. Das Problem ist eher, dass es nur eine kleine Lobby für die Untersuchung dieser Stoffe gibt. Man muss selbstverständlich Sicherheitsstandards einhalten. Denn manchmal enthalten traditionell verwendete Pflanzen auch Stoffe, die leicht krebserregend sind. Das wusste man früher nicht, und es führt natürlich zu Dosierungs- oder Anwendungseinschränkungen. Manchmal muss man auch darauf achten, ob Pflanzen, die aus anderen Ländern importiert werden, mit Schwermetallen oder Schimmelpilzen belastet sind. Denn nicht immer sind die hygienischen Standards, die Aufzucht- und Lagerbedingungen international so gut wie bei uns. Aber das Grundproblem ist aus meiner Sicht Folgendes: Unser gesamtes regulatives System der Arzneimittelzulassung baut auf einem Prinzip auf, das durch die Entwicklung der klinischen Pharmakologie seit den 1940er-Jahren definiert wurde. Es lautet, dass für ein Medikament eine einzige Substanz verwendet wird, deren

Chemie bekannt, deren Wirkung im Tier- und im Pflanzenmodell sowie außerhalb des lebenden Organismus (in vitro, also »im Reagenzglas«) beschrieben ist und deren klinische Wirkung in Versuchen am Menschen gefunden wird. Dazu dient eine Reihe von Versuchen – am Schluss der Doppelblindversuch. Nun sind aber alle Pflanzenstoffe Vielstoffgemische. Sie enthalten Unmengen wirksamer Substanzen. Noch komplexer wird es, wenn verschiedene Rezepturen gemischt werden. Hier sind schon die grundlegenden Definitionen schwierig, geschweige denn die nachfolgenden klinischen Versuche. Dadurch, dass die Pflanzenlobby klein ist und der Staat sich nicht zum Anwalt dieser Verfahren macht, beschränkt sich unser wissenschaftlich gesichertes Wissen auf ganz wenige Substanzen.

Anderswo, etwa in Abu Dhabi oder in Indien, gibt es staatliche Institute, die den pflanzlichen Arzneischatz des Landes aufarbeiten, die Pflanzen chemisch charakterisieren, ihre wirksamen Prinzipien ausfindig machen. Hierzulande und in anderen westlichen Ländern gibt es so etwas nicht. In Indien hat die Regierung sehr viel Geld und Energie in die Erforschung der nationalen Heilpflanzen investiert, wie sie im Ayurveda verwendet werden, dem alten traditionellen indischen Heilsystem. Mittlerweile konnten indische Forscher eine ganze Reihe von Wirkungen traditioneller Heilpflanzen rekonstruieren und wissenschaftlich dokumentieren.[97]

Das war nur möglich, weil sich der Staat zum Anwalt dieses Wissens gemacht hat. Die Herausforderung wird nun sein, das Wissen in guten klinischen Studien als klinisch effektiv und brauchbar zu belegen. Dies kostet Geld. Wer hat Interesse daran, solches Wissen zu generieren und dafür zu zahlen? Eigentlich müsste aus meiner Sicht die Öffentlichkeit Interesse an solchem Wissen haben und daher der Staat ein Förderprogramm auflegen, ähnlich wie das in den USA mit dem National Centre of Complementary and Alternative Medicine geschehen ist. Aber in Deutschland wurde das einstmals vom Forschungsministerium ausgeschriebene Programm zur Erforschung unkonventioneller medizinischer Richtungen, das mit sechs Millionen Mark dotiert war, auf halber Strecke von der Regierung Kohl gestoppt. Grund waren damals die Sparmaßnahmen zugunsten des Aufbaus Ost. Seither wurde das Programm trotz vieler Versprechen nicht wieder aufgelegt.

Homöopathie

Deutschland ist die Heimat der Homöopathie. Samuel Hahnemann, ihr Begründer, hat im Wesentlichen in Sachsen gearbeitet, in Meißen, Köthen und anderen Orten. 1796 hat er sein neues Prinzip zur Behandlung von Krankheiten verkündet: Man solle Ähnliches mit Ähnlichem heilen, auf Lateinisch »Similia similibus curentur«. Das war ein an sich altbekannter Satz, den man schon bei den großen antiken Ärzten finden kann, dann wieder im Mittelalter bei Paracelsus. Nur wusste niemand so recht, wie man diesen Satz in die Wirklichkeit umsetzen sollte. Hahnemann experimentierte, wieder aufbauend auf Vorgänger, mit Arzneisubstanzen an sich selbst und anderen, indem er sie einfach zu sich nahm. Er verwendete die damals bekannten Arzneistoffe so, dass er Kranken mit einem bestimmten Symptomenbild die Arzneien gab, die beim Gesunden die entsprechenden Symptome auslösen konnten. Er hat damit das alte Ähnlichkeitsprinzip in eine therapeutische Handlungsanweisung übersetzt. So gab er etwa einem schwer Fieberkranken, der mit hochrotem Kopf, weitgestellten Pupillen, hohem Fieber, rasendem Puls und wilden Fantasien krank darniederlag, nachdem er vielleicht noch am Morgen putzmunter war, Belladonna, die Tollkirsche. Denn sie erzeugt beim Gesunden ähnliche Zustände.

Nun waren die meisten Arzneistoffe leicht bis schwer giftig. Das wusste Hahnemann natürlich, denn er war auch Apotheker. Daher versuchte er, die Wirkung auf seine gesunden Versuchskaninchen zu reduzieren. Er verdünnte die Arzneien im Verhältnis 1:100. Dazu nahm er Milchzucker, indem er die Stoffe im Mörser verrieb, oder Alkohol, mit dem er die Substanzen verschüttelte. Er stellte fest, dass die solchermaßen verdünnten Stoffe viel wirksamer waren als die ursprüngliche Substanz. Daher sprach er davon, dass durch das Verdünnen die Stoffe »dynamisiert«, also wirksamer, oder »potenziert«, also in ihrer Wirksamkeit verstärkt würden. Er trieb seine Verdünnung und Verschüttelung immer weiter, bis hin zur 30. Verdünnungsstufe im Verhältnis 1:100, die er C30 nannte – von *Centum* (100, für das Verdünnungsverhältnis) und *30* für die Anzahl, wie oft der Verdünnungsvorgang durchgeführt wurde. Hahnemann stellte in seiner klinischen Erfahrung fest: Diese Arzneien wirkten noch viel besser als die weniger stark verdünnten. Er verkündete, hinfort solle man doch solche höheren Verdünnungen nehmen, vor allem, wenn die Krankheit schwer sei. Später entwickelte er dann noch andere Potenzreihen – aber diese Spezialitäten sparen wir uns jetzt.

Ununterbrochen experimentierte er, schlief wenig, schrieb viel. Alle möglichen Pflanzen und Stoffe, derer er habhaft werden konnte, probierte er auf diese Weise aus und entwickelte so seine Arzneimittellehre immer weiter. Denn im homöopathischen System muss es möglichst viele einzelne Arzneien geben, um den vielen individuellen Krankheitsbildern gerecht zu werden. Nicht die Krankheitseinheit allein, zum Beispiel Migräne, bestimmt die Therapie, sondern nur das Gesamtbild *aller* Symptome eines Menschen. Und diese Konstellation ist immer höchst individuell.

Hahnemann wurde in seiner Zeit mit seiner Methode sehr bekannt und sehr umstritten. Berühmte Leute ließen sich von ihm behandeln. Den Feldmarschall Radetzky heilte er von einem Augentumor, den Teufelsgeiger Paganini von einer sehr peinlichen und schmerzhaften Dauererektion des Penis, und so manche Größen seiner Zeit suchten bei ihm Behandlung, genauso wie die einfachen Leute. Er löste viel Widerspruch aus, weil er sehr dogmatisch war und die Meinung verkündete, nur seine Lehre sei die wahre. Aufgrund seines Naturells zerstritt er sich mit allen Mächtigen in der medizinischen Welt, verbaute sich den Weg in die Hochschule und schmollte und grollte Zeit seines Lebens gegen die »Schulmedizin« – ein Kampfbegriff, den er erfunden hatte.

Was vor allem ein Stein des Anstoßes war, war die Verwendung der hohen Verdünnungen oder Potenzen. Schon seine Zeitgenossen lästerten darüber, aber eher deswegen, weil damals eben die Doktrin galt, dass man bei schweren Krankheiten nur mit ganz viel, und nicht mit ganz wenig, etwas ausrichten könne. Um die Zeit von Hahnemanns Tod 1843 wurde allmählich bekannt, dass ein Mol eines beliebigen Stoffes (ein Mol ist die Basiseinheit der Stoffmenge) etwa 10^{23} Moleküle enthält. Das ist eine Zehn mit 23 Nullen hintendran. Wenn man aber die Hahnemannsche Potenz C30 umrechnet, dann kommt man auf eine Verdünnung im Verhältnis – 1:10^{-60} – das ist 1/10 mit 60 Nullen hinter der 10. Das heißt, eine solche Potenz kann (zumindest statistisch gesehen oder im Durchschnitt) gar keine Moleküle mehr enthalten. Und dennoch behaupten die Homöopathen, das würde wirken. Wie offenkundig absurd! Dieser Disput beherrscht die Debatte noch heute. Weil wir keine gute Theorie haben, wie so etwas funktionieren kann, deswegen werden die Erfahrungsbefunde ignoriert.

Nun hat sich die Homöopathie über die ganze Welt verbreitet. In Indien ist sie neben Ayurveda das zweite Standbein der großen Volksmedizin und wird viel gelehrt und praktiziert. In den USA war sie praktisch ganz ausgestorben, wurde aber in den 1960er-Jahren wiederbelebt, sodass es dort nun eine relativ große Gemeinde gibt. In Südamerika ist die Homöopathie sehr populär, und in Deutschland und Frankreich sowieso. Ich sagte es oben schon: Ihre Verbreitung in Europa verdankt die Homöopathie vor allem der Tatsache, dass sie bei der Bekämpfung der Cholera so erfolgreich war. Das Wesentliche jedoch, so hatten wir gesehen, war dabei aber weniger die Therapie an sich, sondern das Weglassen schädlicher Handlungen, wie Aderlass und Trinkverbot.

Was genau wie an der Homöopathie wirkt, ist unklar. Klar ist, *dass* etwas wirkt. Denn sonst wäre die Homöopathie nicht gegen den enormen Widerstand vonseiten der Hochschulmedizin und der konventionell eingestellten Mediziner immer wieder auferstanden und würde nicht so hoch in der Gunst der Verbraucher stehen. Das ist ein simples historisches Argument, an dem man nicht vorbeisehen kann. Zu der Zeit, als Hahnemann seine Lehre entwickelte, war der Brownianismus viel populärer. Er wurde von Geistesgrößen wie dem Philosophen F. W. J. Schelling und anderen Intellektuellen gelobt und vertreten. Der schottische Arzt John Brown (1735–1788), der Begründer des Brownianismus, vertrat ein etwas bizarres Krankheitskonzept und leitete therapeutische Ratschläge logisch aus dieser Theorie ab. Es gab keine Erfahrungswerte dazu, nur die reine Theorie. Dieser Brownianismus ist komplett von der Bildfläche verschwunden – eben weil er nicht funktionierte, obwohl er von sehr mächtigen Kreisen gefördert wurde. Wenn etwas historisch überlebt, obwohl es angefeindet wird, dann steckt in der Regel ein wahrer Kern drin, den es zu entdecken gilt. Welches dieser Kern in der Homöopathie ist, das wissen wir nicht. Funktioniert sie nur als Placebotherapie? Weil sie eben mit so viel Zuwendung und Unterstützung verbunden ist? Das könnte sein, ist aber aus meiner Sicht nicht wahrscheinlich. Wir haben in unseren eigenen Studien gesehen, dass Patienten oftmals eher überrascht bis entsetzt sind, was sie alles an Informationen auspacken sollen, damit das richtige homöopathische Mittel gefunden werden kann. Denn eine gute homöopathische Anamnese macht auch vor schlechten Gewohnheiten, vor sexuellen Vorlieben oder vor psychischen Angst- und Wahnvorstellungen nicht Halt. Zudem fanden wir in unserer Studie keinen Zusammenhang zwischen der Dauer der Konsultation und dem Erfolg der Therapie.[98] Aber auszuschließen ist es nicht, dass das Ganze ein gigantischer Placeboeffekt ist. Handelt es sich dabei vielleicht um eine noch unentdeckte, subtile pharmakologische »Information«, die durch den Herstellungsprozess irgendwie konserviert und dann vom Körper aufgenommen werden kann – so ähnlich wie ein Radiosignal von einem Empfänger mit der richtigen Frequenz empfangen werden kann? Dafür gibt es einige Hinweise, aber sie sind aus meiner Sicht sehr spärlich und inkonsistent. Auch dieser Mechanismus ist denkbar, aber im Moment alles andere als belegt.

Oder ist es vielleicht ganz anders, und es ist bei der Homöopathie ein Prinzip am Werk, das wir überhaupt noch nicht verstanden haben und das eher Ähnlichkeit mit magisch-symbolhaften Prozessen hat? Wenn dem so wäre, dann gäbe es vielleicht eine ganz neue

Kategorie von Zusammenhängen, die zwar klinisch nutzbar sind, die aber unserem bisherigen wissenschaftlichen Zugriff entzogen blieben, weil wir mit unseren Forschungsinstrumenten nur kausal-materielle Ursachen isolieren können. Dann wäre die homöopathische Arznei mehr so etwas wie ein symbolisches Siegel, das einen therapeutischen Zusammenhang zwischen Therapeut, Arzneisubstanz und Krankheit dokumentiert. Dies ist zugegebenermaßen ein sehr ungewöhnliches Modell, von dem ich allerdings überzeugt bin, dass es die momentane Situation des gesamten wissenschaftlichen Befundes besser einfängt als alle anderen.[99]

Ein paradoxer Befund, den dieses Modell verständlich machen kann, ist folgender: Es ist extrem kompliziert, in experimentellen Untersuchungen zu belegen, dass homöopathische Substanzen sich von Placebo unterscheiden lassen. Das ist zwar nicht ganz unmöglich, aber wirklich sehr schwierig. Wir haben in letzter Zeit einige Daten vorgelegt, die zeigen, dass zumindest unter bestimmten Bedingungen homöopathische Substanzen bei gesunden Freiwilligen Symptome produzieren, die von Placebo verschieden sind.[100] Aber wir sehen auch immer wieder – vor allem an wiederholten Untersuchungen derselben Art –, dass sich anfänglich deutlich sichtbare Effekte wieder verlieren oder gar ins Gegenteil umschlagen. Warum ist das so? Wenn man Aspirin oder SSRI untersucht, findet man ebenfalls hin und wieder negative Befunde, aber im Großen und Ganzen wird man am Ende eine positive Effektstärke finden, auch wenn sie klein ist. Das ist bei homöopathischen experimentellen Untersuchungen oftmals nicht so. Hängt das am Ende damit zusammen, dass es hier gar keine stabile, kausale Pharmakologie gibt, sondern eher so etwas wie einen therapeutischen Gesamtkontext, innerhalb dessen die Arznei wirkt? Wenn dieser jedoch durch eine experimentelle Studie zerschnitten wird, dann kann sie eben nicht mehr wirken.

Das könnte durchaus so sein. Das hieße dann aber auch, dass die Standardmethode zur Untersuchung pharmakologischer, kausaler Effekte bei der Untersuchung der Homöopathie nur in Grenzen funktionieren kann. Und das ist das Dilemma, in dem wir uns befinden. Wir haben eine Therapiemethode vor uns, die im klinischen Alltag hervorragend funktioniert und sehr gute Effekte erzeugt. Das belegen Dokumentationsstudien an großen Patientenzahlen, die zeigen, dass selbst solche Patienten, die vorher alles Mögliche versucht haben, von homöopathischer Therapie gut profitieren.[101] Wo untersucht, zeigt sich Homöopathie auch als kostensparend. Doch es bleibt extrem schwierig nachzuweisen, dass diese Effekte von Placebo verschieden sind. Wir sind zurück beim Wirksamkeitsparadox: Etwas wirkt, unter Umständen besser als die konventionelle Therapie, und ist also in diesem Sinne klinisch wirksam, obwohl es in einem wissenschaftlich-experimentellen Sinne nicht als wirksam belegt ist.

Dies ist auch ein Problem unserer Forschungsmethodik. Weil wir nur auf die Unterscheidbarkeit einer Therapie von Placebo achten, und weil Placebo ein sich verändernder Maßstab ist, darum übersehen wir gerne Effekte wie den der Homöopathie – mit dem Argument, alles sei ja doch nur Placebo.

Ich habe gesagt, es sei schwierig, die Überlegenheit homöopathischer Therapie über Placebo zu sichern und ihre Verschiedenheit von Placebo – ich habe nicht gesagt, es sei unmöglich. Es gibt nämlich durchaus Hinweise darauf, dass Homöopathie von Placebo verschieden ist. Oben erwähnte ich kurz unsere eigenen Befunde. Aber es gibt mittlerweile über 200 klinische, placebokontrollierte Studien zu irgendwelchen homöopathischen Arzneien bei irgendwelchen Störungen. Wenn man diese alle in einer sogenannten Metaanalyse zusammenfasst, also einer statistischen Übersicht aller Daten, dann sieht man, dass sich ein Unterschied zu Placebo zeigen lässt.

Die konventionelle Geschichte, die man überall zu hören bekommt, lautet allerdings, dass dies nicht der Fall sei. Dann wird die letzte große Studie dieser Art zitiert, die von Shang und Kollegen 2005 im bedeutsamen Journal *Lancet* publiziert wurde.[102] Dort wurde Folgendes gemacht: All diese mehr als 200 Studien wurden zusammengetragen. Dann wurden sie der Güte und der Größe nach geordnet. Dann nahm man die acht größten und besten Studien und suchte zu diesen Studien Partnerstudien aus der konventionellen Literatur, also solche, bei denen das gleiche Krankheitsbild konventionell behandelt wurde. Dann wurde untersucht, ob sich bei den konventionellen und bei den ausgewählten homöopathischen Studien ein Unterschied zu Placebo zeigte. Bei den konventionellen sah man ihn, bei den homöopathischen nicht. Das Ergebnis: Homöopathie ist Placebo. Jetzt ist es offiziell, denn im *Lancet* steht's zu lesen.

Wir und andere haben gegen dieses Ergebnis protestiert und Briefe an *Lancet* geschrieben, die auch gedruckt wurden.[103] Die Studie hatte nämlich nur unvollständige Daten publiziert und die acht Studien, auf denen ihre Schlussfolgerungen basierten, nicht genannt. Zudem hatte sie die Kriterien nicht offengelegt und damit eigentlich die Publikationsstandards missachtet, die der *Lancet* selbst veröffentlicht hatte. Das ist in meinen Augen bereits ein deutliches Zeichen für Einseitigkeit im Gutachter- und Publikationsprozess. Der Protest fruchtete. Die Autoren stellten irgendwann die Information über diese Studien auf ihrer Webseite zur Verfügung, und Kollegen rechneten die Metaanalyse nach. Das Interessante an dem Ergebnis ist: Wenn man nun nicht nur acht von den 200 Studien, sondern vielleicht neun, zehn, elf, zwölf oder noch mehr Studien in die Analyse mit einbezieht, dann verändert sich das Bild plötzlich und Homöopathie lässt sich sehr wohl von Placebo unterscheiden.[104] Nur hat leider niemand mehr diese Information, die ja eigentlich erstens neuer und zweitens wissenschaftlich viel interessanter ist, zur Kenntnis genommen. Warum wohl? Shang und Kollegen haben auch nie begründet, warum sie nur die ersten acht und eben nicht die ersten neun oder zehn in die Analyse eingeschlossen haben. Warum nicht? Ganz einfach: Es gibt keinen wirklichen Grund. Die achte Studie, die in die Analyse von Shang eingeschlossen worden war, war unsere eigene, oben zitierte Kopfschmerzstudie. Wenn man formale Kriterien angelegt hätte und gesagt hätte, man nimmt alle Studien über 100 Teilnehmer, hätte man diese nicht nehmen dürfen, denn wir hatten nur 98 Studienteilnehmer. Allerdings ist unsere Studie diejenige mit dem absolut schlechtesten Ergebnis für die Homöopathie. Es gibt, soweit ich weiß, in der gesamten homöopathischen Literatur keine andere, die ein so schlechtes Ergebnis für die Homöopathie erbracht hat. Wenn man diese Studie in eine Metaanalyse einschließt, dann wird das Ergebnis natürlich negativ. Nimmt man anschließend wieder ein paar positivere mit hinein, ändert sich das Bild wieder. Warum also hier aufhören und nicht noch weiter schauen?

Der Disput ist offen, ob Homöopathie und Placebo verschieden sind. Inzwischen müssen wir pragmatische Entscheidungen treffen. Angesichts der Tatsache, dass Homöopathie sehr gut funktioniert und eher kostengünstiger ist als andere, sollte man vielleicht mehr Forschungsaufwand in diese Therapieform setzen und sie eher stützen und fördern als hemmen. Wer, außer den homöopathischen Arzneimittelherstellern, die vergleichsweise klein sind, hat aber Interesse daran? Eigentlich wiederum die Öffentlichkeit. Eigentlich sollte hier wiederum der Staat seiner Verantwortung gerecht werden und öffentliche Fördergelder zur Verfügung stellen. Die Industrie tut das ihre. Sie fördert zum Beispiel schon einmal meine Stelle, was mir erlaubt, mich auf solche Themen zu konzentrieren. Und angesichts des immensen Übergewichts auf der anderen Seite gebe ich freimütig und mit großer Begeisterung meine Parteilichkeit zu. Ich denke, dass ich außer Parteilichkeit auch noch gute Argumente geliefert habe und noch mehr hätte, wenn sich jemand dafür vertieft interessiert.

Das konventionelle und das unkonventionelle Lager

Ich könnte nun noch auf andere Modelle eingehen. Ich könnte die traditionelle chinesische Medizin erwähnen, Ayurveda, verschiedene andere komplementärmedizinische Ansätze wie die klassischen Naturheilverfahren. Wir würden überall etwa den gleichen Befund sehen. Es gibt gute Daten, es gibt interessante Ansätze. Insgesamt haben wir es mit Verfahren zu tun, die völlig andere therapeutische Prinzipien zugrunde legen als die westliche konventionelle Medizin. Sie drängen auf den Markt, werden von Patienten nachgefragt, von Ärzten angeboten, aber sowohl die konventionelle Hochschulmedizin als auch die staatlichen Stellen halten sich eher bedeckt. Warum ist das so?

Ich glaube, die Sache lässt sich einfach verstehen, wenn man bedenkt, dass all diese Verfahren – die Phytotherapie vielleicht ausgenommen – nicht nur mit einzelnen Methoden kommen, die man ins herrschende Welt- und Menschenbild einbauen kann, sondern dass sie alle das herrschende Paradigma mehr oder weniger intensiv infrage stellen. Die Homöopathie etwa versucht die Symptomatik des ganzen Menschen in den Mittelpunkt zu stellen und ist daher schon im Anspruch ein ganzheitliches Verfahren. Ayurveda ist nicht nur eine Therapiemethode, sondern ein Versuch das ganze Leben so auszurichten, dass man gesund bleibt und Therapie nur im Ernstfall einzusetzen ist. Dahinter verbirgt sich wiederum ein ganz anderer Denkrahmen. Das Gleiche gilt für die chinesische Medizin oder die klassischen Naturheilverfahren. Immer tritt uns eine Denkart entgegen, die unserer modernen Vorstellung vom Menschen als Maschine zuwiderläuft. In diesen Modellen ist der Mensch keine Maschine, sondern ein lebendes, handelndes System. Diese Verfahren verstehen sich so, dass sie Selbstheilungskräfte aktivieren und die delikate innere Balance, die wir Gesundheit nennen und die der Körper selbsttätig erzeugt, wieder ins Lot bringen. Die Homöopathie spricht von der Lebenskraft, die chinesische Medizin vom Chi. Es ist aus meiner Sicht nicht hilfreich, dahinter eigene Wirklichkeiten zu sehen, die die Wissenschaft noch nicht entdeckt hat. Ich lese diese Begriffe vielmehr als Chiffren für die Fähigkeit unseres Organismus, sich selbst ins Lot zu bringen und sich selbst immer wieder neu zu heilen und zu regenerieren.

Hier tritt also nicht nur einfach eine andere therapeutische Intervention auf den Plan, die man genauso handhaben könnte wie Aspirin zur Blutverdünnung oder SSRI zur Depressionsbehandlung. Hier treten andere Weltbilder, andere Denkmodelle an, die dem herrschenden Paradigma Paroli bieten. Deswegen ist ja auch der Streit so heftig, und deswegen gehen die Wellen so hoch. Auch 1000 Studien, die belegen, dass Homöopathie von Placebo verschieden ist, würden diesen Streit nicht schlichten. Denn es geht um viel mehr als nur um eine einfach zu klärende empirische Frage. Es geht um die Frage, ob unsere Vorstellung vom Menschen als Maschine immer und überall nützlich ist. Die implizite Antwort der komplementären Therapieverfahren ist: Nein. Sie ist nicht immer nützlich. Sie ist vor allem dann nicht nützlich, wenn es sich um komplexe, chronische Störungen handelt. Dann haben komplementäre Therapien bessere Möglichkeiten als konventionelle. Mit ihnen lässt sich nämlich die gestörte Kraft des Organismus, sich selbst zu regenerieren, sanft wieder auf ihren Weg bringen. Wie, das ist zunächst unklar und vielleicht sogar unwichtig, zumindest für die Patienten. Denn die wollen einfach gesund werden – mehr nicht.

Die konventionelle Medizin könnte von Homöopathie, TCM und Co. lernen, dass es hin und wieder sehr sinnvoll sein kann, den Organismus auch anders denn als Maschine zu betrachten. Das tut im Übrigen die moderne Speerspitze der Forschung unter dem Titel Systembiologie bereits. Nur ist dieses Denken noch nicht in die Etagen der normalen Pharmakologie und Klinik vorgedrungen. Sonst wäre offensichtlich, dass gerade bei umfassenden Krankheitsprozessen das kausale Eingreifen in ein komplexes gestörtes System oft noch mehr Schaden anrichtet als es nützt.

In einer idealen medizinischen Welt würden aus meiner Sicht die Kräfte der konventionellen Medizin und die der komplementären gebündelt werden. Wir würden durch gezielte Forschung weiter im Verständnis der biologischen Prozesse vordringen. Wir würden Verfahren entwickeln, um akute Probleme zu lösen. Und wir würden die bereits vorhandene Potenz der komplementären Verfahren nutzen, auch vor dem Hintergrund ihrer größeren Sparsamkeit, um komplexe Probleme zu behandeln. Wir würden ausreichend forschen können, um abzuklären, wann genau solche komplementären Verfahren wie die Homöopathie nützlich sind und wann eher konventionelle.

Warum sind wir so weit von einer solchen Idealwelt entfernt? Ganz einfach: weil es nicht im Interesse der Hauptakteure im Gesundheitswesen ist, das momentane System zu verändern. Weil die öffentliche Hand als einzige Fördermöglichkeit keine Anstrengungen unternimmt, um das Potenzial unkonventioneller medizinischer Verfahren auszuloten. Und weil es sehr mächtige Wirtschaftsinteressen gibt, die genau das verhindern wollen. Wir haben gesehen:

- Die Komplementärmedizin verfügt über ein sehr hohes Potenzial. Einige Phytotherapeutika haben sich als mindestens so gut wie konventionelle Pharmazeutika erwiesen und haben weniger Nebenwirkungen, wie etwa das Johanniskraut.
- Die Homöopathie hätte so manches zu bieten. Aber es ist schwierig, die Überlegenheit gegenüber Placebo zu belegen. Obwohl auch das nicht unmöglich ist, ist die Berichterstattung über diesen Sachverhalt sehr verzerrt.
- Dies dürfte daran liegen, dass sich hier Paradigmen im Widerstreit befinden. Die eher ganzheitliche Sicht der Komplementärmedizin trifft auf die Vorstellung vom Menschen als Maschine.
- Idealerweise würden sich beide Richtungen verbünden: die moderne Medizin mit ihrer analytischen Kraft und ihrer Kompetenz, akute Probleme zu beheben und die komplementäre Medizin mit ihrer langen Tradition in der Behandlung komplexer, chronischer Störungen, die eher auf die Anregung der eigenen Selbstheilkräfte baut.
- Das ist im Moment kein realistisches Szenario. Grund sind weniger die mangelnden Daten als die Paradigmen, die gegeneinander kämpfen und die wirtschaftlichen Interessen, die damit verknüpft sind.

11. Der heilende Glaube

Vor einiger Zeit habe ich einmal eine Fernheilstudie durchgeführt. Ich wollte wissen, ob geistiges Heilen aus der Ferne Effekte zeigt, die unabhängig davon sind, ob jemand weiß, dass er behandelt wird. Technisch gesprochen also, ob die ganze Heilerei auf Placeboeffekten beruht oder ob es auch so etwas wie ein kausal-stabiles Heilersignal gibt, eine »Heilenergie«, die man unabhängig vom therapeutischen Kontext entdecken kann. Um das zu erreichen haben wir 409 Patienten mit chronischem Müdigkeitssyndrom auf vier Gruppen aufgeteilt: Eine Gruppe bekam eine Fernheilbehandlung und wusste davon, eine Gruppe bekam eine Fernheilbehandlung und wusste nichts davon, eine Gruppe bekam keine Fernheilbehandlung und musste auf diese Behandlung warten, wusste das aber. Und die letzte Gruppe schließlich bekam ebenfalls keine Fernheilbehandlung, musste also warten, aber wusste das nicht. Die Patienten, die fernbehandelt wurden, erhielten je drei Heiler zugewiesen, die alle weit vom Ort des Patienten weg wohnten. Die Heiler wiederum erhielten Fotos und Vornamen des Patienten und wussten natürlich um deren Beschwerden. Nach einem halben Jahr wurden auch die Patienten behandelt, die warten mussten, sodass am Ende alle in den Genuss der Behandlung kamen.

Wir konnten keinen Effekt des Heilens unabhängig vom Wissen der Patienten um die Behandlung zeigen. Aber zwei Dinge waren sehr erstaunlich: Es gab Patienten, die enorm von der Behandlung profitiert haben, und zwar völlig unabhängig davon, ob sie behandelt wurden oder nicht. Denken wir daran: Eine Gruppe wusste ja, dass sie behandelt wurde, zwei Gruppen wussten nicht, ob eine Behandlung stattfindet oder nicht. Nur eine Gruppe wusste, dass sie im Moment definitiv nicht behandelt wurde und warten musste. Etwa drei Viertel der Patienten waren also der Meinung, jetzt würden sie möglicherweise behandelt. Und völlig unabhängig davon, ob diese Behandlung nun stattfand oder nicht, besserten sich die Beschwerden einer ganzen Reihe von Patienten, nämlich 22 Prozent, drastisch. Die Effektgröße betrug bis zur Nachuntersuchung nach über einem Jahr 1.2. Das ist mehr als eine Standardabweichung. Erinnern wir uns: Die Effektstärke von Aspirin zur Verhütung von Herzinfarkt ist 0.05, die von Antidepressiva bei Depressionen ist 0.35. Bei unserer Studie war also ein dramatisch großer Effekt nachweisbar. Dies waren die Patienten, bei denen wirklich nach mehr als einem Jahr eine klinisch bedeutsame Besserung feststellbar war. Interessanterweise war genau die Hälfte davon in der Gruppe, die behandelt wurde, und die andere Hälfte in der Gruppe, die nicht behandelt wurde. Aber beide Patientengruppen hatten *geglaubt*, dass sie behandelt würden.[105]

Noch einmal: Ob jemand eine deutliche Linderung der Beschwerden verspürte oder nicht, hing nicht so sehr davon ab, ob er behandelt worden war oder nicht, sondern ob er *geglaubt* hatte behandelt worden zu sein. Eine Patientin schrieb uns ergreifende Briefe. Ihr Leben habe sich völlig verändert, obwohl sie vorher kurz davor war, alles aufzugeben. Sie habe wieder einen Beruf ergriffen, ihr Familienleben habe sich geändert, alles dank der Heilerbehandlung. Es kann kein Zweifel bestehen: Diese und andere Patienten waren durch die Studie wirklich von ihrem chronischen Müdigkeitssyndrom geheilt worden.

Dazu muss man wissen, dass dieses Krankheitsbild extrem schwer zu behandeln ist. Es nimmt in jüngster Zeit drastisch zu. Vor allem Lehrer, Ärzte, Krankenschwestern, Pfarrer, überhaupt alle Menschen in helfenden Berufen sind gefährdet – aber auch Manager und Leute, die extrem viel arbeiten und sich nie Pausen und Auszeiten gönnen. Oftmals beginnt es mit einer Infektion, einem Fieber, das unterdrückt wird. Manchmal handelt es sich um die Weiterentwicklung einer Depression. Wenn das Müdigkeitssyndrom richtig einsetzt, dann kann es sein, dass die Menschen so erschöpft sind, dass nichts mehr hilft. Keine Medizin, kein Schlafen, nichts. Selbst nach 16 Stunden Schlaf wachen sie auf und sind müde. Sie können sich mit knapper Not aufrappeln, um das Nötigste zu erledigen. Zum Arbeiten sind sie meistens nicht mehr in der Lage, und viele dieser Patienten – vor allem wenn es ernsthaft erkrankte sind –

laborieren ein Leben lang daran herum oder gehen gar in Frühpension. Manchmal finden Patienten zwar auch von selbst wieder aus der Niedergeschlagenheit heraus. Das geschieht vor allem dann, wenn sie sich entschließen, etwas zu tun, und eine Therapie beginnen. Denn sowohl Verhaltenstherapie als auch eine sich langsam steigernde Bewegungstherapie kann helfen. Ein guter Freund von mir hat sein chronisches Müdigkeitssyndrom über eine komplexe Mischung aus Homöopathie, Naturheilverfahren und Lebensstilveränderung überwinden können, leidet aber immer noch an großer Empfindlichkeit.

Mit diesem Syndrom ist also nicht zu spaßen, und es handelt sich nicht einfach nur um Einbildung. Die Betroffenen sind richtig schwer krank. Insofern habe ich die Quote der wirklich deutlich klinisch gebesserten Patienten in unserer Studie schon als guten Erfolg gewertet. Auf was ich hier aber besonders hinweisen will, ist Folgendes: Ob die Patienten eine Besserung der Beschwerden verspürten oder nicht, hing entscheidend davon ab, was sie selbst mit sich und in sich taten. Sie entschieden sich, daran zu glauben, dass sie behandelt würden und dass eine Besserung eintreten würde. Und dann trat die Besserung auch ein. Ich weiß nicht, ob das ein Automatismus ist. Nicht immer, wenn wir glauben, wir werden geheilt, geschieht das auch. Aber ohne Glauben ist es sehr schwer, eine Besserung zu erreichen.

Die therapeutische Kunst scheint es nun zu sein, genau diesen Funken des Glaubens zu entfachen, sodass das Feuer des Lebens und der Heilung aufflammen kann. Wie das genau gemacht wird, ist eigentlich einerlei. Wir haben oben gesehen, welche Mechanismen wir bereits kennen. Viele Wege führen nach Rom, und viele Methoden können diesen Glauben entzünden. Ob ein Patient nach einem langen Leidensweg bei einem Heiler landet, von dem er die Heilung erwartet, und deswegen nun endlich den Glauben entwickeln kann, dass Heilung möglich ist, oder ob er sich in die Hand eines guten Chirurgen begibt, von dem er sicher ist, ein neues Leben geschenkt zu bekommen – letztlich ist es immer der Glaube des Patienten, der den Heilungsprozess befördert.

Möglicherweise findet dabei eine unbewusste Interaktion statt. Die meisten guten Heiler, die meisten guten Chirurgen bewirken ja vielleicht auch eine subtile Änderung und lenken die Aufmerksamkeit des Patienten darauf. Das Wahrnehmen dieser Veränderung (»Au ja, jetzt wird es ganz warm, wo Ihre Hand ist; tatsächlich, ich hab schon weniger Schmerzen!«) bestätigt den positiven Zirkel des Glaubens. Und schon ist das Wunder der Selbstheilung vollbracht. Wir kennen aus dem Neuen Testament eine Fülle von Geschichten, bei denen der biblische Jesus irgendwelche Gelähmten, Tauben, Blinden oder andere Menschen heilt. Fast immer stellt er dabei den Glauben des Geheilten in den Mittelpunkt des Geschehens, nicht seine eigene Heilungsgabe. Er sagt »Dein Glaube hat Dich geheilt«. Bei der Geschichte von der blutflüssigen Frau wird die subtile Interaktion sehr deutlich. Dort wird Jesus in einer großen Menge von jemandem berührt und fragt, wer in berührt habe. Die Jünger machen sich über ihn lustig und weisen drauf hin, dass so ein riesiges Gedränge sei, dass ihn Mengen von Leuten jeden Augenblick berühren. Er aber besteht darauf: Er habe gespürt, dass ja doch eine Kraft von ihm selbst ausgegangen sei, also müsse ihn jemand mit der *Intention, geheilt zu werden*, angegriffen haben. Daraufhin gibt sich die Frau zu erkennen, die an Dauerblutungen litt. Man muss sich an dieser Stelle klar machen, dass eine blutende Frau im jüdischen Kontext unrein war. Sie durfte eigentlich gar nicht unter die Leute gehen und schon gar keinen Mann, geschwige denn einen Rabbi, wie es Jesus war, anfassen. Die Frau tat es trotzdem – wohl in dem Glauben, dass sie von ihm geheilt werden könnte. Nun hat sie große Angst entdeckt zu werden. Doch man findet sie und ihr Tabubruch fliegt auf. Aber anders als erwartet empfängt sie keine Prügel, sondern Heilung. Was ist geschehen? Jesus sagt es ihr: Ihr Glaube hat sie geheilt.[106]
Der Glaube kann sich interessanterweise aber immer nur in der Begegnung mit einem Heiler zeigen. »Frei schwebend« können wir offenbar nicht stark genug glauben. Daher richten wir unsere Erwartung immer auf einen anderen: einen mächtigen Arzt, einen mächtigen Heiler oder Therapeuten. Denn in diesem Begegnungs-

kontext entsteht genau jener Funke Glauben, aus dem Heilung kommt. Vielleicht könnten wir ja wirklich auch so genügend Glauben mobilisieren, aber das ist wohl schwer. Insofern heißt Glauben immer: Vertrauen in ein Gegenüber, das mir durch seine Zuwendung und das, was er oder sie sonst noch an Möglichkeiten hat, helfen kann. Es wäre vermutlich irreführend, diese Heilung dann jemandem bestimmten zuschreiben zu wollen: dem Heiler, dem Doktor, dem Therapeuten, dem Patienten. Es ist immer die Interaktion zwischen beiden, das Dazwischen sozusagen, das diesen Glauben entfacht.

Was meinen wir mit Glauben? Ich schlage vor, den Begriff hier so zu verstehen: Glauben ist das existenzielle Vertrauen, dass sich eine Situation zum Guten wenden kann. Wenn wir diesen Glauben ohne ein bisschen Zweifel mobilisieren können, sodass wir gleichsam das Ergebnis schon vorwegnehmen, als wäre es schon Wirklichkeit, dann haben wir genau jenen biblischen Glauben aktiviert, der die Wirklichkeit verändert und Heilung bringen kann. Den Glauben, von dem das Neue Testament sagt, er könne Berge versetzen.

Ich habe einmal eine alte Heilerin besucht, Ursula Kress, weil ich wissen wollte, wie sie arbeitet und was ihr Modell vom Heilen ist.[107] Sie hat mir vorher viele Fallberichte geschickt, manche davon sehr gut dokumentiert. Oftmals waren schwere Fälle missgebildeter Kinder darunter, die unter ihrer Hand wieder gerade laufen lernten, gleichlange Glieder bekamen und derlei unglaubliche Geschichten. Ich wollte wissen, was sie da macht. Sie sagte: »*Ich stelle mir vor, wie es sein soll, und genau so wird es dann.*« Dies halte ich für einen zentralen Satz, der das gut trifft, was ich hier versuche mit dem Wort »Glauben« zu umreißen. Wir müssen in uns eine Vorstellung entwickeln – ob als Patienten oder als Therapeuten –, wie etwas sein soll und werden könnte, dann haben wir auch die Chance, dass es so wird. Ob es so wird, steht nicht immer in unserer Hand. Aber ohne eine solche positive Vision wird es schwierig werden.

Krankheit als Entfremdung

Klaus-Michael Meyer-Abich, der Nestor der deutschen Natur-, Medizin- und Ökologiephilosophie, hat vor Kurzem in einem wunderbaren Buch darauf hingewiesen, dass Krankheit Entfremdung ist. [108] Entfremdung von uns selbst, von unserem sozialen Eingebundensein, von unserer tieferen Natur und von der Natur überhaupt. Das ist ein sehr wichtiger Gedanke, denn er bringt ein neues Modell vom Menschen in die Diskussion. Der Mensch wird nicht mehr als Maschine gesehen, sondern als ein lebendes System unter vielen anderen. Er ist in einen Kontext von Leben eingebettet, den er nicht ungestraft ignorieren kann, sonst entfremdet er sich von seiner Natur und dadurch im Tiefsten von sich selbst. Krankheit ist also nicht nur Schicksal, sondern Krankheit ist auch das Resultat unserer eigenen Handlungen. Nicht nur, aber auch. Manchmal stößt uns wirklich etwas Schicksalhaftes zu. Dann ist es nicht immer nützlich, nach dem Grund zu fragen. Denn den gibt es vielleicht gar nicht. Manchmal aber sind wir selbst der Urheber unseres Leidens: zum Beispiel weil wir uns über Jahre hinweg geweigert haben, eine Änderung in unserem Ernährungsverhalten oder Lebensstil einzuführen, von der wir genau gespürt haben, dass sie notwendig ist. Durch unsere Wertsetzungen, weil uns etwa unsere berufliche Karriere und das Geldverdienen wichtiger war als die Familie, Freunde oder unser Wohlbefinden. Durch unsere Entscheidungen, weil wir uns entschieden haben, in einem bestimmten Beruf zu bleiben, obwohl wir gemerkt haben, dass er uns nicht gut tut. Die Beispiele ließen sich vermehren.

Entfremdung kann auch in einem sozialen Gesamtkontext einer Gesellschaft geschehen. Dann ist die Heilung eines Einzelnen Flickschusterei. Wenn die gesamte Gesellschaftsstruktur so ist, dass Krankheit erzeugt wird, dann müssen wir die Struktur ändern, nicht die Kranken. Wir kennen aus der Sozialmedizin mittlerweile eine Fülle von Beispielen. Wenn Menschen von oben unter Druck gesetzt werden, aber wenig Entscheidungsspielraum haben, dann erzeugt dies Stress und Krankheit. Oder wenn Menschen für ihre

Arbeit keine angemessene Bestätigung erhalten (ob das nun Lob vom Chef oder Bezahlung ist), dann werden sie krank. Nicht immer, aber häufig.

Entfremdung kann auch in einem größeren, ökologischen Kontext stattfinden: als Entfremdung von der Natur. Wir bewegen uns mittlerweile fast nur noch in künstlichen Umwelten, vom Büro bis zur Wohnung, und selten sehen wir Sonnenlicht und Natur. Letztere finden wir oft nur sehr gezähmt im Vorgarten oder im Park. Unser Denken und Handeln entfremdet sich von diesen natürlichen Zusammenhängen – Krankheiten entstehen, die aus meiner Sicht ein direktes Resultat dieser Tatsache sind. Ob dies nun dadurch passiert, dass wir Nahrung zu uns nehmen, die so denaturiert ist, dass wir uns damit selbst krank machen, oder dadurch, dass wir uns psychisch entfremden, ist vielleicht einerlei. Ich kann mir beispielsweise nicht vorstellen, dass auf einer Schule auf dem Land oder in den Bergen, wo Kinder noch sehr viel näher am Naturkontext leben, das Aufmerksamkeits- und Hyperaktivitätssyndrom genauso verbreitet ist, wie dies in der Stadt der Fall ist.

Schließlich sollten wir auch die spirituelle Dimension nicht vergessen. Ich habe mich darüber kürzlich in einem separaten Buch ausführlich geäußert und will mich hier nicht wiederholen.[109] Es ist manchmal nützlich, unseren Weg und unser Leben nicht nur »von hinten«, aus dem bereits Erlebten heraus, zu verstehen. Wir können es auch aus dem Blickwinkel betrachten, was wir noch werden könnten, vielleicht sogar was wir sein sollen oder was an Anlagen in uns schlummert. Das betrifft unseren Wesenskern – die Frage, wer wir eigentlich, im Tiefsten, wirklich sind und werden können. Ich möchte das ganz nüchtern und unaufgeregt verstanden wissen als die Anlagen in uns, die sich entfalten wollen und die zur Entfaltung zu bringen unsere Lebensaufgabe ist. Jede spirituelle und religiöse Tradition hat andere Bezeichnungen dafür. In der christlichen Tradition ist der Begriff der Berufung dafür üblich. Ein Existenzialist wird vielleicht Lebensentwurf dazu sagen, andere mögen andere Begriffe verwenden. Es geht weniger um die Begriffe. Auch ist nicht wesentlich, ob wir uns nun vorstellen, diese Berufung würde am Grunde unseres Wesens schlummern wie ein Same, oder ob wir denken, wir schaffen sie uns selbst.

Wichtig ist vielmehr, dass wir ein Gespür dafür bekommen, dass es so etwas gibt wie das *uns Gemäße*, um mit Platon zu sprechen. Und wichtig ist es auch zu verstehen, dass unsere Vergangenheit, unsere Ausbildung, der gesellschaftliche und historische Kontext, in dem wir gerade stehen, nicht immer dazu angetan ist, dieses uns Gemäße zum Ausdruck zu bringen. Wir müssen uns manchmal gegen Widerstände durchsetzen, um zu ihm zu gelangen. Oftmals spüren wir es, getrauen uns aber nicht, danach zu leben. Manchmal tritt es uns in Wünschen, Fantasien und Träumen entgegen – aber wir setzen es nicht um, weil es Einschnitte in unser Leben bedeuten würde, Entscheidungen, die schmerzhaft sind, oder weil wir mit lieb gewordenen Gewohnheiten brechen müssten. Wenn wir konsequent gegen unsere innere Natur leben, dann ist manchmal eine Krankheit unausweichlich. Der Philosoph Rudolf Steiner (1861–1925) hat einmal gesagt: »Wenn der Mensch nicht mehr weiterweiß, schicken die Götter eine Krankheit.« Damit ist genau dieser Zusammenhang gemeint: Krankheit kann manchmal die einzige Chance sein, ein Leben zum Stehen und auf den rechten Weg zu bringen, das sich auf einem fatalen Abweg befindet. Und Heilung besteht darin, diesen Abweg zu verlassen und auf seinen eigentlichen Weg zurückzukehren.

Ein Leiter einer Krebs-Rehabilitationsklinik hat mir einmal eine Geschichte von einem jungen Krebspatienten erzählt. Bei ihm wurde eine sehr aggressive Krebserkrankung diagnostiziert und man schickte ihn nach Hause, weil man nichts mehr für ihn tun könne. Man gab ihm noch maximal ein halbes Jahr, eher ein Vierteljahr. Man stelle sich vor: Ein junger Mensch, mitten im Leben, erhält eine solche Diagnose und damit sein Todesurteil. Normalerweise wäre das ja ein Grund zum Verzweifeln und Grübeln. Nun, dieser junge Mann tat etwas sehr Ungewöhnliches. Er tat das, was er immer schon tun wollte und offenbar aus mancherlei Gründen nicht getan hatte: Er kaufte sich ein Mountainbike und radelte quer über die Alpen. Als er zurückkam, war der Krebs weg.

Diese Geschichte illustriert, was ich sagen will: Wenn wir Krankheit als ein Zeichen nehmen, dass wir in unserem Leben etwas anders machen müssen, und uns dann auf den Weg machen, dieses Neue und Andere zu suchen, dann kehren wir zurück zu uns selbst und setzen der Entfremdung ein Ende. »Mache der Unterdrückung in Dir ein Ende!«[110] lautet ein sehr schönes Wort des Propheten Jesaja, das dies illustriert. Oftmals benötigen wir dazu Hilfe und Therapeuten, Ärzte, die geschult sind, auf diese leisen Töne zu hören. »Manchmal ist eine Zigarre nur eine Zigarre«, pflegte der Psychoanalytiker Sigmund Freud (1856–1939) zu sagen, wenn man versuchte, sein Zigarrenrauchen seiner eigenen Lehre gemäß zu deuten. Manchmal ist eine Krankheit einfach eine dumme Geschichte, die sich im Leben ereignet – ohne Grund und ohne Ziel. Manchmal ist Krankheit aber auch ein Zeichen, das uns darauf hinweist, dass wir etwas anders machen sollten. Dies zu unterscheiden ist nicht immer trivial, aber Patienten sind normalerweise sehr scharfsichtig in dieser Hinsicht. Sie würden Ärzte und Begleiter benötigen, die ihnen auf diesem Weg helfen und sich nicht nur als Körpermechaniker verstehen, die halt hier etwas wechseln und dort etwas reparieren.

Dies ist der Ort, an dem die vorher erwähnte »Kultur des Bewusstseins« ins Spiel kommt. Wer sich darin übt, auf diese leise innere Stimme zu hören und sich dafür auch Zeit nimmt, der kommt zum einen weniger in Gefahr, sich von sich selbst zu entfremden, und hat zum anderen im Ernstfall eher die Chance, genauer zu hören, was ihm jetzt gut tut und wie es weitergehen könnte. Hier trifft sich dann medizinische Therapie mit persönlicher Entwicklung.

Therapie als Gestaltung eines neuen Lebenskontextes

Wenn wir Krankheit als Entfremdung und nicht nur als lästige Störung eines Apparats auffassen, die man rasch beheben muss, dann ist auch die globale therapeutische Strategie eine andere. Dann würde es darum gehen, den weiteren Kontext in die Diagnose und Therapie mit einzubeziehen. Wie könnte das aussehen? Ein Patient mit einem Verschluss der Herzkranzgefäße würde dann eben nicht einfach nur als mechanisches Problem gesehen, bei dem man nur die Mechanik der Blutversorgung in Ordnung bringen muss, indem man entweder entsprechende Medikamente gibt oder operativ eine Umleitung legt. Er würde in seinem Gesamtkontext gesehen werden:

• Wie sieht seine Einbettung in die Natur aus und wie ernährt er sich demzufolge?
• Wie ist er beruflich eingebunden? Erhält er die Bestätigung und die Gratifikation, die er braucht?
• Wie sieht sein soziales Umfeld aus? Hat er ausreichend gute und enge Beziehungen, die ihn stützen, oder leidet er möglicherweise an mangelnden Kontakten?
• Wie sieht seine Beziehung zu seinen intimsten Bezugspersonen aus, seinem Partner, seiner Partnerin, seinen Kindern oder Eltern? Kann er dort sein Herz öffnen oder nicht?
• Wie steht er schließlich zu seiner eigensten inneren Natur? Hat er ein Gefühl dafür, wohin er mit seinem Leben will, oder lässt er sich treiben und fremdbestimmen?

Dies wären etwa Fragen, die ein Arzt, der nicht nur im Rahmen des Maschinenmodells arbeitet, irgendwann stellen sollte.

Dann könnte eine umfassende Therapiemaßnahme eben genau darin bestehen, zusammen mit dem Patienten ein neues Leben zu entwerfen – und nicht nur eine neue Blutbahn. Die Krankheit kann als Chance genutzt werden, das Leben ganz neu zu erfinden. Derzeit wird in deutschen Zügen für die Blutspende Reklame gemacht, mit einem klugen Plakat, wie ich finde. Zu sehen ist ein und derselbe Mensch mit zwei Lebensdaten. Darunter steht: »neu geboren am…« mit einem neueren Datum, das suggerieren soll, dass jemand durch eine Blutspende neu geboren worden ist. Dieses Bild lässt sich generell auf eine gute Therapie anwenden. Wenn man Krankheit als einen wichtigen Wendepunkt im Leben eines Menschen begreift, dann geht es darum, das Leben neu zu erfinden, neu zu entwerfen, ja eine wahre Neugeburt vorzunehmen.

Wenn wir uns an die Information erinnern, dass eine Lebensstilumstellung (vor allem die Umstellung der Ernährung) einen Gefäßverschluss am Herzen rückgängig machen kann, dann sehen wir, wohin das führen könnte. Wenn wir etwa von der Einbettung in die Natur ausgehen, dann wird sich eine Umstellung der Ernährung von selbst nahelegen. Denn nur eine völlig von allen natürlichen Zusammenhängen entfremdete Art der Ernährung bringt Zivilisationskrankheiten in dem Ausmaß hervor, wie wir sie erleben. Wer dann seine Krankheit nutzt, um diese Umstellung vorzunehmen, und sich dadurch auch wieder in einen ganz anderen Zusammenhang zur Natur stellt, der hat schon einen ersten wichtigen therapeutischen Schritt getan. Vielleicht sogar den wichtigsten, aus dem alles andere folgt.

Doch möglicherweise ist auch das nicht ausreichend. Vielleicht muss man zudem den Arbeitskontext berücksichtigen. Oftmals lässt sich durch Änderungen am Arbeitsplatz oder durch Veränderung des Arbeitsplatzes eine Arbeitsbedingung schaffen, die zuträglicher ist. Manchmal wird therapeutische Hilfe dazu nötig sein, damit jemand beispielsweise lernt, sich seinem Chef oder den Kollegen gegenüber besser durchzusetzen oder seine Bedürfnisse besser zu artikulieren. Vielleicht sind auch noch weiterreichende Maßnahmen im Leben notwendig: eine Aussöhnung mit Verwandten, eine Klärung mit den Kindern oder dem Ehepartner. All das wäre Teil eines umfassenden Diagnose- und Therapieprogramms, währenddessen das Leben neu entworfen wird.

Es könnte sein, dass dann auch noch ein chirurgischer Eingriff notwendig wird, aber dieser stünde vielleicht nicht im Zentrum der Bemühungen, außer wenn jemand so akut gefährdet ist, dass eine chirurgische Hilfe absolut lebensrettend ist. Wenn man all diese oben genannten Aspekte berücksichtigt – die Ernährung umstellen, lernen mit belastenden Lebenssituationen konstruktiv umzugehen, vielleicht regelmäßige Entspannung und Meditation in sein Leben einbauen, wichtige Beziehungen klären, sich ausreichend Bestätigung am Arbeitsplatz holen – könnte sich nämlich auch zeigen, dass dann sogar die Notwendigkeit eines Eingriffs vorbeizieht wie eine Gewitterwolke.

Warum funktioniert unser medizinisches System nicht nach einem solchen ganzheitlichen Ansatz? Es gibt schon längst Vorschläge dazu. Der berühmte Psychosomatiker Thure von Uexküll (1908–2004) hatte ähnliche Gedanken schon vor 20 Jahren geäußert. Seine Schüler und die von ihm Ausgebildeten haben eine Akademie zur ärztlichen Fort- und Weiterbildung gegründet, in der diese Lehre weiterverbreitet wird. Es gibt wissenschaftliche Gesellschaften, die sich mit dem biosemiotischen Modell, wie es in der Fachsprache genannt wird, befassen. Warum ziehen diese Gedanken so sang- und klanglos an allen Entscheidungsträgern vorüber? Ganz einfach: weil keiner von denen, die momentan im System mit Krankheit Geld verdienen, dann noch Kasse machen würde. Alle, die im Moment in unserem Gesundheitssystem Geld verdienen und von ihm profitieren, haben ein vitales Interesse daran, dass sich solche Einsichten eben genau *nicht* weiterverbreiten. Denn wenn sie es täten, wäre es aus mit den dicken Verdiensten. Wenn sich diese Erkenntnisse durchsetzen würden, wäre das sicher nicht das Ende der Pharmabranche oder der Chirurgie – bestimmt nicht. Aber die Verschreibungen würden abnehmen, die chirurgischen Eingriffe zurückgehen. Das Schwergewicht der Behandlung würde sich verlagern, weg von den pharmakologischen, chirurgischen, materiellen Eingriffen, hin zu kommunikativen Prozessen: zu Gesprächen zwischen Arzt und Patient, zu selbst verantworteten Entscheidungen von Patienten und Umstellungen des Lebensstils, zu psychotherapeutischer Unterstützung, ja vielleicht sogar zu Umstrukturierungen im Arbeitsleben. Aber das rasche und etwas kurzsichtige Greifen zur Pille würde sicher weniger werden, genauso wie das allzu rasche und noch teurere »Schneiden«.

Therapie als Raum des Wunders

Es gibt eine berühmte therapeutische Frage, die aus der systemischen Familientherapie kommt: »Stellen Sie sich vor, es würde über Nacht ein Wunder passieren: Woran würden Sie das am nächsten Morgen erkennen?« Oftmals gelingt es Patienten nicht, sich so etwas überhaupt vorzustellen. Sie sind so eingefahren in ihren alten Gleisen der Krankheit, dass sie eine positive Vorstellung, wie es denn nun auch anders sein könnte, gar nicht entwickeln können. Sie haben schlicht und ergreifend überhaupt keine positive Vision, wie sich ihr Leben ohne Krankheit gestalten ließe, denn die Krankheit ist ihr Leben geworden. Solche Patienten werden auch dem besten Chirurgen, Arzt und Therapeuten beweisen, dass er die Krankheit nie und nimmer heilen kann. Daher ist der erste Schritt: den Patienten – und sich selbst – davon zu überzeugen, dass es in der Tat auch anders sein könnte. Wenn der Patient erst einmal diesen allerersten Schritt tut, dann ist eine Spur zur Veränderung gelegt. Denn dann kann man daran arbeiten, dieses mögliche Wunder weiter zu explorieren: Wie würde das konkret aussehen? Was müsste passieren, damit so etwas möglich wird? Wie würde sich das anfühlen? Welche Konsequenzen hätte das für einen selbst und für andere?

Plötzlich entdeckt man dann vielleicht, dass das Wunder tatsächlich gar nicht so erwünscht ist. Denn vielleicht verschiebt sich ja dann das Gefüge in der Ehe und man müsste beginnen, diese neu zu definieren. Oder man müsste am Arbeitsplatz oder sonst wo mehr Verantwortung übernehmen.

Therapie ist die Kunst, das Wunder wahrscheinlich zu machen. Es gibt viele Möglichkeiten, das zu tun. Eine ist die psychotherapeutische, die ich oben ganz kurz angerissen habe. Eine andere ist die traditionell ärztliche: Man vermittelt dem Patienten einen derart überzeugenden Mythos, dass er keine andere Wahl hat als daran zu glauben, dass es wohl so sein wird. Der momentan für die Mehrzahl der Menschen überzeugendste Mythos ist derjenige vom Maschinenmodell des Menschen: »Wir legen Ihnen neue Blutgefäße, Herr Müller, dann bekommt Ihr Herz wieder das Blut, das es braucht, und dann ist alles wieder gut. Denn schließlich ist das Herz nichts als eine Pumpe – und die braucht nun mal Energie zum Pumpen, nicht wahr? Und weil Ihre Gefäße so verstopft sind, bekommt es diese Energie nicht. Wir beheben das Problem. Nach einem halben Jahr sind Sie wieder fit. In der Reha zeigt man Ihnen, wie Sie noch ein bisschen für sich sorgen können, und dann sind Sie geheilt.«

Das ist eine Möglichkeit, ein Wunder wahrscheinlich zu machen. Man gibt den Patienten einen potenten Mythos an die Hand und installiert in ihnen den Glauben daran. Dies Prinzip wird derzeit von unserem ganzen medizinischen Apparat unterstützt und von unserem gesellschaftlichen Konsens genährt. Daher funktioniert es auch leidlich gut. Es ist aber sehr teuer im Unterhalt und seine Ergebnisse sind nicht immer optimal. Wir nehmen das im Moment hin, weil wir zu fantasielos sind, es uns auch anders vorzustellen. Daher ist mein Buch eigentlich ein Versuch, das kollektive Wunder des Umdenkens möglich zu machen. Denn es geht auch anders. Das habe ich versucht zu skizzieren.

Eine andere Möglichkeit, ein Wunder möglich zu machen, wäre es zu sagen: »Herr Meier, Ihre Krankheit ist ein Zeichen, dass irgendetwas anders werden muss. Zwar sind Ihre Blutgefäße am Herzen verstopft, aber das ist nur die Oberfläche des Problems. Um die kümmern wir uns auch, wenn es nötig wird. Doch möglicherweise verschwindet dieses Problem, wenn wir uns um die tieferen Hintergründe kümmern. Sie haben jetzt die einmalige Chance, Ihr Leben ganz neu zu entwerfen, und Sie müssen es vielleicht sogar, damit Sie nicht wieder krank werden. Lassen Sie uns die Zeit gemeinsam nutzen und träumen, wie ein völlig anderes Leben aussehen könnte, in dem Sie genau das tun, was Ihnen entspricht – genau so, wie es gut für Sie ist und für diejenigen um Sie herum, die Ihnen wichtig sind. Wir werden uns Ihre Ernährungsgewohnheiten ansehen, denn sie sind die materielle Ursache für Ihren Arterienverschluss. Wir werden gemeinsam über Ihre Beziehungen sinnieren, denn sie spielen oft eine wichtige Rolle. Wir sollten vielleicht über Ihre Liebe nachdenken und darüber, wie wohl Sie sich an Ihrer Arbeitsstelle fühlen. Und eins versprech' ich Ihnen: Wenn wir in all diesen Bereichen Ihr Leben neu entworfen haben und Sie sich darangemacht haben, dieses neue Leben zu leben, dann ist die Chance, dass wir Ihnen mit einem operativen Eingriff weiterhelfen müssen, sehr, sehr klein. Inzwischen können Ihnen ein paar Medikamente als Brücke dienen, bis Sie den Rest im Griff haben.«

Und schon ist ein ganz anderer Mythos entworfen. Der Mythos von der Neugeburt durch Umgestaltung des Alten. Er ist ein bisschen komplexer als der Mythos von der zu reparierenden Maschine. Er greift weiter aus. Aber er stellt den Patienten ins Zentrum: nicht als passiven Empfänger medizinischer Eingriffe, sondern als Handelnden, als einen, der beginnt für sein Leben Verantwortung zu übernehmen. Er macht den Patienten – den Leidenden (von Lateinisch *patiens*, leidend) – zum Agenten – zum Handelnden (von Lateinisch *agens*, handelnd). Ich meine, wir müssen, um das Grundproblem in unserem Gesundheitswesen zu überwinden, nicht nur die Gültigkeit des Maschinenparadigmas relativieren. Wir müssen auch die damit einhergehende Entmündigung des Patienten hinter uns lassen, welche die Verantwortung für die Gesundheit vom Einzelnen auf das medizinische System verschiebt. Von dieser Verschiebung der Verantwortung profitieren im Moment kaum die Patienten, sondern vor allem das Krankheitssystem und seine Akteure.

Wunder können aber auch noch anders geschehen, und die Komplementärmedizin ist ein gutes Beispiel dafür. Hier werden manchmal mit spezifisch minimal wirksamen Methoden erstaunliche Erfolge erzielt. Wie und warum? Die Antwort auf diese Frage ist relativ einfach. Durch die in der Komplementärmedizin verwendeten Modelle und Mythen werden bislang gültige Definitionen für eine Weile aufgehoben. Es entsteht sozusagen ein klinisches Vakuum. In dieses klinische Vakuum, in dem Krankheit für einen Moment völlig an den Rand gestellt wird, kann Gesundheit einströmen. Wie muss man sich das vorstellen?

Frau Schmitz kommt zur Homöopathin und schildert all ihr Weh. Eine Stunde lang oder länger erzählt sie alle Symptome, nicht nur die ihrer Migräne, wegen derer sie gekommen ist, sondern auch, was sie in ihrem Leben sonst noch so alles an Krankheiten und Leiden durchgemacht hat. Sie spricht vielleicht auch zum ersten Mal über ihre Fehlgeburt und die damit verbundenen Gefühle. Sie wird zum ersten Mal über ihre Zufriedenheit mit ihrem Sexualleben befragt und beginnt, vielleicht auch zum ersten Mal, darüber zu reden, dass sie gerne mehr empfinden würde, aber es irgendwie nicht kann. Sie wird noch zu diesem und jenem befragt. Die Homöopathin tut das nicht nur, weil sie empathisch eine psychotherapeutische Atmosphäre schaffen will, sondern weil sie diese Informationen braucht, um ihre Arzneimittelwahl zu treffen. Sie verschreibt der Patientin nach eineinhalb Stunden Gespräch homöopathisches Kochsalz in der Potenz C200. Wenn sie klug ist, gibt sie ihr ein paar Kügelchen direkt auf die Zunge und weist sie an, sich telefonisch zu melden, wenn etwas Merkwürdiges passiert, und ansonsten in vier bis sechs Wochen wiederzukommen.

Die Patientin wird nun beginnen ganz anders auf ihre eigene Situation zu schauen. Sie wird vielleicht zum ersten Mal auf Dinge achten, die sie bislang missachtet hat. Sie wird vielleicht zum ersten Mal mit ihrem Mann über die Gefühle sprechen, die sie bei ihrer Fehlgeburt hatte, und möglicherweise auch über ihr Gefühl des Ungenügens und Unbefriedigtseins im sexuellen Zusammensein. Sie wird sorgfältig auf Anzeichen der Veränderung achten. Hat sie sich nicht heute Morgen schon ein bisschen fröhlicher gefühlt? War nicht ihr Mann gestern ein bisschen zärtlicher zu ihr? Sie wird vielleicht ihre Ärztin anrufen und über die Veränderungen berichten. Die bestätigt sie darin, dass das ein Zeichen dafür ist, dass das Arzneimittel wirkt. Wunderbar, das haben ja alle erwartet und erhofft. Und schon ist der Weg geebnet, dass das Wunder möglich wird, das Wunder der Heilung, das nur aus der Patientin selbst kommen kann und wird. Vielleicht wird es unterstützt von einer empathischen Beziehung, vielleicht sogar von einer sehr subtilen, von uns noch nicht verstandenen Pharmakologie. Auf jeden Fall aber ist es ausgelöst durch ein völlig freies, offenes Feld, in dem wieder alles neu werden kann. Und wenn es neu werden kann und alle Beteiligten daran glauben, dann ist die Chance, *dass* alles neu wird, auch um einiges höher – wenn nicht sogar sehr hoch.

Ein anderes Wunderszenario könnte beim Geistheiler passieren. Der erklärt seinem Patienten, der an unerklärter Angst leidet, dass es womöglich eine schlechte Energie in seinem Umfeld gebe, und liefert damit eine zwar für uns etwas abwegige, aber für den Patienten möglicherweise plausible Erklärung. Der Geistheiler erklärt dem Patienten weiter, dass er nun durch Gebete diese negativen Energien aus seinem Umfeld leiten werde. Vielleicht hat er ein paar schöne Geschichten parat. Ich kannte eine Heilerin, die gerne mit Kristallen heilte und zu erzählen pflegte, dass sie einmal einen Manager behandelt hatte, der sehr schwer depressiv war. Als sie ihn behandelte, sah sie, wie aus dem Kopf des Patienten durch den Kristall hindurch lauter kleine schwarze Tierchen hervorkamen, genau in die Richtung, in die der Kristall deutete, weiterwanderten und schließlich durchs Schlüsselloch verschwanden. Anschließend, so war die Erzählung der Heilerin und so muss der Mythos auch weitergehen, war der Manager von seiner Depression geheilt. Nun erzählt der Heiler also diese oder eine ähnliche Geschichte. Das flößt Vertrauen ein und bewirkt eine Erwartung. Der Heiler führt ein ausgeklügeltes Heilritual durch. Ich kannte einen Psychiater, der auch als Heiler arbeitete, der seine Patienten ausführlich zu segnen pflegte. Andere streichen im Umfeld des Patienten mit den Händen auf und ab und sagen, sie würden dessen Aura behandeln. Wieder andere sagen, sie würden die dunklen Energien im Umfeld des Patienten »sehen« und sie »sehen« dann auch, wie sie verschwinden.

Welch größere Bestätigung kann es geben, als wenn ein Heiler etwas entweichen »sieht«. Ich setze das »sehen« hier bewusst in Anführungszeichen, nicht weil ich glaube, dass die Heiler Unsinn reden (obwohl manche das sicher auch tun), sondern weil es hier um eine andere Dimension des Sehens geht. Weil der Patient es eben nicht »sehen« kann, muss er glauben. Wenn er das tut, dann hat der Heiler schon fast gewonnen. Denn dann mobilisiert der Patient die Erwartung und das Vertrauen, dass sich jetzt etwas ändern könnte, und zwar radikal, vollkommen. Der Heiler hat möglicherweise auch noch allerhand Insignien seiner Fähigkeit an der Wand hängen – Diplome, gerahmte Briefe von geheilten Patienten, ein Foto, wie er dem Papst oder dem Altbundeskanzler Kohl die Hand schüttelt. Alles sind Ausweise seiner Macht, die der Patient im Wartezimmer mit Ruhe bestaunen und ausführlich zur Kenntnis nehmen kann. Das hilft, denn es ermöglicht den Raum des Wunders. Vielleicht wird jetzt tatsächlich etwas radikal anders. Denn der Patient hält es, vielleicht zum ersten Mal seit langer Zeit, für möglich, dass etwas anders wird. Und dann wird es auch so, möglicherweise.

Das sollte nicht ausschließen, dass manche Heiler vielleicht wirklich Energien manipulieren, die wir noch nicht kennen, oder in himmlischen Sphären Sondertarife haben, die uns anderen Sterblichen nicht gegeben sind, oder Wahrnehmungsgaben, die wir uns nicht vorstellen können. Schmetterlinge können ja auch ein Molekül Pheromon in tausenden Kubikmeter Luft riechen. Warum soll nicht ein Heiler auf anderen Gebieten ebenso sensibel wahrnehmen können? Aber das ist hier nicht der Punkt. Mir geht es jetzt einzig und allein darum, dass völlig unabhängig davon, ob der Heiler etwas bewirkt, völlig unabhängig davon, ob in homöopathischen Kügelchen pharmakologische Information steckt, und völlig unabhängig davon, ob ein Bypass die mechanische Blutversorgung zum Herzen wiederherstellt, in einer solchen therapeutischen Situation der Keim zum Wunder liegt. Und dieses Wunder schafft der Patient *aus sich*, es wird nicht vom Arzt oder Therapeut geschaffen. Die Aufgabe des guten Therapeuten, des guten Arztes, des guten Heilers ist es, genau diesen Raum des möglichen Wunders zu schaffen und dem Patienten zu helfen daran zu glauben, dass das Wunder möglich wird. Dann geschieht es nämlich mit hoher Wahrscheinlichkeit. Dass daneben auch noch etwas kausal Wirksames vorhanden ist, hilft dem therapeutischen Mythos Kraft zu verleihen, ist aber eigentlich sekundär.

Die therapeutische Kunst ist es, diesen Mythos vom möglichen Wunder immer wieder neu entstehen zu lassen. Und die Aufgabe eines gesellschaftlichen Gesundheitssystems ist es, therapeutische Räume zu schaffen, in denen das möglich wird. Momentan tun wir eigentlich alles, um genau diese Räume zu zerstören. Wir zerstückeln die ärztliche Zeit. Wir bezahlen Interventionen und nicht Zu-

wendung und zwingen Ärzte dadurch, dass sie sich eben nicht dem
Patienten zuwenden, sondern den Apparaten, oder dass sie irgendwelche Anwendungen vornehmen. Warum? Weil wir glauben, nur
eine Intervention in die kaputte Maschine sei therapeutisch. Wir
reduzieren die Kunst, ein Wunder entstehen zu lassen, auf den Rezeptblock und die Einnahme von Pillen.

Wir müssten von interventionsbasierten Honorierungssystemen zu
zeit- und zuwendungsorientierten Honorierungssystemen finden.
Der Rest würde sich vermutlich rasch von selbst erledigen. Aber
das würde bedeuten, dass wir nicht mehr oder nicht ausschließlich bezahlen, was verordnet wird und was getan wird, sondern
dass wir andere Honorierungsmaßstäbe anlegen. Wir müssten zum
Beispiel die Zeit finanzieren, die ein Arzt aufwendet, oder den Be-
handlungserfolg honorieren, egal, wie er erzielt wurde.

Warum tun wir das nicht? Weil die mächtigsten Akteure im Krankheitswesen keinerlei Interesse daran haben, dass sich etwas ändert.
Das sollten wir uns nun doch noch genauer ansehen. Ich habe in
diesem Abschnitt versucht klarzumachen:

- Krankheit ist Entfremdung von uns selbst und unserem tiefsten
  Wesenskern, von unserer näheren Umgebung, von unserem weiteren sozialen Umfeld und von unserem natürlichen Eingebet-
  tetsein.
- Entsprechend ist Heilung eine Umkehrung dieses Prozesses.
- Eine gute Therapie sollte genau diese Entfremdungsdimensi-
  onen aufdecken und Strategien finden, das Leben und seinen
  Kontext neu zu erfinden.
- Therapie ist die Kunst einen Raum zu schaffen, in dem ein Wunder passieren kann. Unterschiedliche therapeutische Disziplinen
  tun dies mit jeweils unterschiedlichen Mythen. Der Punkt ist
  weniger, ob diese Mythen richtig oder falsch sind, sondern wie
  mächtig sie darin sind, dieses Wunder möglich zu machen.
- Unser momentanes System ist nicht dazu angetan, solche Räume
  zu schaffen.

12. Das Geschäft mit der Krankheit

Die Krankheitswirtschaft ist der größte Wirtschaftszweig der Bundesrepublik, und vermutlich auch anderer westlicher Länder. Wer profitiert in diesem Land von der Krankheit? Da sind zunächst einmal die Pharmahersteller, die Geld damit verdienen, ihre Arzneimittel zu verkaufen, neue zu erfinden und diese wiederum zu verkaufen, entweder zusätzlich zu den alten oder als Ersatz dafür. Da sind die Medizingerätehersteller – Hersteller von Herzschrittmachern, Gelenkersatz, Blutdruckmessgeräten und so fort. Da sind die Kliniken, von denen viele mittlerweile in privater Hand sind und Profite abzuwerfen haben, damit die Eigner verdienen. Da sind die Rehabilitationskliniken, die die chronisch Kranken wieder arbeitstauglich machen. Da sind die Krankenkassen, die zwar keinen Profit machen dürfen, die aber einen nicht unerheblichen Teil ihrer Einnahmen in die Erhaltung ihrer eigenen Struktur stecken, also in den Aufbau ihres Personals, ihre Führungskader und so weiter. Da sind schließlich die Ärzte, die davon leben, dass sie Kranke behandeln. Ganz am Schluss sind da noch die paramedizinischen Berufe: Physiotherapeuten, Masseure und andere.

Sie alle verdienen daran, dass Menschen krank sind und ihre Hilfe suchen. Dieses System setzt riesige Mengen Geldes um. 278,3 Milliarden Euro waren es im Jahre 2009, 45,17 Milliarden davon entfielen auf Arzneimittelausgaben.[111] Am ärmsten dran sind eigentlich die Ärzte und diejenigen »unter« ihnen. Sie stehen sozusagen am Ende der Nahrungskette und müssen mit dem leben, was ihnen vom System zugebilligt wird. Im Moment sieht das abgekürzt und etwas pauschalisiert folgendermaßen aus: Für jeden Patienten, der im Quartal in die Praxis kommt, erhalten Ärzte eine Pauschalgebühr von 30 bis 50 Euro. Das ist die Gebühr für das gesamte Quartal, egal was sie mit ihm tun. Was muss ein Arzt also machen, wenn er zu seinem Geld kommen will – denn er hat ja schließlich nicht nur sich selbst, sondern auch die Helferinnen und die Praxisräume zu finanzieren? Er muss möglichst viele Patienten in möglichst kurzer Zeit durch seine Praxis schleusen und dafür sorgen, dass sie möglichst nur einmal im Quartal kommen. Das kann man auf verschiedene Art und Weise bewerkstelligen: Man nimmt sich für jeden Patienten nur maximal fünf bis sieben Minuten Zeit. Das ist der Takt, mit dem deutsche Ärzte Patienten sehen. Und man schickt die komplizierten Fälle gleich zur Klinik. Dort soll man sich drum kümmern. So schiebt man die schwierigeren Fälle weiter und bleibt mit den gesunden Kranken in der komfortablen Gewinnzone. Oder man spezialisiert sich auf komplexe Verfahren der Diagnostik und Intervention, die bezahlt werden. Dann bekommt man jede Intervention, jede Diagnostikanwendung vergütet. Man muss aber auch wirklich sehr viele davon machen, denn die Apparate kosten Geld und müssen amortisiert werden.

Die Patienten will man zufriedenstellen. Das ist schwer mit einem warmen Händedruck und fünf Minuten Zeit im Schlepptau. Also muss man Rezepte schreiben. Die sind das postmoderne Symbol für ärztliche Zuwendung. Sie begleiten den Patienten, werden in der Apotheke in ein materiell greifbares Medikament umgetauscht, das auf dem Esstisch oder Nachttisch liegt und die Allgegenwart der ärztlichen Potenz und Zuwendung symbolisiert. Dass es hin und wieder auch Wirkungen und manchmal sogar Nebenwirkungen hat, lassen wir jetzt einmal außer Betracht.

Diese Rezepte und die damit verbundenen Arzneimittel erzeugen den Profit der Pharmabranche. Der ist riesig. Im Jahr 2010 betrug der Gesamtumsatz der Pharmabranche 30,2 Milliarden Euro, eine Steigerung von 3,3 Prozent gegenüber dem Vorjahr.[112] Die Pharmabranche ist – ich sagte es schon – der einzige kommerzielle Industriezweig außer dem militärischen Sektor, der sich fast ausschließlich von öffentlichen Geldern finanziert. Entsprechend groß ist sein Interesse, Veränderungen, die an ihre Weidegründe rühren könnten, abzuwehren. Daher ist auch die pharmazeutische Lobby enorm. Wenn man einem Insider glauben darf, der früher einmal bei der Firma Eli Lilly gearbeitet hat, dann gibt es in Berlin für jeden Abgeordneten mindestens einen Lobbyisten der Pharmaindustrie.[113]

Deren Job ist es, dafür zu sorgen, dass der alte Mythos intakt bleibt und alle gefälligst daran glauben, dass das Maschinenmodell vom Menschen und die konstruktive Rolle der modernen pharmazeutischen Industrie in diesem System unhinterfragt und unangetastet bleiben. Deutschland ist eines der wenigen Länder der westlichen Welt, in denen die Preise für pharmazeutische Produkte von den Pharmaherstellern frei bestimmt werden können. In anderen Ländern gibt es hierfür eine Kommission. In den letzten Jahren wurden zwar Versuche gemacht, dieses Definitionsmonopol einzuschränken, indem man Listen verabschiedete, auf denen erstattungsfähige Medikamente aufgeführt waren. Aber das sind einige Tropfen auf einen sehr heißen Stein.

Wenn ich ein Chef in einem großen Pharmaunternehmen wäre, der für die Zukunftsplanung des Unternehmens zuständig wäre, dann würde ich zwei Dinge tun: Ich würde dafür sorgen, dass die öffentliche Wohlmeinung gegenüber anderen therapeutischen Verfahren – Psychotherapie, Komplementärmedizin und Homöopathie, Volksgesundheitsbewegungen – so oft gestört wird wie nur möglich. Und ich würde dahingehend wirken, dass alle Versuche, die Dominanz meiner Strategie und meiner Präsenz zu brechen, unterbunden werden.

Ich glaube, ich habe in letzter Zeit beides oft genug gesehen. Vor nicht allzu langer Zeit wurde der Präsident des IQWiG, Peter Sawicki, kurzfristig abgelöst. Er hatte sich öffentlich auf die Fahnen geschrieben, nur noch solche Arzneimittel zur öffentlichen Erstattung zu empfehlen, die auch klinisch wirksam genug sind, ein akzeptables Nebenwirkungsprofil und vernünftige Preise haben. Sawicki hat eine kurze Zeit lang ziemlich viel bewegt und ist dann über eine vergleichsweise banale Affäre gestolpert, indem er offenbar irgendwelche Dienstwagen nicht ordnungsgemäß bestellt hatte. Es fehlte nicht an Mutmaßungen, die suggerierten, diese Affäre sei nur ein Vorwand für die Politik gewesen, um einen der Pharmaindustrie extrem unangenehmen und gefährlich mächtigen Mann ruhigzustellen, der ansonsten völlig unbescholten war.[114]
In England gibt es die Vorbildinstitution zum IQWiG schon sehr

lange: das NICE – National Institute for Clinical Excellence. Dies ist eine Behörde, die ähnlich wie das IQWiG (nur schon viel länger und auch mit einem wesentlich größeren internen Apparat) die auf dem Markt befindlichen Medikamente und Prozeduren daraufhin abklopft, wie wirkungsvoll sie sind, wie teuer und wie nebenwirkungsbehaftet. Dann trifft sie eine Entscheidung darüber, ob die Medikamente von der öffentlichen Kasse erstattet werden. Weil Englands Gesundheitssystem staatlich ist, trifft das NICE eine Entscheidung, die das gesamte System betrifft. Was das NICE nicht zulässt, kann man in England normalerweise nur privat kaufen und nicht beim Arzt erhalten.

Vor nicht allzu langer Zeit gab der allseits geachtete Chef des NICE, der Pharmakologe Sir Michael Rawlins, eine weithin beachtete Warnung ab, die er in einer viel gelesenen englischen Sonntagszeitung publizierte. Er teilte mit, dass die pharmazeutische Industrie Patientenselbsthilfegruppen finanziere und so als Rammbock benutze, um NICE-Entscheidungen anzuzweifeln oder durch öffentlichen Druck wieder rückgängig zu machen. Die Presse spiele dabei eine willige Helferrolle. In der Tat konnte ich während meiner vier Jahre in England relativ häufig Presseberichte lesen, die folgenden Tenor hatten: Die englischen Patienten bekämen das neue Arzneimittel xyz nicht, das überall sonst in Europa zu haben sei. Arme Krebs-, Demenz-, Rheumapatienten opferten ihr Erspartes, führen nach Holland, Frankreich, Deutschland, um dort ihre letzte Hoffnung auf Genesung zu finden. Wie schrecklich doch dieses Land seine Kranken behandle.

Man mag ja über das englische Gesundheitssystem durchaus verschiedener Meinung sein, aber die Entscheidungen des NICE sind in aller Regel sehr gut begründet. Vor allem stellt das NICE nicht nur die statistisch belegte Überlegenheit in den Vordergrund, sondern auch die Nützlichkeit, also das Ausmaß des Effekts, die Kosten, die Nebenwirkungen. Nach diesen Maßstäben haben viele neu entwickelte Medikamente nicht das Kriterium der gesellschaftlichen Nützlichkeit erreicht und wurden nicht zugelassen, obwohl sie vielleicht statistisch gesehen wirksam sind. Wir hatten oben das

Beispiel der Serotonin-Wiederaufnahmehemmer angeführt, für die das NICE eigentlich eine halbe Standardabweichung (0.5 Unterschied zur Kontrollgruppe) als Grenze der klinischen Nützlichkeit definiert hatte. Mit gutem Grund, denn die meisten Psychotherapieverfahren erzeugen stärkere Effekte. Eigentlich müsste das NICE nach den neuen Metaanalysen entweder das Kriterium revidieren oder aber die Zulassung der SSRI zurückziehen. Vor dem damit verbundenen Aufschrei jedoch hat sich die Behörde bislang aus nachvollziehbaren Gründen gescheut.

Im Herbst 2005 gab das NICE die Entscheidung bekannt, kein einziges der neu entwickelten Demenzmedikamente zuzulassen. Der Grund: mangelnde Wirksamkeit, hohe Kosten, starke Nebenwirkungen. Eine Protestwelle zog sich durch die Presse. Was man den armen Demenzkranken vorenthalten würde! Ich selbst hatte eine demenzkranke Mutter und habe die Nutzlosigkeit dieser Substanzen mit eigenen Augen gesehen. Es mag den einen oder anderen Patienten geben, dem sie helfen; aber dafür müssen vielleicht hundert Patienten behandelt werden, die vor allem Nebenwirkungen erleben. Der Wirbel um diese neuen Substanzen war pure Rhetorik. Ihre Wirkungen sind in der Tat gering, ihre Kosten immens, mehrere Hundert bis zu 1000 Euro im Monat, ihre Nebenwirkungen beträchtlich. Insofern kann man das NICE gut verstehen. Der Pharmabranche schwammen die Felle davon. Denn alle großen Firmen hatten darauf gesetzt, dass Demenz das Problem der Zukunft und damit auch die Einnahmequelle der Zukunft sein würde. Alle hatten mehr oder weniger viele und mehr oder weniger wirksame Substanzen in der Entwicklung und Produktion. Im Jahr 2010 waren 316 Projekte mit potenziellen Demenzmedikamenten in der Forschung, und derzeit werden 72 Medikamente an Patienten in Studien erprobt.[115] Die Pharmaindustrie hat längst verstanden, dass Demenzbehandlung der Markt der Zukunft ist. Viele Milliarden Dollar sind in die Entwicklung dieser Substanzen geflossen. Weil das NICE eine Vorbildfunktion für viele andere Länder hat, war natürlich die Ablehnung der neuen Medikamente das Signal für einen möglichen Jahrhundertverlust.

Es setzte eine beispiellose Kampagne ein. Zeitungen attackierten das Institut. Patienten- und Angehörigengruppen protestierten. Keiner schien zu verstehen, dass die Entscheidung nicht eine Entscheidung gegen das Wohl der Patienten war, sondern eigentlich für das Wohl – sowohl der Patienten als auch der Solidargemeinschaft. Mittlerweile hat das NICE die Entscheidung teilweise revidiert, obwohl sich die Datenlage nicht wesentlich geändert hat, und hat diese neuen Medikamente für Patienten im Frühstadium zugelassen. Ausschlaggebend dafür waren ein Gerichtsverfahren, das ein Pharmahersteller angestrengt hatte, und der beispiellose Druck der Patientengruppen.[116]

Kurz nachdem das NICE die Entscheidung getroffen hatte, die neuen Demenzmedikamente nicht zu finanzieren, fing in England eine Kampagne gegen die Komplementärmedizin an. Sie wurde von einigen Aktivisten befeuert und von der populären Presse transportiert. Der Tenor war: Die Komplementärmedizin hat ihre Wirksamkeit nicht genügend bewiesen und gehört abgeschafft. Anfragen wurden lanciert. Universitäten, die komplementärmedizinische Studiengänge anboten, wurden drangsaliert. Viele zogen entsprechende Studienangebote zurück. Eine parlamentarische Anfrage über die Wirksamkeit der Homöopathie wurde gestellt. Sie wurde positiv beschieden, sodass die Homöopathie im englischen Gesundheitssystem verbleibt – vorläufig. Diese Anfrage wurde kurz nach einer folgenschweren NICE-Entscheidung gestartet: das NICE hatte entschieden, dass bei Rückenschmerzen keine Schmerzmedikamente und keine Routineröntgenuntersuchung mehr zum Einsatz kommen sollen, sondern (in dieser Reihenfolge) Bewegung, manipulative Verfahren und Akupunktur.

Ich habe folgendes Muster beobachtet. Etwa zwei Wochen, nachdem irgendeine Hiobsbotschaft über die Pharmabranche hereingebrochen war, setzte wieder eine Kampagne gegen die Komplementärmedizin ein. Das mag sicherlich Zufall sein, aber die Zufälle haben sich gehäuft.

Hier ein kleines Beispiel: Der englische populärwissenschaftliche Autor Simon Singh hatte sich mit den englischen Chiropraktikern angelegt und sie auf seiner Webseite als Mörder bezeichnet. Nachdem er vom Chiropraktikerverband aufgefordert wurde, diese Aussagen von seiner Webseite zu nehmen und er es nicht tat, verklagte ihn der Verband. Er verlor und wurde nun vom Gericht aufgefordert, seine Aussage zurückzunehmen, Chiropraktik und manipulative Therapie sei wirkungslos und gefährlich und Chiropraktiker seien potenzielle Mörder. Nun ging ein Aufschrei durch die englische Presse. Das Gericht habe die Meinungsfreiheit mit Füßen getreten. Fast alle großen englischen Tageszeitungen brachten das Thema auf Seite 3. Binnen zweier (!) Tage gab es eine Webseite, die hochprofessionell aufgebaut war und eine Rundmail an alle britischen Akademiker verschickte – diesen Verteiler muss man erst einmal haben! Sogar mich im peripheren Northampton, wo ich damals war, erreichte diese Mail. Sie forderte die Empfänger auf, doch bitte für die Pressefreiheit einzutreten und durch Unterzeichnung auf dieser Seite gegen die Gerichtsentscheidung zu protestieren. Das programmiert keiner mal so im Hinterkämmerchen, weil er ein Freund eines armen Schriftstellers ist. Hier war richtig viel Geld im Spiel, scheint mir. In der Tat: Dahinter stand eine Stiftung, und die Vorsitzende dieser Stiftung hatte früher als Consultant für eine große britische Pharmafirma gearbeitet.[117] Mittlerweile wurde durch diese Aktion der öffentliche Druck so groß, dass der Verband seine Klage offiziell zurückgezogen hat.[118]

Die Pharmabranche sichert ihren Ruf

Man muss darauf gefasst sein, dass die Pharmaindustrie weite Wege geht, um ihre Pfründe zu sichern, so viel steht fest. Es ist extrem schwierig, dies im Einzelfall nachzuweisen. Aber hier sind ein paar Beispiele.
John Virapen, der sich vom Außendienstmitarbeiter für den Pharmakonzern Eli Lilly in Schweden zum Verkaufschef für das Land hochgearbeitet hatte, berichtet in seinem Buch über einige bedenkliche Fälle.[119] So habe die Firma beispielsweise schon längst aus firmeneigenen Studien über das große Nebenwirkungspotenzial eines

Cox-2-Hemmers zur Schmerztherapie gewusst. Todesfälle waren aufgetreten, aber vertuscht worden. Dennoch versuchte das Management, durch Verheimlichung der Nebenwirkung eine Zulassung zu erreichen. Die Überlegung ist leicht nachzuvollziehen: Wenn man ein neues Medikament wenigstens zwei, drei Jahre mit viel Werbung lancieren kann, dann kann man so viel Gewinn damit machen, dass ein späterer Rückruf inklusive Strafe leicht die Entwicklungskosten amortisieren kann.

Dieses Vorgehen ist offenbar Standard: Avandia ist eine neue Diabetes-Arznei von GlaxoSmithKline. Sie hat ein hohes Nebenwirkungspotenzial. Herzinfarkt ist eine der wichtigsten davon. Offenbar wusste die Firma davon, versteckte aber die Daten. Erst durch eine Klage wurden die Daten herausgegeben. Man schätzt, dass zwischen 1999 und 2009 47 000 Patienten an den Folgen der Arznei verstorben sind, und jedes Jahr nehmen 600 000 Amerikaner dieses Präparat; in Europa wurde es mittlerweile vom Markt genommen. Die Firma nahm pro Jahr mehr als drei Milliarden Dollar damit ein; es war das beste einzeln verkaufte Präparat. Das summiert sich über zehn Jahre auf 30 Milliarden Dollar oder mehr. Da nimmt sich die Strafe von ein paar Milliarden doch noch erträglich aus.[120]

Novartis musste 422 Millionen Dollar wegen krimineller Aktivitäten zahlen, nämlich für das Direktmarketing von Medikamenten für nicht zugelassene Indikationen. Dem steht ein Gewinn von zehn Milliarden aus diesen Medikamenten gegenüber, die Novartis illegalerweise vertrieben hat. Auch die anderen Firmen beteiligen sich am Geschäft mit illegalen Machenschaften. Das können verheimlichte Nebenwirkungen sein, illegale Marketingaktivitäten oder »Bestechungsversuche«. Hier ist die Hitliste: Pfizer zahlte 2,3 Milliarden Dollar Strafe, Eli Lilly 1,4 Milliarden, Allergan 600 Millionen, AstraZeneca 520 Millionen, Bristol-Myers 515 Millionen.[121] Das sind Summen, die für unsere Ohren astronomisch klingen. Im Kontext einer reinen Gewinn- und Verlustrechnung sind diese Zahlen aber offenbar immer noch tolerabel, sonst würden die Firmen sich ja an die Spielregeln halten.

Eine neue Untersuchung hat das Publikationsgebaren von Autoren genauer untersucht, die Medikamentenstudien in der wissenschaftlichen Literatur publiziert haben. Die Studie verglich die Schlussfolgerungen der Autoren sowohl mit den Daten selbst als auch mit den zugrunde gelegten Protokollen, also den vorab hinterlegten Definitionen, wie das Vorgehen sein sollte, wie die Daten ausgewertet werden und was die entscheidenden Kriterien sein sollten. Alle Studien, die im Jahr 2007 publiziert wurden und »eigentlich« ein Nullergebnis (also keine Wirksamkeit) erbracht hatten, wurden genauer unter die Lupe genommen und auf »Spin« untersucht. Spin wurde dabei definiert als eine bestimmte Art des Berichtens, die die Ergebnisse verzerrt darstellt und den Leser irreführen kann. Von insgesamt 205 Studien, die publiziert wurden, hatten 72 ein nicht signifikantes Ergebnis, also ein Nullergebnis im Sinne der Untersuchung. 30 Prozent waren pharmafinanziert und bei 37 Prozent war die Finanzierungsquelle nicht genannt worden. 59 Prozent der Berichte verwendeten »Spin« in den Schlussfolgerungen, die in der Zusammenfassung der Publikation berichtet wurden. Dazu muss man wissen: Wissenschaftliche Publikationen enthalten immer eine Kurzfassung der Arbeit, das sogenannte Abstract oder die Zusammenfassung. Dieses Abstract scheint auch in den wissenschaftlichen Datenbanken auf und ist öffentlich leicht zugänglich, wohingegen man die gesamte Arbeit oftmals nur dann erhalten kann, wenn man sich die Mühe macht, sie über eine spezialisierte Bibliothek zu bestellen oder im Internet gegen Bezahlung herunterzuladen. In mehr als der Hälfte aller negativen Arbeiten wurden also die Schlussfolgerungen, die sich aus der Studie ergeben, verzerrt dargestellt. Es wurde ein möglicher Erfolg suggeriert, obwohl die Studie negativ war. Dies kann man tun, wenn man etwa eine Nebenauswertung als Hauptauswertung ausgibt. Solche Schönfärberei wird häufig auch im Text betrieben.[122]

Wenn es nach der Pharmaindustrie gehen würde, dann sollte praktisch die gesamte amerikanische und europäische Bevölkerung Lipidsenker nehmen. Acht von den neun Wissenschaftlern, die in der entsprechenden Empfehlungskommission saßen, erhielten Geld von der Pharmaindustrie für ihre Forschung. Wir werden dies im nächsten Abschnitt unter dem Thema »Interessenkonflikte« noch näher betrachten. An dieser Stelle will ich zunächst auf eine bestimmte Studie eingehen. Praktisch alle großen Studien, die untersuchten, ob Lipidsenker bei relativ gesunden Leuten ohne kardiovaskuläre Erkrankung Herzinfarkte verhüten würden, sind negativ ausgegangen. Sie zeigten keinerlei Vorteil der Lipidsenker. Bis auf die jüngste, das sogenannte JUPITER-Trial. Kaum war diese Studie publiziert und wurde mit enthusiastischen Kommentaren gepriesen, veröffentlichte eine französische Gruppe eine sorgfältige Kritik. Es konnte klar gezeigt werden: Die Daten, die von den Autoren der JUPITER-Studie berichtet wurden, waren so inkonsistent, dass sie nicht glaubhaft sind. Beispielsweise gab es keinerlei Unterschiede in der Mortalität der beiden Gruppen (Lipidsenker und Placebo), aber einen dramatischen Unterschied in allen anderen kardiovaskulären Parametern wie Herzinfarkt, Krankenhauseinweisungen usw. Normalerweise sind die Verhältnisse monoton, das heißt, wenn es in einer Gruppe eine höhere Komplikationsrate gibt, dann gibt es auch eine höhere Mortalität. Hier waren die Variablen völlig voneinander entkoppelt. Das widerspricht allen anderen durchgeführten Studien.

Was war geschehen? Die Studie dürfte mit insgesamt fast 18 000 Studienteilnehmern und mehreren Jahren Laufzeit vermutlich sehr teuer gewesen sein. Ein Kollege von mir – ein Statistiker – schätzte, dass mindestens 50 Millionen Dollar in diese Studie geflossen sind, vielleicht eher mehr. Bei derart großen Studien gibt es ein sogenanntes Monitoring-Board, das ist eine unabhängige Kommission, die sich in vorher definierten Abständen die Zahlen ansieht und entscheidet, ob die Studie weitergeführt werden soll. In diesem Fall entschied die Kommission abzubrechen. Denn die Studie habe die Wirksamkeit des Lipidsenkers gezeigt. Der Vorsitzende der Kommission hatte entsprechende pharmakologische Patente angemeldet, erhielt von der beteiligten Pharmafirma Forschungsgeld und überdies waren die Daten laut Protokoll im Besitz der Firma. Es ist also wahrscheinlich, dass rechtzeitig die Notbremse gezogen wurde, bevor sich die Ergebnisdaten der beiden Gruppen einander annähern. Dass sie dabei waren, dies zu tun, kann man aus den publizierten Daten ablesen.[123]

Die oben genannten Beispiele ließen sich vermehren. So hat es insgesamt sieben Todesfälle gebraucht, bis das Bundesinstitut für Arzneimittel die auf der polynesischen Pflanzenarznei Kava-Kava basierenden Arzneimittel gegen Angstzustände vom Markt nahm. Ich habe mir diese sieben Fälle angesehen. Bei ausnahmslos allen hatten die Patienten nicht nur Kava-Kava genommen, sondern auch erhebliche Mengen Alkohol getrunken und zusätzlich konventionelle Medikamente verwendet. Die Entscheidung, den Tod auf die Einnahme von Kava-Kava zurückzuführen, scheint mir daher reichlich willkürlich. Alle vorhandenen Überblicksarbeiten kommen zu dem Schluss, dass Kava-Kava nicht nur sehr wirksam, sondern auch extrem nebenwirkungsarm ist, und dass die wenigen berichteten schweren Nebenwirkungen vermutlich nicht auf toxischen, sondern auf immunologischen Effekten oder Interaktionen beruhen.[124]

Im Gegensatz dazu waren mehr als 100 Todesfälle nötig, bis die amerikanische Zulassungsbehörde FDA das Medikament Vioxx, den von Merck entwickelten Cox-2-Hemmer, vom Markt nahm und ihm die Zulassung entzog. In den entsprechenden Studien waren die Daten über die Nebenwirkungen vorhanden, sie wurden aber von den Studienärzten und der Firma falsch interpretiert und nicht als Nebenwirkung gewertet.[125] Und auch Virapen erwähnt in dem oben zitierten Buch »Side-effects: Death«, dass Eli Lilly sehr genau gewusst habe, dass das von ihr entwickelte Antidepressionspräparat für Todesfälle verantwortlich war, vor allem bei Kindern; sie habe dennoch die Zulassung betrieben und die Nebenwirkungen unterschlagen. Es hat Jahre gedauert, bis bei den entsprechenden SSRI die Warnung vor Selbstmordgefahr bei Jugendlichen und Kindern in die Beipackzettel genommen wurde. Zugelassen sind sie noch immer; die neuen Erkenntnisse sind lediglich als Warnhinweise aufgenommen worden.[126] Nebenwirkungen von Arzneimitteln gehören mittlerweile zu den viert- bis sechsthäufigsten Todesursachen von Patienten im Krankenhaus. Im Jahr 1994 zeigten zwei

Millionen Krankenhauspatienten in den USA (das sind fast sieben Prozent aller Patienten in Krankenhäusern) schwere Arzneimittelnebenwirkungen und 106 000 Patienten starben daran.[127]
Der Pharmaindustrie ist es gelungen, eine Art Massenhypnose zu erzeugen. Die Botschaft, manchmal subtil, manchmal massiv, lautet: Ohne Arzneimittel, ohne Pharmaindustrie sind wir alle dem Untergang geweiht. Könnte es eventuell umgekehrt sein? Sind wir vielleicht gerade *wegen* der Arzneimittel in unserer Gesundheit bedroht? Sollten wir nicht vielleicht die Bedeutung der Arzneimittel relativieren? Ich meine ja. Aber die interessante Frage ist ja: Wie schafft die Pharmabranche es, die Wirklichkeit so verzerrt darzustellen? Ich habe oben auf die vielfältigen Verflechtungen der Industrie mit der Wissenschaft hingewiesen. Dieses Thema läuft unter dem Stichwort »Interessenkonflikte«.

Interessenkonflikte

Dass die Pharmaindustrie Einfluss nimmt – vor allem durch die wirtschaftliche Macht, die durch das Schalten von Anzeigen gegeben ist, aber auch durch die Finanzierung von Wissenschaftlern –, das wird in letzter Zeit auch wissenschaftlich immer offensichtlicher. Eine kürzlich publizierte Studie, die sich mit den besten medizinischen Zeitschriften befasste, zeigt klar: Der Einfluss der Industrie ist enorm. Die wissenschaftliche Bedeutung einer Zeitschrift wird über den »Impact Factor« berechnet. Das ist eine komplizierte Zahl, die wiedergibt, wie oft in dieser Zeitschrift publizierte Arbeiten anderswo wieder zitiert und verwendet werden. Damit lässt sich nachvollziehen, wie präsent und wichtig die Zeitschrift ist.
Nun ist es interessant zu sehen, dass dieser Impact Factor in einer Modellberechnung drastisch sinkt, wenn man diejenigen Studien aus der Berechnung herausnimmt, die von der Industrie finanziert wurden. Mit anderen Worten: Diese Arbeiten werden besonders häufig zitiert. Wenn die Zeitschriften solche Arbeiten nicht publizieren würden, würden sie im Konkurrenzkampf gegen andere

Publikationsorgane unterliegen. Außerdem verkaufen die Zeitschriften sehr viele Sonderdrucke solcher Studien. Das sind kleine Hochglanzbroschüren, die nur den Aufsatz, der publiziert wurde, enthalten – und zwar im Journal-Layout, sodass erkennbar wird, dass er eben dort publiziert wurde. Diese Sonderdrucke sind sehr teuer, und die Firmen legen so etwas an ihren Ständen bei Konferenzen aus und verschicken sie. Das renommierte englische Journal *Lancet* verdient bis zu 41 Prozent seines Einkommens über den Verkauf solcher Sonderdrucke und hat in einem Jahr elf Millionen davon verkauft – allesamt von industriefinanzierten Studien. Ein Herausgeber des *British Medical Journals* hat einmal gesagt, man könne mit einer gut publizierten Studie bis zu einer Million Dollar verdienen: an Anzeigen, Sonderdruckverkäufen etc.[128]

Eine kürzlich publizierte Studie einer deutschen Arbeitsgruppe untersuchte zwei Typen von deutschen Publikationsorganen: solche, die an Ärzte frei Haus verteilt werden und sich im Wesentlichen aus Anzeigen finanzieren (wie etwa *Hausarzt, Allgemeinarzt, Münchener Medizinische Wochenschrift*), und solchen, die über Abonnementgebühren finanziert werden (wie *Arzneimitteltelegramm, Zeitschrift für Allgemeinmedizin* und *Deutsches Ärzteblatt*, das zwar auch von Anzeigen lebt, aber nicht nur). Die Autoren fragten sich, wie Anzeigenaufkommen und Arzneimittelempfehlung zusammenhängen. Die Analyse zeigt klar, dass diejenigen Zeitschriften, die von Anzeigen leben, fast nur positive Artikel über die Arzneimittel drucken, die gerade besprochen werden. Diejenigen, die von Abonnementgebühren leben, raten tendenziell eher von den diskutierten Arzneien ab. Wenn positive Artikel erscheinen, dann ist das Erscheinen immer auch an das Platzieren einer Anzeige gekoppelt.[129]

Das waren jetzt zwei druckfrische Beispiele. Sie zeigen: Die Pharmaindustrie nimmt ihre Interessen sehr subtil, aber äußerst mächtig wahr. Sie beeinflusst vor allem diejenigen, die die Entscheidungen fällen: die Ärzte. Und sie versucht mit mehr oder weniger offensichtlichen Methoden die Politik zu beeinflussen.

Man sollte auch Folgendes bedenken: Arzneimittel für die meisten wichtigen Krankheiten gibt es schon. Die Entwicklung neuer Medikamente ist sehr teuer. Der Patentschutz ist kurz. Die bürokratischen Auflagen werden höher. Die Prüfungen werden strikter. Das alles verteuert Medikamente noch mehr. Diese Kosten werden umgelegt, auf uns alle. Weil dieses System der Gelderzeugung langsam an die Grenzen gerät, gibt es eigentlich nur eine Methode, den Fluss beizubehalten: Man muss allen einreden, dass Gesundheit das höchste Gut ist (stimmt ja auch), dass die moderne Medizin in ihrer heutigen Art der einzige Garant dafür ist (stimmt nicht) und dass deswegen noch mehr Ressourcen in den Sektor zu fließen haben (ist vermutlich auch Humbug). Diese Argumentation geschieht momentan sehr eloquent. Es ist wichtig, dahinter die rhetorische Strategie einer Branche in Panik zu sehen, die es sehr geschickt anstellt, andere an ihrer Stelle reden zu lassen. Das Ganze gleicht einer genialen Bauchrednerszene. Derjenige, der spricht – in diesem Fall die Pharmabranche –, ist kaum wahrzunehmen, denn andere bewegen den Mund und scheinen die Laute von sich zu geben: die Ärztegesellschaften, die Patientenverbände, die politischen Verbündeten.

Warum ist die Branche in Panik? Ganz einfach: Die richtigen Blockbuster-Medikamente haben ihren Dienst langsam getan. Weil deren Patentschutz abläuft, kommen billige Generika auf den Markt. Die neuen, zunächst vielversprechenden Arzneien, wie etwa die Antidemenzmedikamente, halten bei Weitem nicht, was man sich von ihnen versprochen hat. Auch die Krebspatienten sind immer weniger davon zu überzeugen, dass sie sich mit hochtoxischen Zytostatika behandeln lassen sollten, um zwei Monate Überlebenszeit mit extremen Nebenwirkungen und einem Dosispreis von mehreren Tausend Euro zu erkaufen. Neue Medikamente für die weitverbreiteten Allerweltskrankheiten zu entwickeln, die besser oder mit weniger Nebenwirkungen behaftet sind als die alten, ist sehr schwierig, sehr teuer und nicht unbedingt Erfolg versprechend. Die Öffentlichkeit wird auch immer renitenter: Komplementärmedizin und alternative Verfahren sind bei den Verbrauchern en vogue. Daher ist die momentane Strategie, um die Panik einzudämmen: viel

Rhetorik. Möglicherweise gehört auch eine subtile Befeuerung der Kampagne gegen die Komplementärmedizin dazu. Und man setzt darauf, dass in Nischen, in denen Patienten absolut auf bestimmte Arzneien angewiesen sind, das Geld zu machen ist, das langsam aber sicher weniger wird.[130]

Im Moment gelingt es der Pharmaindustrie noch, die Öffentlichkeit glauben zu machen, sie sei unentbehrlich für ein funktionierendes Gesundheitswesen und vor allem: sie habe das Recht, die Preise für Medikamente allein festzulegen. Im Moment gelingt es der Branche auch immer noch sehr gut, ihre unterbewusste Panik gut zu kaschieren. Diese Situation und die Massenhypnose, unter der wir alle stehen, ist in meinen Augen auch der Grund, weswegen alle bisherigen Gesundheitsreformen Stückwerk waren und nie an den wahren Kern der Sache gegangen sind: an ein wirklich neues und vertieftes Verständnis von Gesundheit und Heilung. Keiner der Hauptakteure im Gesundheitswesen hat wirklich ein Interesse, etwas fundamental Neues zu gestalten oder das bestehende System so umzukrempeln, dass es wirklich der Gesundheit dient und nicht nur Krankheit irgendwie verwaltet. Die Pharmabranche kann kein Interesse daran haben, denn sie lebt davon. Es würde einer mächtigen Anstrengung der Politik und erstaunlicher Bestechungsresistenz bedürfen, damit sich das ändert. Auch die Betreiber von Kliniken können nicht wollen, dass sich das System ändert, zumindest nicht rasch. Die einzigen, die wirklich ein Interesse daran haben müssten, sind wir – die Verbraucher. Wir könnten allenfalls über die Politik Einfluss nehmen, aber hier vermisse ich im Moment jeglichen innovativen Impuls. Die Taktgeber in der Politik sind rat-, mut- und fantasielos. Also muss die Veränderung von unten kommen. Von mir und Ihnen. Indem wir Alternativen aufbauen und unterstützen. Wie das gehen könnte? Folgen Sie mir ins nächste Kapitel.

13. Das Gesundheitssystem der Zukunft – eine Vision

Der Schlüssel: Verantwortung

Das Gesundheitssystem der Zukunft ist wirklich ein Gesundheitssystem und kein Krankheitsverwaltungssystem, wie es jetzt der Fall ist. Es gründet auf der Selbstverantwortung aller Beteiligten, vor allem derer, die im Moment »Patienten« genannt werden. In Zukunft werden es nämlich keine Patienten mehr sein, keine Leidenden, keine passiven Empfänger gesundheitsbezogener Dienstleistungen, sondern Handelnde: »Agenten«. Dazu müssen unser Ausbildungssystem und unser Gesundheitssystem die Bevölkerung erziehen – und unser Hochschulsystem die Ärzte.

Die Menschen werden dann nämlich verstanden haben, dass Gesundheit etwas ist, das eigentlich den Normalzustand darstellt. Sie erzeugt sich selbst, immer wieder. Wir tragen durch unser Handeln oder Nichthandeln dazu bei, dass unser Organismus Gesundheit immer wieder neu entstehen lässt, von Moment zu Moment, von Tag zu Tag und von Jahr zu Jahr. Krankheit entsteht, wenn dieser organische Prozess gestört wird. Manchmal (und mittlerweile eher selten) durch nicht zu beeinflussende, von außen kommende Schadstoffe oder krankmachende Keime, manchmal durch Giftstoffe[131], hin und wieder durch Unfälle. Meistens eher durch falsche Verhaltensweisen. Daher wird das Gesundheitssystem der Zukunft darauf ausgerichtet sein, Gesundheit zu erhalten, die Menschen darin zu unterstützen, so weit es geht selbst Verantwortung zu übernehmen, für die eigene Gesundheit tätig zu werden und gesund zu bleiben.

Drei Bereiche: Akutversorgung –
Gesundheitserhaltung – Rehabilitation

Die medizinische Versorgung wird sich vielleicht nicht mehr nur in die zwei Bereiche Regelversorgung und Rehabilitation aufgliedern. Sondern sie wird vermutlich dreigleisig sein: Eine Akutversorgung, sowohl in ärztlichen Praxen als auch in Kliniken, ist für die wirklich akuten Notfälle da. Eine gemeindebasierte Gesundheitsberatung hilft den Menschen dabei, mit allen möglichen Problemen fertig zu werden, die keine unmittelbaren ärztlichen Eingriffe benötigen. Sie hilft den Gesunden, die Fragen haben, weiter und unterstützt sie in ihrem Lebensprozess. So können sie Entscheidungen treffen, die lebens- und gesundheitsförderlich sind, damit sie gar nicht erst krank werden.

Etwa 70 bis 80 Prozent aller Patienten, die derzeit zum Allgemeinarzt gehen, haben funktionelle Störungen. Das heißt, sie sind nicht wirklich in einem medizinisch-akuten Sinne krank und benötigen auch keine medizinischen Eingriffe. Sie werden derzeit aber dennoch vor allem medizinisch versorgt, und zwar mit Rezepten und Prozeduren, die vollkommen überflüssig sind. Sie kommen, weil es Probleme in ihrem Leben gibt. Sie haben Rückenschmerzen, weil sie Krach im Beruf oder zu Hause haben. Sie können nicht mehr schlafen, weil sie ihr Freund oder ihre Freundin verlassen hat. Derlei Dinge. Zum einen können wir davon ausgehen, dass diese Gruppe von Menschen in einer Kultur, in der alle für sich selbst und ihre Gesundheit Verantwortung übernehmen, kleiner wird, weil Menschen bewusster mit sich und ihren Ressourcen umzugehen lernen. Zum anderen benötigen diese Menschen vor allem eines: Zeit.

Eine solche Gesundheitsberatungsfunktion könnten Ärzte oder Psychotherapeuten übernehmen, aber durchaus auch eine neue Art von Gesundheitsberatern. Ihre Aufgabe wäre es vor allem, das weitere Umfeld eines Menschen in den Blick zu nehmen, mit ausreichender diagnostischer Sachkenntnis zu sehen, bei wem möglicherweise ein tiefgreifenderes Problem im Hintergrund lauert, und diese Menschen zu einer guten ärztlichen Abklärung zu schicken. Bei der großen Mehrheit, die eine solche Abklärung höchstwahrscheinlich nicht brauchen wird, hieße die Devise, ausreichend Zeit zu investieren, um Lebenshilfen und Ideen anzubieten, wie die Menschen in einen positiven Zirkel geraten können, aus dem heraus ihnen wieder Gesundheit, Wohlbefinden und Lebensfreude erwächst.

Möglicherweise wird der Allgemeinarzt der Zukunft dieses Feld der Gesundheitsberatung besetzen und wandelt sich so vom Arzt, der primär diagnostiziert und Rezepte verteilt, zum Lebensbegleiter, der vor allem Zeit investiert, Lebensläufe begleitet und nur im Ernst- und Spezialfall diagnostisch tätig wird und Pillen verschreibt.

Der akute Sektor wird vermutlich relativ ähnlich wie jetzt funktionieren: Spezialärzte für spezielle Probleme, Krankenhäuser für akut und schwerer Kranke, für Unfallopfer und für Menschen, die eine Operation benötigen, wird es natürlich nach wie vor geben. Mit einem Unterschied: Sie werden vielleicht weniger Menschen zu behandeln haben, weil es bei vielen erst gar nicht so weit kommt, dass sie ins Krankenhaus müssen. Natürlich wird es immer noch Unfallopfer geben, vielleicht sogar etwas mehr: Gesunde sind aktiver, und wer aktiver ist, läuft zum Beispiel schneller mal Gefahr, beim Radfahren dumm zu stürzen.

Auch der Rehabilitationssektor muss nicht um seine Existenz bangen, aber vielleicht um seine Größe. Denn auch hier gilt: Wenn Menschen sich selbstverantwortlich darum kümmern, gar nicht erst krank zu werden, dann werden weniger Menschen mit Depressionen, mit berufsbedingter chronischer Müdigkeit und Rückenschmerzen, mit ernährungsbedingten Stoffwechselstörungen und Diabetes in den Rehakliniken landen.

Wir würden also insgesamt eine klare Umverteilung der Aufgaben erleben, weg von den kosten- und interventionsintensiven Eingriffen, hin zu eher sanften Maßnahmen und zeitintensiver Begleitung.

Ein neues Bild vom Organismus

Der Schlüssel zu diesem Wandel ist der Wandel des Verständnisses davon, was der Mensch, was der Organismus, was Leben ist und wie wir in diesem Leben verankert sind. Der Schlüssel ist aus meiner Sicht, dass sich das öffentliche und professionelle Bewusstsein dahingehend verändert, dass es aufhört, den Menschen als Maschine und nur als Maschine zu sehen, dessen Probleme »mechanische Reparaturen« nötig machen. Dass uns diese Metapher der Biochemie und der Grundlagenforschung noch lange Zeit gute Dienste leisten wird, steht außer Frage. Es ist aber auch sonnenklar, dass sie in der konkreten Versorgung schädlich ist und abgelöst werden muss. Stattdessen benötigen wir das Bild eines sich selbst steuernden, aktiven, in weite Zusammenhänge eingebetteten komplexen Systems, das all das, was es zum Leben braucht, durch sein Verhalten und durch innere Prozesse selbst erzeugen kann. Krankheit ist kein mechanisches Problem, das man durch Pillen oder chirurgische Eingriffe wieder in den Griff bekommt, so wie ein Mechaniker Vergaser auswechselt. Krankheit ist eine Störung im Lebensprozess, die ich mit Meyer-Abich als Entfremdung verstanden habe und die immer verschiedene Schichten unseres Daseins betrifft.

Diese neue Sicht wird vielleicht am besten mit mehreren parallelen Bildwelten arbeiten können. Denn in bestimmten Fällen ist das Bild vom Körper als Maschine ganz nützlich: Der akute medizinische Sektor wird daher vielleicht auch in Zukunft danach denken und handeln, und das ist ganz in Ordnung so. Aber der gesundheitserhaltende und lebensbegleitende Sektor muss diese Metapher verbannen und eine neue finden. Die Vorschläge in diesem Buch können dabei die Richtung angeben: Wir müssen den Menschen als ein aktives, handelndes, für sein Leben Verantwortung übernehmendes Wesen verstehen. Und wenn er keine Verantwortung übernehmen möchte, weil es bequemer ist, die anderen »machen zu lassen«, dann müssen wir ihn dahingehend erziehen, dass er diese Verantwortung nicht mehr scheut. Denn genauso wie Krankheit die konstruktive Leistung eines aktiven, komplexen Systems ist, so kann auch Gesundheit nur eine konstruktive Leistung dieses Systems sein. Und so wird der Gesundheitserhaltungssektor dazu dienen, Menschen dabei zu unterstützen, ihre Gesundheit zu erhalten und dort, wo sie bedroht ist, helfen die Balance wiederzufinden.

Der Gesundheitserhaltungssektor

Der akute und der Reha-Sektor werden also vermutlich relativ ähnlich funktionieren wie bisher auch. Beide Bereiche werden allerdings kleiner werden, spezialisiertere Aufgaben übernehmen und an Bedeutung einbüßen. Wer heute zu den medizinischen Normalversorgern gehört – Allgemeinärzte, Internisten, Physiotherapeuten, Masseure und die ganze Palette der komplementärmedizinischen Dienstleister –, würde in meiner Vision einem neu zu gestaltenden Gesundheitserhaltungssektor angehören. Dieser Sektor hätte die eine Aufgabe, eigenverantwortliche Menschen durch ihr Leben zu begleiten und ihnen dabei zu helfen, gesund zu bleiben. Dieser Sektor wäre vermutlich der größte im System und würde vielleicht sogar zwei Drittel der gesamten Kapazität ausmachen. Dort, wo Menschen ihre Verantwortung nicht wahrnehmen wollen, hätte er eine erzieherische Aufgabe. Es wäre durchaus auch denkbar, dass es in diesem Sektor noch neue Untergliederungen gibt und dass neue Berufe hier ihren Platz finden, die es noch nicht in dieser Weise gibt: Gesundheitsberater, die eine sehr gute medizinische und psychologische Ausbildung haben und als erste Anlaufstelle dienen können. Mobile Gemeinde- und Gesundheitsberater, die Familien besuchen und wissen, wo in den Gemeinden Brennpunkte sind und wo Hilfe nötig ist. Hier könnte sich das Gesundheitssystem mit dem Sozialsystem verbünden, um rechtzeitig zu erkennen, an welchen Stellen interveniert werden muss, damit eine Krankheit gar nicht erst entsteht.

Wie gesagt: Dieser Sektor würde vermutlich typischerweise von Ärzten bedient werden, die im wahrsten Sinne des Wortes Haus- und Familienärzte sind. Sie begleiten Menschen von der Wiege bis zu Bahre durchs Leben, aber in Zukunft nicht (oder noch weniger) mit dem Blick eines Biomechanikers, sondern mit dem Blick eines Arztes, der verstanden hat, dass er immer nur stützen, unterstützen und begleiten muss, weil der Organismus das Wesentliche ohnedies selbst leistet. Entsprechend müssen seine Kenntnisse ausgerichtet sein.

Vielleicht wäre ein solcher Hausarzt eng vernetzt mit einem multidisziplinären Praxisteam, in dem Psychologen, Sozialarbeiter, Physiotherapeuten, Osteopathen, Homöopathen, vielleicht sogar Meditations- und Yogalehrer mitarbeiten. So könnte ein regelrechtes Gesundheitserhaltungszentrum entstehen. Das Selbstverständnis eines solchen Zentrums wäre es, Gesunden dabei zu helfen gesund zu bleiben und Kranke – soweit sie aus ihrem Gleichgewicht gekommen sind – dahingehend zu unterstützen, dass sie ihr Gleichgewicht wiederfinden. In einem solchen Zentrum würde man dann beispielsweise überlegen, wenn Herr Meier nun doch mal mit Rückenschmerzen käme, in welchem seiner Lebensbereiche sich derzeit Verwerfungen eingestellt hätten. Entsprechend würde sich dann der Osteopath, der Physiotherapeut, ein Yoga- und Bewegungslehrer oder gar ein Psychotherapeut um das Problem kümmern.

Das automatische Verschreiben von Pillen wird ganz aus der Mode gekommen sein. Denn die Menschen, die sich nicht mehr als Patienten verstehen und auch nicht mehr als solche ins Gesundheitszentrum gehen, werden verstanden haben, dass nur in den seltensten Fällen solche Pillen notwendig sind. Sie werden sie auch nicht als Zeichen der Zuwendung verlangen. Sie erhalten ihre Zuwendung anderweitig. Das heißt nicht, dass es keine Rezepte und keine Medikamente mehr geben wird, das sicher nicht. Denn man wird nach wie vor bei ernsthaften Infekten Antibiotika benötigen, bei schweren Kopfschmerzen Schmerzmittel oder bei extremen Schlafstörungen zunächst ein Schlafmittel. Aber die Anwendungsart und -häufigkeit werden sich drastisch verändern. Denn wenn die Handelnden in diesem neuen Gesundheitserhaltungssystem die Menschen, um die es geht, gut kennen, dann werden sie im Idealfall wichtige Zusammenhänge sofort erkennen. Sie werden ahnen, dass die Schlafstörung von Frau Schulze mit ihrer Aufregung zu tun hat, weil ihre Tochter jetzt bald heiratet, in eine ferne Stadt ziehen wird und dann weniger bei ihr vorbeischauen kann. Eine kluge und gut geschulte Gesundheitsberaterin wird wissen, dass sie zunächst Zeit investieren und Frau Schulzes Ängste und Befürchtungen kennenlernen muss – ja dass sie zunächst einmal Frau Schulze selbst helfen muss, diese Ängste näher zu betrachten. Dann kann sie in einem weiteren Schritt Frau Schulze helfen, die aufkeimende Trauer um den empfundenen Verlust der Tochter zu verarbeiten und neue Handlungsmöglichkeiten zu finden. Vielleicht ermuntert sie Frau Schulze, neue Kontakte zu knüpfen. Oder sie ermutigt sie, wieder mehr zu reisen, manchmal die Tochter zu besuchen, manchmal weit entfernt lebende Freunde. Auf diese Weise würde die Beraterin Frau Schulze helfen, die positiven Seiten der neuen Lebenssituation zu entdecken. Schließlich wird sie auch bemerken, dass Frau Schulze schon immer ein recht besorgter und nervöser Mensch war. Sie kann ihr dann beispielsweise vorschlagen, in die abendliche Entspannungs-, Yoga- und Meditationsgruppe zu kommen, damit sie lernt, mit ihrer Übererregung fertig zu werden. Wo früher eine Schlaftablette nach zwei Minuten Konsultation zwar das Symptom, aber nicht das Problem gelöst hat, wird nun plötzlich ein neuer Lebensentwurf geschaffen. Und zwar genau deswegen, weil die Agierenden im System aufgehört haben, vorschnell zum Rezeptblock zu greifen.

Die Ressource Zeit

Sie werden gemerkt haben: Der Schlüssel für dieses Szenario ist unser Umgang mit den Ressourcen, genauer gesagt der Umgang mit der Ressource Zeit. Was im Moment geschieht, ist eine fatale Verschleuderung von anderen Ressourcen und von Geld. Wir pumpen enorme Summen in die Alimentierung des pharmazeutischen Sektors. Deswegen haben wir kein Geld, Zeit zu honorieren. Wenn wir einmal anfangen, den Spieß umzudrehen und die Zeit zu honorieren, die Menschen für andere aufwenden, dann löst sich das Problem von allein. Dann wird nämlich weniger Geld für die Bereitstellung von Medikamenten benötigt. Keine Sorge, die Pharmaindustrie wird nicht verhungern. Der Akutsektor wird noch genügend Medikamente benötigen. Die Pharmabranche wird vielleicht schrumpfen müssen. Das ist in der Geschichte immer schon so gewesen: Irgendwann sind die Erzeuger von Pferdekutschen Pleite gegangen, oder sie haben eben auf die Erzeugung von Autos umgesattelt.

Der Schlüssel, sagte ich, ist die Honorierung von Zeit und das Verständnis dafür, dass dies die wichtigste therapeutische Ressource ist. Im Moment werden nur Interventionen und Verschreibungen wirklich bezahlt. Zeitaufwand wird nur am Rande erstattet. Das führt nach den Marktgesetzen dazu, dass das, was bezahlt wird, auch angeboten wird. Dieses System macht also krank. Es macht die Patienten kranker, als sie sind, und es macht letztlich auch die Ärzte krank. Denn sie müssen sich von ihrer ureigenen Berufung, nämlich heilend für Menschen da zu sein, abwenden. Dieser Prozess beginnt schon in der Ausbildung. Eine viel beachtete Untersuchung in den USA hat gezeigt, dass Medizinstudenten ihre medizinische Ausbildung mit viel Enthusiasmus und Empathie beginnen, im Laufe der Zeit aber beides verlieren.[132] Hiesigen Ärzten, so vermute ich, geht es nicht anders. Dies ist systembedingt und liegt aus meiner Sicht daran, dass falsche Bilder transportiert werden (der Mensch als Maschine), dass falsche Handlungsanweisungen gelehrt werden (der Arzt als Biomechaniker) und dass damit ein falsches System erzeugt wird (die Honorierung von Interventionen). Die einzigen Profiteure sind die Pharmaindustrie und das aktuelle Gesundheitssystem – nicht einmal mehr die Ärzte.[133]

Wir müssen also einen Weg finden, unser System von Grund auf umzugestalten. Es gibt auch schon eine ganze Reihe von Modellen, die vormachen, wie dies aussehen könnte. In der Schweiz gibt es Hausarztmodelle, die relativ erfolgreich sind, obwohl sie dem konventionellen Denkmuster noch immer stark verhaftet sind. Hier gibt es gemeinschaftliche Hausarztpraxen, die mit den Versicherungen ein globales Budget aushandeln. Mit diesem Budget wird eine bestimmte Zahl von Patienten behandelt. Die Ärzte nehmen innerhalb dieses Modells alle medizinisch notwendigen Versorgungen vor und bezahlen sie auch. Wenn ein Patient eine teure Operation benötigt, dann wird sie aus dem Budget bestritten. Die Ärzte zahlen sich selbst ein Honorar aus. Dieses ist natürlich ergebnisabhängig: Wenn sie am Ende des Jahres ihr Budget nicht aufgebraucht haben, können sie sich eine Zulage gönnen. Die Honorierung, die sie sich selbst geben, ist nicht schlechter als das, was unter Normalbedingungen verdient wird, und für die Versicherung ist dieses Modell zwischen 20 und 30 Prozent günstiger.[134]

Was hier geschieht, ist ein erster Schritt in die richtige Richtung. Es werden keine Einzelleistungen honoriert, sondern ein Gesamtpaket, in dem Leistungen eingebettet sind, die aber nicht der Grund der Honorierung sind. Der Grund der Honorierung ist eine Gesamtleistung: die adäquate medizinische Versorgung von Patienten. Ob dazu eine medizinische Intervention nötig ist oder nicht, kann die Versicherung getrost dem Arzt überlassen. Er entscheidet und trägt auch die Verantwortung. Das führt zu einer Reduktion der Verordnungen bei gleicher medizinischer Qualität und gleicher oder gar größerer Zufriedenheit der Patienten.

Wie sieht es im Moment aus? Ein Riesenüberwachungsapparat in den Krankenkassen, beim Medizinischen Dienst der Kassen und bei den Selbstverwaltungen der Ärzte überprüft, ob die Ärzte auch nichts Falsches abgerechnet haben, nicht zu viel und keine Maßnahmen, die gar nicht erstattungsfähig sind. Einsprüche müssen bearbeitet werden. Patienten reklamieren. All das muss beantwortet und begutachtet werden. Ein Riesenaufwand an Bürokratie und Kontrollprozeduren verschlingt Unsummen Geldes, die man sehr leicht und sinnvoll anders investieren könnte: in die Finanzierung von Zeit.

In dem Moment, in dem man alle Agierenden im System als Verantwortliche behandelt, einfach ihren Zeitaufwand als solchen honoriert und es ihnen komplett freistellt, wie behandelt wird (denn es werden ja keine einzelnen Interventionen mehr bezahlt, daher

muss auch nicht mehr geprüft werden, ob die medizinischen Maßnahmen gut und richtig waren), wird sich das Problem der Über-
verordnung, Falschverordnung, Falschabrechnung komplett von
allein lösen. Denn jeder hat nur eine begrenzte und gleiche Menge
Zeit zur Verfügung und kann keine 30 Stunden Therapie am Tag
abrechnen. Zu überlegen ist, ob man die Zeit unterschiedlicher
Akteure im System unterschiedlich vergütet. Und man kann auch
noch überlegen – so wie das bei den Hausarztmodellen der Fall
ist –, ob man ein Zusatzbudget für notwendige therapeutische
Maßnahmen mit ins Paket nimmt oder besonders kostenintensive,
unerwartete und ungeplante Interventionen, wie etwa Notfallein-
sätze, Notoperationen, kostenintensive Abklärungen außerhalb des
Budgets honoriert. Aber das sind Details, die man durch entsprechende Begleitforschung leicht optimieren kann.

Dann wird es völlig unerheblich sein, was der Hausarzt macht, um
Frau Schulze ihren Schlaf zurückzugeben. Ob er sie hypnotisiert
und dafür eine Stunde braucht, ob er eine Blitzhypnose anwendet,
die fünf Minuten dauert, ob er ihr Schlaftabletten verschreibt, ob
er ihr ein homöopathisches Kügelchen verordnet oder zaubert –
all das ist seiner ärztlichen Kompetenz überlassen und er wird dafür die volle ärztliche und auch budgetäre Verantwortung übernehmen.
Das wird er dann tun, wenn seine Zeit so gut honoriert wird
(und *nur* die Zeit!), dass es sinnlos wird darüber nachzudenken,
wie er möglichst viele Einzelkontakte oder Verordnungen in dieser Zeit tätigt.

Die Krankenkassen können dann all ihre Kontrolleure entlassen
oder zu Gesundheitsberatern umschulen und sie so konstruktiv ins
System einbringen.[135] Im Moment ist es so, dass wir das Ausge-
ben medizinischer Verordnungen honorieren. Daher wird eine Un-
menge unnötiger Verordnungen getätigt, weil Ärzte ja schließlich
irgendwie zu ihrem Geld kommen müssen. Es ist ein bisschen so
(um ein Bild zu gebrauchen, das Dr. Ellis Huber benutzt, der in unserem Studiengang lehrt), als würde man einen Handwerker nicht
dafür bezahlen, dass er eine intelligente Stromversorgung ins Haus
legt, sondern für jedes Kabel und jede Steckdose einzeln. Das wird

natürlich dazu führen, dass der Handwerker an allen möglichen und unmöglichen Ecken Steckdosen anbringt und kilometerweise Kabel verlegt, auch dorthin, wo man sie nicht braucht. Er will ja sein Geld bekommen und möglichst viel verdienen. In dem Moment, wo ich mit dem Handwerker einen fairen Preis vereinbare, ihm sage, wo ich wie viele Steckdosen, Lichtanschlüsse und Schalter brauche, wird er mir eine kluge Lösung bieten, mit der alle zufrieden sind und die insgesamt kostengünstiger ist.

Natürlich wird es immer auch Schlingel unter den Handwerkern geben, die extra ein paar Steckdosen und Schalter weniger anbringen, um Ausgaben zu sparen. Entsprechend könnte man auch befürchten, dass in einem solchen Modell Ärzte den Patienten wichtige und möglicherweise teurere Maßnahmen vorenthalten. Ich halte das für ein potenzielles, aber eher theoretisches Problem. Denn in dem Moment, in dem alle Beteiligten nicht mehr maßnahmenorientiert denken und die Zeit als die entscheidende Ressource erkannt wird, wird die Versuchung Geld zu horten, indem man an eigentlich notwendigen Maßnahmen spart, kaum mehr ins Gewicht fallen. Denn wenn einzig der Erfolg und die Zeit honoriert werden, dann ist der Weg zum Erfolg in der Hand des Arztes. Elemente der Erfolgsmessung müsste man vermutlich ins System aufnehmen. Ärzte, die dauerhaft therapeutisch erfolglos sind, etwa weil sie therapeutische Maßnahmen unterlassen oder unwirksame anwenden, werden auf Dauer auf einem freien Gesundheitsmarkt wenig Chancen haben. Außerdem sollte man nicht vergessen: Grundsätzlich sind Menschen, die sich zu therapeutischen Berufen hingezogen fühlen, ethische Menschen, die von Mitgefühl bestimmt sind. Ausnahmen wird es immer geben. Aber der Versuch, alle Ausnahmen und Eventualitäten durch Regelwerke in den Griff zu bekommen, führt zu unbeherrschbaren Systemen, genauso wie der Versuch, alle Risiken aus dem Leben zu verbannen, zum schleichenden Tod durch Langeweile führt.

Unlängst erschien ein interessanter Bericht eines Journalisten, der das Problem illustriert.[136] Es handelt sich um das Rätsel von McAllen, einer Kleinstadt in Texas. Die Menschen dort verdienen im Durchschnitt 10 000 Dollar im Jahr, sind also ziemlich arm. Es werden aber 13 000 Dollar pro Kopf an Gesundheitskosten erzeugt, also 3000 Dollar mehr, als die Leute verdienen. Das sind die höchsten Gesundheitsausgaben im ganzen Land (nur Miami hat mehr, ist aber auch reicher). Eine Kleinstadt in der Nähe, ganz ähnlich strukturiert wie McAllen – ähnliche Population, ähnliche Probleme –, El Paso, auch in Texas, verursacht nur einen Bruchteil der Kosten. Woran liegt das? Die Ärzte in McAllen handeln als Einzelkämpfer mit dem Ideal, möglichst viel Geld zu verdienen. Außerdem leiden sie an der typisch amerikanischen Angst vor Gerichtsprozessen und wollen sich daher lieber doppelt absichern. Das führt zu multiplen diagnostischen Prozeduren, oft gedoppelt und verdreifacht, weil jeder die gleiche Diagnose nochmals stellen will, den Befunden des Kollegen nicht traut und so die Kostenspirale nach oben treibt. Die Patienten, meist Arbeiter, oftmals arbeitslos, leiden natürlich an vielen funktionellen Störungen. Wer lange arbeitslos ist, wird leicht einmal depressiv. Wer depressiv ist, entwickelt schnell einmal das eine oder andere Symptom: Rückenschmerzen, Herzprobleme … Das muss abgeklärt werden. In McAllen gibt es mehr Herzkatheteruntersuchungen als in anderen Städten. Wenn man das medizinische Verhalten in McAllen mit dem Verhalten der Ärzte in den berühmten Mayo-Kliniken vergleicht, die zu den besten amerikanischen Kliniken gehören, dann kann man sehen, dass der Behandlungssatz pro Patient an den Mayo-Kliniken wesentlich günstiger als in McAllen ist, obwohl die medizinische Versorgung dort intensiver und besser ist. Die Mayo-Ärzte wenden so viel Zeit für ihre Patienten auf, wie auch immer nötig ist – manchmal viele Stunden für einen Patienten. Oft tun sie das sogar zu zweit, wenn einer allein sich nicht ausreichend kompetent fühlt. Der Kontakt zwischen den Kollegen ist dort extrem eng, man kann unkompliziert jemand anderen zu Rate ziehen. Entscheidende diagnostische Prozeduren werden nur einmal gemacht.

Was lernen wir daraus? Ein System wie unseres, das Interventionen bezahlt und nicht Zeit, erhält, was es bezahlt: eine Fülle unnützer und wenig konstruktiver Interventionen, die zusammenhanglos nebeneinanderstehen und keine bessere Gesundheit, sondern nur höhere Kosten produzieren. Wer profitiert? Diejenigen, die diese Interventionen bereitstellen. Die Pharmaindustrie, die Medizingerätehersteller, die Klinikbetreiber. Die Alternative sieht folgendermaßen aus: Wir müssen Zeit finanzieren und es den Akteuren selbst überlassen, welche Interventionen sie für nötig halten. Wir müssen vor allem ein viel breiteres Angebot zur Gesunderhaltung bieten, als wir das im Moment tun. Wir müssen einen Gesundheitserhaltungssektor entwickeln, der nach völlig anderen Grundsätzen finanziert wird und der völlig anders aufgebaut ist als unser jetziges Krankheitswesen.

Modell eines neuen Gesundheitserhaltungssektors

Das Finanzierungsmodell eines solchen neu zu entwickelnden Gesundheitserhaltungssektors würde sich an die bereits bestehenden Hausarztmodelle anlehnen. Ein solches gibt es zum Beispiel schon als erfolgreiches Modell im Kinzigtal im Schwarzwald.[137] Der Unterschied zu bestehenden Hausarztmodellen wäre, dass hier auch der Vorgabe- und Verordnungsrahmen wegfallen würde, der im Moment noch existiert, und dass die Akteure in einem solchen Gesundheitserhaltungssektor nicht allein Ärzte wären, sondern multidisziplinäre Gruppen, die sich selbst organisieren. Der Unterschied wäre auch der, dass der *gesamte* primäre Versorgungssektor so organisiert wäre. Natürlich würde man den Übergang fließend gestalten müssen und vielleicht erst einige solcher Zentren zur Erprobung aufbauen, ihr Funktionieren studieren und sie optimieren. Aber die Zielvorstellung wäre, dass der gesamte Primärversorgungssektor zu einem Gesundheitserhaltungssektor umgestaltet würde. Das Ziel dieses Sektors wäre wie gesagt, zunächst die Gesundheit zu erhalten, Menschen in Krisen und mit Problemen zu begleiten und erst dann medizinisch zu handeln, wenn es notwendig ist. Wenn Probleme unbeherrschbar werden oder wenn ernsthafte Probleme auftauchen, würden Patienten zur Abklärung oder Behandlung in den sekundären Sektor weiterverwiesen werden.

Aber dies wäre seltener als heute der Fall, weil die Gefahr von Entgleisungen geringer wäre.

Denn durch ein umfassendes Bildungs- und Ausbildungsprogramm, beginnend in der Schule, würden Menschen in dem Selbstverständnis aufwachsen, dass sie keine passiven Maschinen sind, die »kaputtgehen«, sondern verantwortlich Handelnde, die sich um die Erhaltung ihrer Gesundheit selbst kümmern. Lebensstilentscheidungen würden eher so ausfallen, dass die großen Folgeprobleme seltener würden. Solche Bürger würden auch die Gesellschaft im Laufe der Zeit so prägen und umgestalten, dass die lebensfeindlichen Elemente weniger und die lebensfördernden zunähmen. Sie würden sich vielleicht immer häufiger weigern, ausbeutende Arbeitsstrukturen zu akzeptieren. Sie würden sich wohl auch zunehmend wehren, wenn an ihrem Arbeitsplatz soziale Kälte und unmäßiger Druck herrschte. Sie würden auch dazu beitragen, dass die Gesellschaft als ganze mehr dem Leben und der Gesundheit dient und weniger dem Profit einzelner.

Daher kann man davon ausgehen, dass langfristig die richtig schweren und teuren Problemfälle abnehmen würden. Es ist nicht ausgemacht, dass wir alle durchs Älterwerden auch immer kränker werden. Das ist im Moment so, weil wir mit einem falschen Verständnis von Leben und Krankheit durch die Welt laufen. Der natürliche Prozess wäre, dass wir ohne große gesundheitliche Einbußen ein genetisch bestimmtes Alter erreichen und dann einfach an Altersschwäche sterben. Es gibt eigentlich keinen wirklich unausweichlichen Grund, weswegen das nicht auch in der Regel so sein sollte. Dass wir unterwegs all die vielen und schweren chronischen Krankheiten einsammeln, das – so habe ich gezeigt – liegt im Wesentlichen an unserem Lebensstil und daran, dass wir viel zu wenig Verantwortung für uns übernehmen. Nehmen wir einmal an, das ließe sich ändern. Dann würde sich auch das Budget der Solidargemeinschaft für die Gesundherhaltung erhöhen.

Unsere Gesundheitserhaltungszentren würden mit Pauschalbudgets operieren, die je neu zu verhandeln wären. Davon würden die Beteiligten in solchen Zentren faire Gehälter beziehen und allenfalls nötige medizinische Maßnahmen bezahlt werden. Welche, das stünde völlig in der Entscheidung des jeweiligen Zentrums. Das Ziel und die Aufgabe solcher Zentren wäre es, eine definierte Anzahl von Bürgern durchs Leben zu begleiten und ihnen dabei zu helfen, gesund zu bleiben. Wie, das sollte auch diesen Zentren überlassen bleiben. Möglicherweise erhalten sie Unterstützung in der Form von Systemberatung durch die Gesundheitskassen, aber keine regulierende und entmündigende Aufsicht.

Bürger würden in der Regel räumlich nahe gelegene Zentren aufsuchen, hätten aber auch die Wahl, Zentren mit einer bestimmten Primärausrichtung zu wählen. Die würde sich vermutlich von den Vorlieben der in ihnen tätigen Therapeuten herleiten. Da mag es vielleicht Zentren geben, die mit speziell naturheilkundlich-komplementärmedizinischen Kompetenzen auf sich aufmerksam machen; andere, die mehr Wert auf psychotherapeutische Begleitung legen, und wieder andere, die möglicherweise noch stärker andere Gruppierungen mit einbeziehen. Bürger könnten solche Zentren ausprobieren und würden sich dann bei einem einschreiben – zunächst für eine begrenzte Zeit, später dann für länger.

Das Hauptaugenmerk der Gesundheitszentren würde also darauf gerichtet sein, die Bürger durchs Leben zu begleiten und gesund zu erhalten. Wie sie das tun, ist ihre Sache. Die einen könnten eine Mischung aus Besuchsdienst und Bestelldienst einrichten. Andere werden eine Fülle von Kontaktmöglichkeiten anbieten: über Webseiten, Newsletter, E-Mail-Kontakte, Hausbesuche, Zentrumsbesuche. Manche werden Schulungen und Kurse in ihrem Programm haben. Die anderen Kochkurse für gesunde Ernährung. Manche werden die Kochkurse vielleicht mit sozialen Veranstaltungen koppeln, um vor allem die Einsamen und Alleinstehenden wieder stärker in die Gemeinschaft einzubinden.

Durch ihren nahen Kontakt zu den bei ihnen eingeschriebenen Bürgern werden die Mitglieder des Gesundheitszentrums relativ rasch sehen, bei welchen Personen Probleme vorliegen. Die werden sie dann vermutlich intensiver betreuen um zu verhindern, dass sich die Probleme zu Krankheiten kristallisieren. Diejenigen, die normalerweise zum Arzt gehen, weil sie soziale Kontakte oder Zuwendung suchen, werden in einem solchen System durch eine Fülle von Angeboten aufgefangen, bei denen genau diese Nähe vermittelt wird, die im Moment nur der Arzt zu geben hat.

Das Zentrum wird eine Reihe von Möglichkeiten haben und kann der therapeutisch-gestalterischen Fantasie freien Lauf lassen. Es wird nicht darauf angewiesen sein, dass neue Entwicklungen zehn bis 20 Jahre brauchen, bis sie auch den letzten Schreibtisch der Medizinalbürokratie erreicht haben, der dann die Zustimmung zur Erstattung gibt. Nein, die Zentren werden in Eigenverantwortung diejenigen neuen Entwicklungen aufgreifen, die ihnen sinnvoll scheinen, denn sie tragen auch die wirtschaftliche Verantwortung dafür. Vielleicht hätten wir mit solchen Zentren rascher gemerkt, dass man mit Meditationsgruppen viel leichter Depressionen verhüten und Sinn stiften kann als mit Glückspillen. Die Handelnden in solchen Zentren würden auch an Rückenschmerzen leidende Teilhaber nicht anderswo hinschicken müssen, sondern könnten auf verschiedene Möglichkeiten direkt vor Ort hinweisen: Rückenschule-Gruppen für diejenigen, die nicht so intensiv einsteigen mögen, Yoga-Gruppen für diejenigen, die mehr tun möchten, und vielleicht sogar die eine oder andere therapeutische Gruppe für diejenigen, die ihren Lebensproblemen noch genauer auf die Spur kommen wollen.

Solche Zentren könnten auch zu Gemeindebrennpunkten der Kultur werden. Das könnte Menschen mit Problemen neue Ausdrucksmöglichkeiten bieten. Vielleicht gibt es Maler unter den Eingeschriebenen? Die würden vielleicht gerne Ausdrucksmalgruppen veranstalten. Das könnte so manchem helfen, der Schwierigkeiten hat, seine Probleme zu artikulieren. Vielleicht gibt es Tänzer unter den Mitgliedern? Der Abend im Gesundheitszentrum könnte zu einer anregenden sozialen Versammlung werden, bei der sich verschiedene Gruppen begegnen und so ein Problem beseitigen, das vielen Krankheiten zugrunde liegt: die soziale Isolation.

Selbstverständlich würden auch medizinische Interventionen zu den Aufgaben des Gesundheitszentrums gehören, denn es nimmt ja

Hausarztfunktion wahr und hat die entsprechenden Kompetenzen. Wenn jemand nun plötzlich mit einer akuten Krankheit kommt, kümmert man sich darum. Wenn es sein muss, wird auch ein Medikament verschrieben. All das liegt in der Verantwortung des Zentrums. Aber weil es nicht mehr primär eine Arztpraxis zur Behandlung von Kranken, sondern ein Gesundheitszentrum zur Erhaltung der Gesundheit ist, darum steht die Behandlung von Krankheiten nicht im Mittelpunkt, sondern ist nur eine von vielen Aufgaben.

Eine solche Veränderung der Versorgung von der Basis her hätte gravierende Auswirkungen. Ich sage voraus, dass die Gesamtbelastung durch Krankheitsausgaben abnehmen würde. Das müsste man natürlich in Pilotprojekten untersuchen – dort, wo es solche Hausarztmodelle schon gibt, hat sich gezeigt, dass sie billiger sind (und dabei setzen die existierenden Modelle nicht einen Bruchteil dessen in die Wirklichkeit um, was ich hier ins Auge gefasst habe). Ich vermute außerdem, dass die Anzahl richtig schwerer und teurer chronischer Erkrankungen abnehmen würde. Durch eine grundlegende Umschulung der Bevölkerung im Sinne von Lebensstil, Ernährung und Kultur des Bewusstseins ließen sich späte Folgeprobleme wie Demenz vermutlich drastisch reduzieren und damit auch die Pflegekosten verringern. Insgesamt geht es also um eine Investition in eine völlig andere Zukunft.

Die Umsetzung dieser Vision würde das Gewicht verschieben von der interventionsbasierten zur präventionsbasierten Versorgung, von der Behandlung Passiver zur Handlung Aktiver, von der kurzfristigen und kurzsichtigen Reparatur vermeintlicher biologischer Maschinen zur langfristigen und weitsichtigen Stütze und Hilfe für aktive, lebendige Organismen, die ihr Leben in Freiheit und Verbundenheit mit sich, mit anderen und der Welt insgesamt gestalten. Das wäre Gesundheit.

Endnoten

1   Mietek Wirkus' Tätigkeit ist auch im Rahmen einer wissenschaftlichen Untersuchung dokumentiert worden: Kiang, J. G., Ives, J. A. & Jonas, W. B. (2005). External bioenergy-induced increases in intracellular free calcium concentrations are mediated by Na+/Ca2+ exchanger and L-type calcium channel. *Molecular and Cellular Biochemistry, 271*, 51–59.

2   Lazarou, J., Pomeranz, B. & Corey, P. N. (1998). Incidence of adverse drug reactions in hospitalized patients. A meta-analysis of prospective studies. *Journal of the American Medical Association, 279*, 1200–1205.

3   Scheible, K.-F. (1994). *Hahnemann und die Cholera. Geschichtliche Betrachtung und kritische Wertung der homöopathischen Therapie im Vergleich zur konventionellen Behandlung.* Heidelberg: Haug.

4   Rubin, E. (1921). Visuell wahrgenommene Figuren. Kopenhagen: Gyldendalske.

5   http://www.youtube.com/watch?v=vJG698U2Mvo (Abrufdatum 3.5.2011).

6   Simons, D. J. & Chabris, C. F. (1999). Gorillas in our midst: Sustained inattentional blindness for dynamic events. *Perception, 28*, 1059–1074.

7   Collingwood, R. G. (1998, orig. 1940). *An Essay on Metaphysics* (revised ed.). Oxford: Clarendon Press. Ich habe diese Zusammenhänge etwas ausführlicher in meinem Wissenschaftstheorie-Lehrbuch dargestellt: Walach, H. (2009). *Psychologie: Wissenschaftstheorie, philosophische Grundlagen und Geschichte* (2. Aufl.). Stuttgart: Kohlhammer.

8   Raichle, M. E. (2006). The brain's dark energy. *Science, 314*, 1249–1250.

9   Parisano, E. (1647). *Recentiorum disceptationes de motu cordis, sanguinis et chyli.* Leiden: Ioannis Maire. p. 107; Übersetzung von mir.

10   Watzlawick, P. (1983). *Anleitung zum Unglücklichsein.* München: Piper.

11   Für alle, die sich weiter mit dieser Frage befassen wollen: Gagnon, M.-A. & Lexchin, J. (2008). The cost of pushing pills: A new estimate of pharmaceutical promotion expenditures in the United States. *PLoS Medicine 5*(1), e1. Lundh, A., Barbateskovic, M., Hrobjartsson, A. & Gotzsche, P. C. (2010). Conflicts of interest at medical journals: The influence of industry-supported randomised trials on journal impact factors and revenue – cohort study. *PLoS Medicine, 7*(10), e1000354.

12   Quelle: Rush, J. A., Trivedi, M. H., Wisniewski, S. R., Nierenberg, A. A., Stewart, J. W., Warden, D. et al. (2006). Acute and longer-term outcomes in depressed outpatients requiring one or several treatment steps: A STAR*D report. *American Journal of Psychiatry, 163*, 1905–1917.

13   Maes, M. (1999). The inflammatory response system activation model of major depression. In: N. Müller (Ed.), *Psychiatry, Psychoimmunology, and Viruses* (pp. 55–62). Wien, New York: Springer.

14   Original nachzulesen in: Moerman, D. E. (1979). Anthropology of symbolic healing. *Current Anthropology, 20,* 59–80.

15   Frank, J. D. (1981). *Die Heiler: Wirkungsweisen psychotherapeutischer Beeinflussung; vom Schamanismus bis zu den modernen Therapien.* Stuttgart: Klett-Cotta.

16   LeShan, L. (1982). *Psychotherapie gegen den Krebs. Über die Bedeutung emotionaler Faktoren bei der Entstehung und Heilung von Krebs.* Stuttgart: Klett-Cotta.

17   Spezialisten werden mir jetzt vorhalten, dass hoch dosiertes Vitamin C tatsächlich auch zur Krebsbehandlung eingesetzt wurde, wie von Linus Pauling vorgeschlagen. Das stimmt zwar. Aber zum einen war die Dosierung in diesem Fallbeispiel wesentlich geringer und zum anderen ist die Datenlage für hoch dosiertes Vitamin C zur Krebsbehandlung immer noch nicht so arg gut.

18   Lown, B. (2002). *Die verlorene Kunst des Heilens. Anleitung zum Umdenken.* Stuttgart: Schattauer, S. 66.

19   Metalogicon III, 4 [PL col. 900]. Klibansky, R. (1936). Standing on the shoulders of the giants. *Isis, 26,* 147–149.

20   Rosenthal, R. (1976). *Experimenter Effects in Behavioral Research (enlarged edition).* New York: Irvington.

21   Für Spezialisten sei hier noch Folgendes angemerkt: Manchmal macht man eine Studie auch deswegen größer, weil man die Schätzung des Effektes präzisieren will. Insofern ist die Größe einer Studie nicht nur ein Hinweis auf die Größe des Effektes, sondern auch auf die Präzision der Schätzung. Aber in den meisten Fällen steht die Größe der Studie in direktem Zusammenhang mit der Größe des zu untersuchenden Effektes.

22   Für diejenigen, die es genauer wissen wollen: Diese Maßeinheit rechnet in Standardabweichungen. Die meisten kennen die sogenannte Gaußsche Glockenkurve oder Normalverteilungskurve. Diese beschreibt die Verteilung natürlicher Vorkommnisse, z. B. die Verteilung der Größe von Menschen. Solche Kurven haben zwei wichtige Kennwerte: ihren Mittelwert, der beschreibt, wo die Kurve am höchsten ist, und die Standardabweichung, die beschreibt, wie breit sie ist. Man kann verschiedene Maße standardisieren, indem man sie durch die Standardabweichung ihrer Metrik teilt. Dadurch werden sie vergleichbar. Und deswegen rechnet der Statistiker mit der Maßeinheit der Standardabweichung.

23   Kirsch, I., Moore, T. J., Scoboria, A. & Nicholls, S. S. (2002). The

emperor's new drugs: An analysis of antidepressant medication data submitted to the U.S. Food and Drug Administration. *Prevention & Treatment. http://journals.apa.org/prevention, 5*, Article 23.

24 Kirsch, I., Deacon, B. J., Huedo-Medina, T. B., Scoboria, A., Moore, T. J. & Johnson, B. T. (2008). Initial severity and antidepressant benefits: A meta-analysis of data submitted to the food and drug administration. *PLoS Medicine, 5*(2), e45.

25 Pigott, H. E., Leventhal, A. M., Alter, G. S. & Boren, J. J. (2010). Efficacy and effectiveness of antidepressants: Current status of research. *Psychotherapy and Psychosomatics, 79*, 267–279.

26 Siehe Anmerkung 25.

27 Fava, G. A., Tomba, E. & Grandi, S. (2007). The road to recovery from depression – don't drive today with yesterday's map. *Psychotherapy and Psychosomatics, 76*, 260-265.

28 Virapen, J. (2010). *Side effects: Death*. College Station, TX: Virtualbookworm.

29 Melchart, D., Thormälen, J., Hager, S., Liao, J., Linde, K. & Weidenhammer, W. (2003). Acupuncture versus placebo versus sumatriptan for early treatment of migraine attacks: A randomized controlled trial. *Journal of Internal Medicine, 253*, 181–188.

30 Linde, K., Niemann, K., Schneider, A. & Meissner, K. (2010). How large are the nonspecific effects of acupuncture? A meta-analysis of randomized controlled trials. *BMC Medicine, 8*(75), www.biomedcentral.com/1741-7015/1748/1775.

31 de la Fuente-Fernández, R., Ruth, T. J., Sossi, V., Schulzer, M., Calne, D. B. & Stoessl, A. J. (2001). Expectation and dopamine release: Mechanism of the placebo effect in parkinson's disease. *Science, 293*, 1164–1166.

32 Pollo, A., Torre, E., Lopiano, L., Rizzone, M., Lanotte, M., Cavanna, A. et al. (2002). Expectation modulates the response to subthalamic nucleus stimulation in Parkinsonian patients. *NeuroReport, 13*, 1383–1386.

33 Levine, J. D., Gordon, N. C. & Fields, H. L. (1978). The mechanism of placebo analgesia. *Lancet, II*, 654–657. Levine, J. D., Gordon, N. C., Jones, R. T. & Fields, H. L. (1978). The narcotic antagonist naloxone enhances clinical pain. *Nature, 272*, 826–827.

34 Thomas, K. B. (1987). General practice consultations: Is there any point in being positive? *British Medical Journal, 294*, 1200–1202.

35 Kaptchuk, T. J., Kelley, J. M., Conboy, L. A., Davis, R. B., Kerr, C. E., Jacobson, E. E. et al. (2008). Components of placebo effect: Randomised controlled trial in patients with irritable bowel syndrome. *British Medical Journal, 336*, 999–1003.

36   Brien, S., Lachance, L., Prescott, P., McDermott, C. & Lewith, G. (2010). Homeopathy has clinical benefits in rheumatoid arthritis patients that are attributable to the consultation process but not the homeopathic remedy: A randomized controlled clinical trial. *Rheumatology, doi:10.1093/rheumatology/keq234.*

37   Tracey, K. J. (2007). Physiology and immunulogy of the cholinergic antiinflammatory pathway. *Journal of Clinical Investigation, 117,* 289–296.

38   Cannon, W. B. (1942). »Voodoo death«. *American Anthropologist, 44,* 169–181.

39   Einen schönen Überblick gibt Florey, E. (1995). *Ars Magnetica. Franz Anton Mesmer 1734–1815: Magier vom Bodensee.* Konstanz: Universitätsverlag Konstanz.

40   Chvetzoff, G. & Tannock, I. F. (2003). Placebo effects in oncology. *Journal of the National Cancer Institute, 95,* 19–29.

41   Metzinger, T. (2006). Der Begriff einer »Bewusstseinskultur«. *e-Journal Philosophie der Psychologie* (Jan).

42   Grossman, P., Schmidt, S., Niemann, L. & Walach, H. (2004). Mindfulness-based stress reduction and health: A meta-analysis. *Journal of Psychosomatic Research, 37,* 35–43.

43   Kuyken, W., Byford, S., Taylor, R. S., Watkins, E., Holden, E., White, K. et al. (2008). Mindfulness-based cognitive therapy to prevent relapse in recurrent depression. *Journal of Consulting & Clinical Psychology, 76,* 966–978.

44   Ma, S. & Teasdale, J. D. (2004). Mindfulness-based cognitive therapy for depression: Replication and exploration of differential relapse prevention effects. *Journal of Consulting and Clinical Psychology 72*(1), 31–40.

45   Segal, Z. V., Bieling, P., Young, T., MacQueen, G., Cooke, R., Martin, L. et al. (2010). Antidepressant monotherapy vs. sequential pharmacotherapy and mindfulness-based cognitive therapy, or placebo, for relapse prophylaxis in recurrent depression. *Archives of General Psychiatry, 67,* 1256–1264.

46   Cobb, L. A., Thomas, G. I., Dillard, D. H., Merendino, K. A. & Bruce, R. A. (1959). An evaluation of internal-mammary-artery ligation by a double-blind technique. *New England Journal of Medicine, 260,* 1115–1118.

47   Beecher, H. K. (1961). Surgery as placebo. *Journal of the American Medical Association, 176,* 1102-1107.

48   Ornish, D. (2009). Intensive lifestyle changes and health reform. *Lancet Oncology, 10,* 198–199. Doering, L. V., Esmailian, F. & Laks, H. (2000). Perioperative predictors of ICU and hospital costs in coronary artery bypass graft surgery. *Chest, 118,* 736–743. Fricke, F.-U. & Silber, S. (2005). Können Medikamente freisetzende Koronarstents eine Bypassoperation ersetzen? Ein gesundheitsökonomischer Vergleich beider Therapieformen auf der Ba-

sis klinischer 12-Monats-Daten. *Herz, 30*, 332–338. Friedel, H., Delges, A., Clouth, J. & Trautvetter, D. T. (2010). Expenditures of the German statutory health insurance system for patients suffering from acute coronary syndrome and treated with percutaneous coronary intervention. *European Journal of Health Economics, 11*, 449–455. Graf, K., Ott, E., Vonberg, R.-P., Kuehn, C., Haverich, A. & Chaberny, I. F. (2010). Economic aspects of deep sternal wound infections. *European Journal of Cardio-Thoracic Surgery, 37*, 893–896. Lecomte, P., McKenna, M., Kennedy, L., den Hartog, M., Curry, A. & Rothman, M. (2001). International review of the utilisation and cost of percutaneous transluminal coronary angioplasty. *HEPAC, 2*, 118–127.

49   http://www.researchandmarkets.com/reports/1071230/the_top_60_manufacturers_of_coronary_stents (Abrufdatum 6.5.2011).

50   Vetrovec, G. W. (2010). Evidence-based management of patients undergoing PCI: Stent controversies. *Catheterization and Cardiovascular Interventions, 75*, S39–S42.

51   Serruy, P. W., Luitjen, H. E., Beatt, K. J., Geuskens, R., de Feyter, P. J., van den Brand, M. et al. (1988). Incidence of restenosis after successful coronary angioplasty: a time-related phenomenon. A quantiative angiographic study in 342 consecutive patients at 1, 2, 3, and 4 months. *Circulation, 77*, 361–371.

52   Diese Daten stammen aus einer Studie, die eigentlich den Effekt von Fischöl untersuchen wollte. Dabei wurden aber auch die in der Folge notwendigen Operationen erfasst und der Wiederverschluss der Gefäße gemessen: Leaf, A., Jorgensen, M. B., Jacobs, A. K., Cote, G., Schoenfeld, D. A., Scheer, J. et al. (1994). Do fish oils prevent restenosis after coronary angioplasty. *Circulation, 90*, 2248–2257.

53   Das ist offenbar in Deutschland anders. Denn hier besteht der Anreiz schon durch das Vergütungssystem, solche Operationen möglichst oft durchzuführen: zur Diagnose (die bezahlt wird), zur Beseitigung von Unebenheiten (wird extra bezahlt), zur Entfernung von Meniskusbruchstücken (wird auch extra bezahlt). Paul U. Unschuld hat dies famos und sehr nüchtern skizziert: Unschuld, P. U. (2011). *Ware Gesundheit. Das Ende der klassischen Medizin*. München: Beck.

54   McKeown, T. (1982). *Die Bedeutung der Medizin: Traum, Trugbild oder Nemesis?* Frankfurt: Suhrkamp.

55   Hontschik, B. (2006). *Körper, Seele, Mensch. Versuch über die Kunst des Heilens*. Frankfurt: Suhrkamp.

56   Walach, H. (1994). *Notitia Experimentalis Dei – Erfahrungserkenntnis Gottes. Studien zu Hugo de Balmas Text »Viae Sion lugent« und deutsche Übersetzung*. Salzburg: Institut für Anglistik und Amerikanistik der Universität Salzburg. Walach, H. (2010). *Notitia Experimentalis Dei – Experiential*

Knowledge of God: Hugh of Balma's Mystical Epistemology of Inner Experience – A Hermeneutic Reconstruction. Salzburg: Institut für Anglistik und Amerikanistik der Universität Salzburg. Der erste Band enthält meine historischen Studien und die Übersetzung des Autors ins Deutsche, der zweite Band ist eine systematische Studie seiner Lehre.

57 Motillo, S., Filion, K. B., Genest, J., Joseph, L., Pilote, L., Poirier, P. et al. (2010). The metabolic syndrome and cardiovascular risk. *Journal of the American College of Cardiology, 56,* 1113–1132. Tota-Maharaj, R., Defilippis, A. P., Blumenthal, S. & Blaha, M. J. (2010). A practical approach to the metabolic syndrome: A review of current concept and management. *Current Opinion in Cardiology, 25,* 502–512.

58 Wild, S., Sicree, R., Roglic, G., King, H. & Green, A. (2004). Global prevalence of diabetes: Estimates for the year 2000 and projections for 2030. *Diabetes Care, 27,* 1047–1053.

59 Talbäck, M., Stenbeck, M., Rosén, M., Barlow, L. & Glimelius, B. (2003). Cancer survival in Sweden 1960–1998. *Acta Oncologica, 42,* 637–659. World Health Organization (2011). *Cancer.* Genève: World Health Organization. Factsheet 297.

60 Khan, N., Afaq, F. & Mukhtar, H. (2010). Lifestyle as risk factor for cancer: Evidence from human studies. *Cancer Letters, 293,* 133–143.

61 Riboli, E., Hunt, K. J., Slimani, N., Ferrari, P., Norat, T., Fahey, M. et al. (2002). European Prospective Investigation into Cancer and Nutrition (EPIC): Study populations and data collection. *Public Health Nutrition, 5*(6B), 1113–1124. Ford, E. S., Bergmann, M. M., Kröger, J., Schienkiewitz, A., Weikert, C. & Boeing, H. (2009). Healthy living is the best revenge: Findings from the European Prospective Investigation into Cancer and Nutrition – Potsdam Study. *Archives of Internal Medicine, 169,* 1355–1362.

62 Seebauer, W. (2009). Krebs, Diabetes und Ernährung – Ergebnisse der EPIC-Studie. *Komplementäre und integrative Medizin, 3,* 2–10. Donaldson, M. S. (2004). Nutrition and cancer: A review of the evidence for an anti-cancer diet. *Nutrition Journal, 3*(19), *doi:10.1186/1475-2891-1183-1119.*

63 Khan, N., Afaq, F. & Mukhtar, H. (2010). Lifestyle as risk factor for cancer: Evidence from human studies. *Cancer Letters, 293,* 133–143.

64 Mutter, J. (2009). *Gesund statt chronisch krank! Der ganzheitliche Weg: Vorbeugen statt heilen.* Weil der Stadt: Fit fürs Leben Verlag.

65 Baade, P. D., Youlden, D. R. & Krnjacki, L. J. (2009). International epidemiology of prostate cancer. Geographical distribution and secular trends. *Molecular Nutrition and Food Research, 53,* 171–184.

66 Akaza, H. (2011). Combined androgen blockade for prostate cancer: Review of efficacy, safety, and cost effectiveness. *Cancer Science, 102,* 51–56.

67 Wilt, T. J., MacDonald, R., Hagerty, K., Schellhammer, P., Tacklind, J., Somerfield, M. R. et al. (2010). 5-a-Reductase inhibitors for prostate cancer chemoprevention: An updated Cochrane systematic review. *British Journal of Urology International, 106*, 1444–1451.

68 Holmberg, L., Bill-Axelson, A., Helgesen, F., Salo, J. O., Folmerz, P., Häggman, M. et al. (2002). A randomized trial comparing radical prostatectomy with watchful waiting in early prostate cancer. *The New England Journal of Medicine, 347*, 781–789. Hegarty, J., Beirne, P. V., Walsh, E., Comber, H., Fitzgerald, T. & Wallace Krazer, M. (2010). Radical prostatectomy versus watchful waiting for prostate cancer (Review). *Cochrane Database of Systematic Reviews* (11), CD006590.

69 Nilsson, S., Norlén, B. J. & Widmark, A. (2004). A systematic overview of radiation therapy effects in prostate cancer. *Acta Oncologica, 43*, 316–381.

70 Khan, N., Afaq, F. & Mukhtar, H. (2010). Lifestyle as risk factor for cancer: Evidence from human studies. *Cancer Letters, 293*, 133–143.

71 Cao, Y. & Ma, J. (2011). Body-mass index, prostate cancer-specific mortality and biochemical recurrence: A systematic review and meta-analysis. *Cancer Prevention Research, doi:10.1158/1940-6207.CAPR-10-0229.*

72 Ornish, D., Weidner, G., Fair, W. R., Marlin, R., Pettengill, E. B., Raisin, C. J. et al. (2005). Intensive lifestyle changes may affect progression of prostate cancer. *Journal of Urology, 174*, 1065–1070.

73 Ornish, D., Magbanua, M. J. M., Weidner, G., Weinberg, V., Kemp, C., Green, C. et al. (2008). Changes in prostate gene expression in men undergoing an intensive nutrition and lifestyle intervention. *Proceedings of the National Academy of Science, 105*, 8369–8374.

74 Ornish, D., Lin, J., Daubenmier, J., Weidner, G., Epel, E., Kemp, C. et al. (2008). Increased telomerase activity and comprehensive lifestyle changes: A pilot study. *Lancet Oncology, 9*, 1048–1057.

75 Saxe, G. A., Major, J. M., Nguyen, J. Y., Freeman, K. M., Downs, T. M. & Salem, C. E. (2006). Potential attenuation of disease progression in recurrent prostate cancer with plant-based diet and stress reduction. *Integrative Cancer Therapies, 5*, 206–213. Nguyen, J. Y., Major, J. M., Knott, C. J., Freeman, K. M., Downs, T. M. & Saxe, G. A. (2006). Adoption of a plant-based diet by patients with recurrent prostate cancer. *Integrative Cancer Therapies, 5*, 214–223.

76 World Health Organization (2011). *Cardiovascular Diseases*. Genève: World Health Organization. Factsheet 317.

77 Sinha, R., Cross, A. J., Graubard, B. I., Leitzmann, M. F. & Schatzkin, A. (2009). Meat intake and mortality: a prospective study of over half a million people. *Archives of Internal Medicine, 169*, 562–571.

78   Ornish, D., Scherwitz, L. W., Doody, R. S., Kesten, D., McLanahan, S. M., Brown, S. et al. (1983). Effects of stress management training and dietary changes in treating ischemic heart disease. *Journal of the American Medical Association, 249,* 54–59.

79   Ornish, D., Brown, S. E., Scherwitz, L. W. et al. (1990). Can lifestyle changes reverse coronary artherosclerosis? The Lifestyle Heart Trial. *Lancet, 336,* 129–133.

80   Gould, K. L., Ornish, D., Scherwitz, L., Brown, S., Edens, P., Hess, M. J. et al. (1995). Changes in myocardial perfusion abnormalities by positron emission tomography after long-term, intense risk factor modification. *Journal of the American Medical Association, 274,* 894–901. Ornish, D., Scherwitz, L. W., Billings, J. H., Gould, K. L., Merrit, T. A., Sparler, S. et al. (1998). Intensive lifestyle changes for reversal of coronary heart disease. *Journal of the American Medical Association, 280,* 2001–2007.

81   Wald, N. J. & Law, M. R. (2003). A strategy to reduce cardiovascular disease by more than 80 Percent. *British Medical Journal, 326,* 419–424.

82   Ornish, D. (2009). Intensive lifestyle changes and health reform. *Lancet Oncology, 10,* 198–199.

83   Fontana, L. & Klein, S. (2007). Aging, adiposity, and calorie restriction. *Journal of the American Medical Association, 297,* 986–994.

84   Foster-Powell, K., Holt, S. H. & Brand-Miller, J. C. (2002). International table of glycemic index and glycemic load values. *American Journal of Clinical Nutrition, 76,* 5–56.

85   Warburg, O., Posener, K. & Negelein, E. (1924). Über den Stoffwechsel der Tumoren. *Biochemische Zeitschrift, 152,* 319–344. Zhivotovsky, B. & Orrenius, S. (2009). The Warburg effect returns to the cancer stage (Editorial). *Seminars in Cancer Biology, 19,* 1–3. Gogvadze, V., Zhivotovsky, B. & Orrenius, S. (2010). The Warburg effect and mitochondrial stability in cancer cells. *Molecular Aspects of Medicine, 31,* 60–74.

86   Coy, J. F. & Franz, M. (2009). *Die neue Anti-Krebs-Ernährung: Wie Sie das Krebs-Gen stoppen können.* München: Gräfe und Unzer.

87   de la Monte, S & Wands, J. R. (2008). Alzheimer's Disease is type 3 diabetes - evidence reviewed. Journal of Diabetes Science an Technology, 2, 1101–1113.

87   Ärztegesellschaft Heilfasten und Ernährung. (2002). Leitlinien zur Fastentherapie. *Forschende Komplementärmedizin und Klassische Naturheilkunde, 9,* 189–198. Lützner, H. (1991). Fastenstrategien. *Ernährungs-Umschau, 38,* 581–584. Lützner, H. (2008). *Wie neu geboren durch Fasten.* München: Gräfe und Unzer.

88   Sinha, R., Cross, A. J., Graubard, B. I., Leitzmann, M. F. & Schatzkin,

A. (2009). Meat intake and mortality: A prospective study of over half a million people. *Archives of Internal Medicine, 169*, 562–571.

89 Dewell, A., Weidner, G., Summer, M. D., Chi, C. S. & Ornish, D. (2008). A very low-fat vegan diet increases intake of protective dietary factors and decreases intake of pathogenic dietary factors. *Journal of the American Dietetic Association, 108*, 347–356.

90 Watson, R. R. (Ed.) (2009). *Fatty Acids in Health Promotion and Disease Causation.* Urbana, IL: AOCS Press.

91 Riediger, N. D., Othman, R. A., Shuh, M. & Moghadasian, M. H. (2009). A systematic review of the roles of n-3 fatty acids in health and disease. *Journal of the American Dietetic Association, 109*, 668–679.

92 Sommer, V. (2008). *Darwinisch denken. Horizonte der Evolutionsbiologie* (2. korrigierte Auflage). Stuttgart: Hirzel.

93 Linde, K., Berner, M. M. & Kriston, L. (2008). St. John's wort for major depression. *Cochrane Database of Systematic Reviews* (4), CD000448. Kasper, S., Gastpar, M., Möller, H.-J., Müller, W. E., Volz, H.-P., Dienel, A. et al. (2010). Better tolerability of St. John's wort extract WS 5570 compared to treatment with SSRIs: a reanalysis of data from controlled clinical trials in acute major depression. *International Clinical Psychopharmacology, 25*, 204–213.

94 Access Economics (2010). *Cost effectiveness of complementary medicine.* Canberra: National Institute of Complementary Medicine.

95 Shelton, R. C., Keller, M. B., Gelenberg, A., Dunner, D. L., Hirschfeld, R., Thase, M. E. et al. (2001). Effectiveness of St. John's wort in major depression. A randomized controlled trial. *Journal of the American Medical Association, 285*, 1978–1986.

96 Hier nur einige Beispiele: Balachandran, P. & Govindarajan, R. (2005). Cancer – an ayurvedic perspective. *Pharmacological Research, 51*, 19–30. Govindarajan, R., Vijayakumar, M. & Pushpangadan, P. (2005). Antioxidant approach to disease management and the role of »Rasayana« herbs of Ayurveda. *Journal of Ethnopharmacology, 99*, 165–178. Patwardhan, B., Vaidya, A. D. B. & Chorghade, M. (2004). Ayurveda and natural products drug discovery. *Current Science, 86*, 789–799.

97 Walach, H., Gaus, W., Haeusler, W., Lowes, T., Mussbach, D., Schamell, U. et al. (1997). Classical homoeopathic treatment of chronic headaches. A double-blind, randomized, placebo-controlled study. *Cephalalgia, 17*, 119–126.

98 Ich habe dieses Modell skizziert in Walach, H. (2003). Entanglement model of homeopathy as an example of generalized entanglement predicted by Weak Quantum Theory. *Forschende Komplementärmedizin und Klassische Naturheilkunde, 10*, 192–200, ohne einen Anspruch auf Alleingültigkeit.

Wir arbeiten an dieser Modellbildung derzeit weiter. Eine etwas zugänglichere, allgemeinverständlichere Beschreibung des Hintergrundes findet der interessierte Leser frei zugänglich unter Walach, H. & Stillfried, N. V. (2011). Generalised Quantum Theory – basic idea and general intuition: A background story and overview. *Axiomathes, doi:10.1007/s10516-010-9145-5.*

99   Möllinger, H., Schneider, R. & Walach, H. (2009). Homeopathic pathogenetic trials produce symptoms different from placebo. *Forschende Komplementärmedizin, 16*, 105–110. Walach, H., Möllinger, H., Sherr, J. & Schneider, R. (2008). Homeopathic pathogenetic trials produce more specific than non-specific symptoms: Results from two double-blind placebo controlled trials. *Journal of Psychopharmacology, 22*, 543–552.

100   Witt, C. M., Lüdtke, R., Baur, R. & Willich, S. N. (2005). Homeopathic medical practice: Long term results of a cohort study with 3981 patients. *BMC Public Health, 5*, 115. Witt, C. M., Lüdtke, R. & Willich, S. N. (2009). Homeopathic treatment of chronic headache (ICD-9: 784.0) – a prospective observational study with 2-year follow-up. *Forschende Komplementärmedizin, 16*, 227–235. Güthlin, C., Lange, O. & Walach, H. (2004). Measuring the effects of acupuncture and homoeopathy in general practice: An uncontrolled prospective documentation approach. *BMC Public Health, 4*(6).

101   Shang, A., Huwiler-Münteler, K., Nartey, L., Jüni, P., Dörig, S., Sterne, J. A. C. et al. (2005). Are the clinical effects of homeopathy placebo effects? Comparative study of placebo-controlled trials of homoeopathy and allopathy. *Lancet, 366*, 726–732.

102   Walach, H., Jonas, W. & Lewith, G. (2005). Letter to the Editor: Are the clinical effects of homoeopathy placebo effects? Comparative study of placebo-controlled trials of homoeopathy and allopathy. *Lancet, 366*, 2081. Fisher, P., Bell, I. R., Belon, P., Bolognani, F., Brands, M., Connolly, T. et al. (2005). Letter to the Editor: Are the clinical effects of homoeopathy placebo effects? *Lancet, 366*, 2082.

103   Lüdtke, R. & Rutten, A. L. B. (2008). The conclusions on the effectiveness of homeopathy highly depend on the set of analyzed trials. *Journal of Clinical Epidemiology, 61*, 1197–1204.

104   Walach, H., Bösch, H., Lewith, G., Naumann, J., Schwarzer, B., Haraldsson, E. et al. (2008). Efficacy of distant healing in patients with chronic fatigue syndrome: A randomised controlled partially blinded trial (EUHEALS) *Psychotherapy and Psychosomatics, 77*, 158–166.

105   Trummer, P. (1991). *Die blutende Frau: Wunderheilung im Neuen Testament.* Freiburg: Herder; Mk 5, 25–34.

106   Kress, U. (2001). *Heilmagnetismus. Die Wahrheit über das Geistige Heilen. Ein Leben für die spirituelle Medizin.* Romanshorn: Selbstverlag.

107   Meyer-Abich, K. M. (2010). *Was es bedeutet, gesund zu sein. Philosophie der Medizin.* München: Hanser.

108   Walach, H. (2011) *Undogmatische Spiritualität. Die Aufklärung weiterführen.* Klein Jasedow: Drachen Verlag.

109   Jes 58,9c.

110   http://www.gbe-bund.de; Gesundheitsberichterstattung des Bundes; siehe Untermenü Kosten auf der Webseite.

111   Gisela Maag, IMS Marktbericht 2010; http://www.imshealth.de/six-cms/media.php/16/Kommentierte Prozent20Grafiken Prozent20IMS Prozent20Marktbericht Prozent2012_2010.pdf (Abrufdatum 11.5.2011)

112   Virapen, J. (2010). *Side Effects: Death.* College Station, TX: Virtualbookworm.

113   http://www.sueddeutsche.de/wissen/peter-sawicki-pharmakritiker-muss-posten-raeumen-1.67087; die Vita von Sawicki: https://www.iqwig.de/index.269.html?random=c3a13f (Abrufdatum 11.5.2011).

114   So jedenfalls der Verband der forschenden Arzneimittelhersteller http://www.vfa.de/de/arzneimittel-forschung/woran-wir-forschen/alzheimer.html/_3-neue-alzheimer-medikamente-in-entwicklung (Abrufdatum 11.5.2011).

115   NICE. (2006). *Dementia: Supporting people with dementia and their carers in health and social care.* London: National Institute for Clinical Excellence. NICE. (2009). *Donepezil, galantamine, rivastigmine (review) and memantine for the treatment of Alzheimer's disease (amenden).* London: National Institute for Clinical Excellence. Michael Rawlins hat sich sehr explizit zu diesem Prozess und dem Druck der Patientengruppen geäußert: http://www.pbs.org/wttw/retirementrevolution/2009/07/29/sir-michael-rawlins/, und manche Journalisten haben den Druck beim Namen genannt, der ausgeübt wurde: http://www.independent.co.uk/life-style/health-and-families/health-news/analysis-are-patient-protests-being-manipulated-947317.html (Abrufdatum 11.5.2011).

116   Wer der Stiftung »Sense about Science« nachgeht, findet in zwei Google-Schritten die entsprechenden Zusammenhänge. Auch die Stiftung von David Colquhoun, emeritierter Pharmakologe am University College London, der die Anfragen bezüglich Homöopathie an die entsprechenden Universitäten lanciert hatte, erhält Zuwendungen von der Pharmaindustrie.

117   http://en.wikipedia.org/wiki/Simon_Singh (Abrufdatum 12.5. 2011).

118   Virapen, J. (2010). *Side Effects: Death.* College Station, TX: Virtualbookworm.

119   Diese und die im nächsten Abschnitt genannten Daten stammen aus Hyman, M. (2011). Dangerous spin doctors: Seven steps to protect your-

self from deception in medical research. *Explore. The Journal of Science and Healing, 7*, 63–65, mit den angegebenen Zahlen bezieht er sich auf Woodcock J., Sharfstein J. M., Hamburg M. (2010). Regulatory action on rosiglitazone by the U.S. Food and Drug Administration. New England Journal of Medicine, 363, 1489–1491.

120   Siehe Anmerkung 119.

121   Boutron, I., Dutton, S., Ravaud, P. & Altman, D. G. (2010). Reporting and interpretation of randomized controlled trials with statistically nonsignificant results for primary outcomes. *Journal of the American Medical Association, 303*, 2058–2064.

122   Die originale Studie: Mora, S., Glynn, R. J., Hsia, J., MacFadyen, J. G., Genest, J. & Ridker, P. M. (2010). Statins for the primary prevention of cardiovascular events in women with elevated high-sensitive c-reactive protein or dyslipidemia – results from the justification for the use of statins in prevention: An intervention trial evaluating rosuvastatin (JUPITER) and meta-analysis of women from primary prevention trials. *Circulation, 121*, 1069–1077. Die Kritik liefern: de Lorgeril, M., Salen, P., Abramson, J., Dodin, S., Hamazaki, T., Kostucki, W. et al. (2010). Cholesterol lowering, cardiovascular diseases, and the Rusvastatin-JUPITER controversy: A critical reappraisal. *Archives of Internal Medicine, 170*, 1032–1036.

123   Ernst, E. (2002). The risk-benefit profile of commonly used herbal therapies: Ginkgo, St. John's wort, ginseng, saw palmetto, and kava. *Annals of Internal Medicine, 136*, 42–53. Stevinson, C., Huntley, A. & Ernst, E. (2002). A systematic review of the saftey of Kava extract in the treatment of anxiety. *Drug Safety, 25*, 251–261. Pittler, M. H. & Ernst, E. (2000). Efficacy of Kava extract for treating anxiety: Systematic review and meta-analysis. *Journal of Clinical Psychopharmacology, 20*, 84–89. Schmidt, M. (2003). Are kavalactones the hepatotoxic principle of kava extracts? The pitfalls of the gluthathione theory. *Journal of Alternative and Complementary Medicine, 9*, 183–188.

124   Rawlins, M. (2008). De testimonio – on the evidence for decisions about the use of therapeutic interventions. *The Harveian Oration. Delivered before the Fellows of the Royal College of Physicians of London on Thursday 16 October 2008*. London: Royal College of Physicians.

125   http://www.bfarm.de/DE/Pharmakovigilanz/risikoinfo/2005/antidepressiva-neubewertung.html (Abrufdatum 12.5.2011).

126   Lazarou, J., Pomeranz, B. & Corey, P. N. (1998). Incidence of adverse drug reactions in hospitalized patients. A meta-analysis of prospective studies. *Journal of the American Medical Association, 279*, 1200–1205.

127   Lundh, A., Barbateskovic, M., Hrobjartsson, A. & Gotzsche, P. C. (2010). Conflicts of interest at medical journals: The influence of industry-

supported randomised trials on journal impact factors and revenue – cohort study. *PLoS Medicine, 7*(10), e1000354.

128   Becker, A., Dörter, F., Eckhardt, K., Viniol, A., Baum, E., Kochen, M. M. et al. (2011). The association between a journal's source of revenue and the drug recommendations made in the articles it publishes. *Canadian Medical Association Journal, doi:10.1503/cmaj.100951.*

129   Auf diese Sachverhalte hat kürzlich Werner Bartens in einer klugen Analyse der SZ hingewiesen: Bartens, W. (2011). Jedem seine Pille: Unter dem Schlagwort »individualisierte Medizin« will die Pharmaindustrie mit Nischenpräparaten neue Märkte erobern, Kranken kommt das kaum zugute. *Süddeutsche Zeitung, 18. März*, http://www.sueddeutsche.de/wissen/individualisierte-medizin-jedem-seine-pille-1.1073958 (Abrufdatum 11.5.2011).

130   Nicht zu übersehen ist dabei das Quecksilber in Form von Amalgam und als Nahrungsmittelrückstand: Mutter, J., Curth, A., Naumann, J., Deth, R. & Walach, H. (2010). Does inorganic mercury play a role in Alzheimer's disease? A systematic review and an integrated molecular mechanism. *Journal of Alzheimer's Disease, 22*, 357–374.

131   Newton, B. W., Barber, L. J. C., Cleveland, E. & O'Sullivan, P. (2008). Is there hardening of the heart during medical school? *Academic Medicine, 83*, 244–249.

133 Unschuld, P. U. (2011). Ware Gesundheit. Das Ende der klassischen Medizin. München: Beck.

134   Huber, E. (2007). Gesundheitsreform als Gesundheitssystementwicklung. *Zeitschrift für ärztliche Fortbildung und Qualitätssicherung im Gesundheitswesen, 101*, 397–406.

135   Ich gebe gerne zu (und dies ist ein ernsthaftes Problem), dass eine Frage dabei bleibt: Wie kann man Menschen, die darauf ausgerichtet waren, Regelverstöße zu erkennen, in ein neues System integrieren, in dem das Konzept »Regelverstoß« gar nicht mehr vorkommt? Das wird schwierig werden, und ich habe keine Lösung für das Problem – außer eine sehr gründliche Umschulung.

136   Gawande, A. (2009). The cost conundrum. *The New Yorker, June 1.* http://www.newyorker.com/reporting/2009/06/01/090601fa_fact_gawande?printable=true (Abrufdatum 12.5.2011).

137   Linde, K., Berner, M. M. & Kriston, L. (2008). St. John's wort for major depression. *Cochrane Database of Systematic Reviews* (4), CD000448. Kasper, S., Gastpar, M., Möller, H.-J., Müller, W. E., Volz, H.-P., Dienel, A. et al. (2010). Better tolerability of St. John's wort extract WS 5570 compared to treatment with SSRIs: a reanalysis of data from controlled clinical trials in acute major depression. *International Clinical Psychopharmacology, 25*, 204–213.

Glossar

Achtsamkeit Eine Haltung des wohlwollenden Gegenwärtigseins; als Übung eine Meditationsübung, die diese Haltung übt. Achtsamkeit entsteht durch aufmerksames Beobachten des Atems, der Körperempfindungen oder der Gedankenregungen.

ACE-Hemmer Angiotensin-Converting-Enzyme-Hemmer. ACE ist für die Synthese des Hormons Angiotensin notwendig, das gefäßverengend wirkt und zu einer Rückhaltung von Flüssigkeit im Blut führt. Damit lässt Angiotensin den Blutdruck ansteigen. ACE-Hemmer blockieren das Enzym und führen damit zu einer Senkung des Blutdrucks.

Aminosäuren Eiweißbausteine, aus denen der Organismus Eiweiße herstellt. Es gibt essenzielle Aminosäuren, die wir uns zuführen müssen, und solche, die der Körper selber herstellen kann.

Atherosklerose/Arteriosklerose Beide Begriffe meinen das Gleiche: die Verhärtung (von gr. *skleros*: hart) einer Arterienwand. Dies kann geschehen, wenn Bindegewebe eingelagert wird oder wenn aufgrund einer Mikroverletzung ein Blutgerinnsel oder andere Ablagerungen die Arterienwand verändern und so verengen. Dann kommt es zu einer Minderversorgung des betreffenden Areals mit Blut. Wenn dies in den Herzkranzgefäßen passiert, sprechen wir von koronarer Herzkrankheit.

Autonomes Nervensystem Jener Teil des Nervensystems, der automatisch und autonom, also auch ohne bewusste Einwirkung funktioniert. Es ist für die Steuerung aller vitalen Vorgänge von Bedeutung: Herz-Kreislauf-Aktivität, Atmung, Wachen und Schlafen, Verdauung und Ausscheidung, Aktivierung und Ruhe, Sexualität. Das autonome Nervensystem hat zwei Arme: den sympathischen und den parasympathischen Arm (s. Parasympathikus und Sympathikus).

Bundesausschuss Krankenkassen, Gemeinsamer Ein politisches Gremium aus Vertretern der Krankenkassen, der Ärzteschaft und der Politik/Verwaltung, das untereinander aushandelt, welche Leistungen kassenpflichtig sind.

Chiropraktik Eine Form der manipulativen Therapie, die vor allem mit mobilisierenden, oftmals raschen und unerwarteten Bewegungen arbeitet, um blockierte Gelenke, Sehnen oder Bänder wieder zu lösen. Sie wird vor allem bei Schmerzsyndromen und hartnäckigen Verspannungen eingesetzt.

Cortisol Wichtigstes, von der Nebenniere ausgeschiedenes Steroidhormon (Hormone mit einer bestimmten Struktur). Es steuert den zweiten, langsameren und länger andauernden Arm der Stressantwort. Cortisol führt dazu, dass die Immunaktivität gebremst wird, und wirkt entzündungshemmend. Es steigert außerdem das Aktivitätsniveau des Organismus, erhöht die Bereitstellung von Energie, fördert die Durchblutung der Muskulatur und hemmt im Gehirn diejenigen Aktivitäten, die auf Erholung und Abschalten ausgerichtet sind. Ein bedenkenswerter Nebeneffekt ist die Hemmung der Festigung langfristiger Gedächtnisspuren. Das ist der Grund, weswegen man sich Inhalte, die man unter Stress gelernt oder kennengelernt hat, schlecht merken kann bzw. gleich wieder vergisst. Analoge Substanzen werden pharmakologisch hergestellt mit dem Ziel, die Entzündungsbereitschaft des Organismus zu hemmen.

Cox-2-Hemmer Cyclooxigenase-Hemmer; ein entzündungshemmendes Medikament. Einige Cox-2-Hemmer wurden wegen starker Nebenwirkungen vom Markt genommen.

Dopamin, dopaminerges System Dopamin ist eine wichtige Überträgersubstanz im Gehirn (Neurotransmitter). Es kommt vor allem im zentralen Nervensystem vor. Ein Teil des Dopaminsystems hat mit der Motorik zu tun. Bei einem Mangel an Dopamin in diesem System kommt es zur Parkinson-Krankheit. Ein anderer Teil des Dopaminsystems vermittelt die Lenkung der Aufmerksamkeit auf Situationen, in denen Belohnungen erwartet werden können. (Die Glücksgefühle selbst hängen meist mit den sehr eng an das Dopaminsystem gekoppelten Endorphinen zusammen.)

Effektstärke Abstraktes statistisches Maß, mit dem der Effekt einer Behandlung gemessen und dem einer anderen Behandlung gegenübergestellt werden kann.

Endorphine Klasse von Überträgersubstanzen im Nervensystem, die eine morphinähnliche Struktur haben. Sie binden an entsprechende Rezeptoren im Hirnstamm, die für die Hemmung der aufsteigenden Schmerzbahnen entscheidend sind. Deshalb sind sie wichtig für die Regulierung der Schmerzwahrnehmung und -weiterleitung bzw. für die absteigenden der Schmerzhemmung, die über bewusste Aufmerksamkeitslenkung erreichbar ist (etwa über Hypnose). Das Endorphinsystem ist sehr eng an das Dopaminsystem gekoppelt.

Enzym Komplexes Eiweißmolekül, das der Organismus benötigt, um biochemische Umbauprozesse vorzunehmen. Alkohol-Dehydrogenase ist z. B. das Enzym, das für den Abbau von Alkohol zuständig ist. Man erkennt Enzyme in der Namensgebung daran, dass sie am Ende immer den Wortbestandteil »-ase« tragen.

Epigenetik Die Epigenetik untersucht die Vererbung von Zelleigenschaften, die nicht in der DNA-Sequenz festgelegt sind. Beim Menschen spielt vor allem das Zusammenwirken von Genen und Umwelt eine Rolle; das Verhalten eines Organismus führt dazu, dass bestimmte Gene aktiviert und andere nicht oder weniger aktiviert werden. Dies führt zu einem veränderten Ausdruck (Erscheinungsform), dem sog. Phänotyp. Dieser veränderte Phänotyp kann auch vererbt werden. Wie dies genau geschieht, wird momentan debattiert. Forschungen zur Ernährung haben z. B. gezeigt, dass schon nach einer zweiwöchigen Umstellung der Nahrung sehr viele Gene an- und andere abgeschaltet werden.

Experiment, klinisches Ein Experiment ist das bewusste Eingreifen in Zusammenhänge durch einen Versuchsleiter; ein klinisches Experiment ist eine klinische Studie an Patienten. Der Versuchsleiter teilt z. B. Versuchsteilnehmer in zwei Gruppen, meistens per Zufall, und gibt einer Gruppe etwas, das die andere nicht erhält. Im Unterschied zu natürlichen Behandlungssituationen werden im Experiment die Versuchsteilnehmer nach definierten Auswahlkriterien ausgewählt, sodass eine gewisse Künstlichkeit nie vermieden werden kann. Daher ist nicht immer klar, ob die Ergebnisse auch für andere Patienten gelten. Bei der Beobachtung natürlicher Gruppen ist es schwierig zu unterscheiden, ob beobachtete Unterschiede aufgrund der verschiedenen Behandlungen zustande gekommen sind oder deswegen, weil die Gruppen von Anfang an verschieden waren. Daher favorisieren im Moment die meisten Forscher das Experiment als die gültigere Methode. Ein kluger Kompromiss wäre es vermutlich, beide Arten von Befunden zu berücksichtigen.

Genotyp Individueller Satz von Genen. Wir haben als Menschen zwar alle die gleichen Gene. Aber viele Gene kommen in Varianten vor. Diese Variation entstand im Laufe der Evolution durch zufällige Veränderungen des Erbguts, und Gruppen von Menschen, die von bestimmten Vorfahren abstammen, haben dann diese spezielle Form eines Gens geerbt. Durch die Kombination der Gene im Rahmen der sexuellen Fortpflanzung der Menschen ist eine große Vielfalt solcher genetischen Typen entstanden.

Geistheilung Heilbehandlung, die nur mithilfe einer wohlwollenden Intention geschieht. Geistheiler sagen oft, sie würden »Energien« zuführen, ausbalancieren oder wegnehmen. Entscheidend scheint dabei jedoch die Intention zu sein. Manche Geistheiler behandeln nur direkt, manche auch auf Distanz. Dann spricht man von Fernheilung.

Gerinnungsfaktoren Das Blut enthält verschiedene Stoffe, die dazu führen, dass es dickflüssig wird. Thromboxin z. B. führt dazu, dass das Blut gerinnt, wenn es mit Sauerstoff in Berührung kommt. Das hilft beim Wundverschluss. Andere Gerinnungsfaktoren führen möglicherweise dazu, dass es im Organismus auch ohne Sauerstoffkontakt Blutgerinnsel geben kann.

Heuristik Von gr. *heurein*: finden. Mit Heuristik ist eine Strategie gemeint, die beim Auffinden neuer Zusammenhänge oder Entdeckungen hilft.

Homöopathie Eine Therapiemethode, die vom deutschen Arzt und Apotheker Samuel Hahnemann (1755–1843) entwickelt wurde und über die er 1796 einen ersten Aufsatz schrieb. Hahnemann griff auf ältere Vorbilder zurück und erhob den Lehrsatz »Ähnliches soll man mit Ähnlichem heilen« zum Therapieprinzip. Das »Ähnliche«, das er meinte, waren die Symptome eines Kranken, die man mit den Symptomen eines Arzneimittels, die dieses bei Gesunden hervorrufen kann, zur Deckung bringen müsse. Wir haben derzeit kein gutes Modell, um die behaupteten Wirkungen ohne Moleküle zu erklären.

Intervention Eingriff, meistens therapeutischer Art; die Intervention kann in der Gabe einer Arznei, in einer gezielten Kommunikation oder in einer anderen Maßnahme bestehen.

Interleukine Botenstoffe des Immunsystems; sie werden von aktivierten Immunzellen ausgeschüttet, um andere Immunzellen (i. d. R. weiße Blutkörperchen) zu aktivieren und dazu anzuregen, z. B. an Orte des Entzündungsgeschehens zu kommen oder spezifische Antikörper gegen eingedrungene bzw. körpereigene Antigene auszuschütten.

IQWiG Institut für Qualitätssicherung und Wirtschaftlichkeit im Gesundheitswesen; eine sog. »Health-Technology-Assessment«-Behörde. Unter Health Technology Assessment (HTA) versteht man eine Bewegung, die die Befunde zur Wirksamkeit von Maßnahmen nicht nur erhebt und systematisch zusammenträgt, sondern diese dann auch vor dem gesellschaftlichen und gesundheitspolitischen Hintergrund bewertet. Andere Länder, etwa England, haben solche Behörden schon lange. Es ist die Aufgabe solcher Behörden, die Regierungen dahingehend zu beraten, welche Maßnahmen einerseits wissenschaftlich gesehen effektiv und wirksam sind, andererseits hinsichtlich ihrer Alternativen, Kosten und Nebenwirkungsprofile tragbar – also welche Maßnahmen vom öffentlichen Leistungsträger erstattet bzw. angeboten werden sollen.

invasiv Eine Untersuchungs- oder Behandlungsmethode, die in den Körper oder die Intimsphäre eines Menschen eindringt. Spritzen z. B. sind invasiv, Berühren ist nur begrenzt invasiv.

Komplementärmedizin Damit ist eine Form der Medizin gemeint, die an unseren Hochschulen nicht oder nur sehr begrenzt gelehrt und von akademischen Medizinern kaum beforscht wird. Manchmal verbindet man damit Medizinschulen wie die Homöopathie oder die traditionelle chinesische Medizin, die sehr alt sind und eine lange Tradition haben. Manchmal handelt es sich um neue Methoden, die auf wenig verstandenen Prinzipien der Biophysik basieren. Manchmal meinen wir damit die Anwendung traditioneller Heilpflanzen, deren Pharmakologie sehr komplex ist. Und manchmal ist – vor allem in Deutschland – die klassische Naturheilkunde gemeint. Dazu gehören Wasseranwendungen, eine bestimmte Diät und eine geordnete Lebensführung. Mittlerweile werden auch manche Formen der Kultivierung des Bewusstseins, etwa durch Entspannung, autogenes Training oder Meditation und Achtsamkeit, dazu gerechnet. Man nennt diese Art der Medizin »komplementär«, weil sie die konventionelle Betrachtung ergänzt; sie wird aber auch als Ersatz für eine konventionelle Behandlung verwendet. Komplementärmedizin bietet Alternativen der Behandlung vor allem im Bereich der chronischen Krankheiten an. In vielen Fällen (wie etwa bei Krebserkrankungen) wird es eher darum gehen, konventionelle Behandlungen zu unterstützen.

Lipidsenker Medikamente, die dazu führen, dass die Konzentration bestimmter Fette (Lipide) im Blut sinkt. Damit will man einen entscheidenden Risikofaktor für koronare Herzkrankheit und Atherosklerose beeinflussen.

Makrophagen Fresszellen; ein bestimmter Typ der weißen Blutkörperchen. Makrophagen sind Zellen des Immunsystems, die zur ersten Linie der unspezifischen Abwehr gehören. Sie patrouillieren im gesamten Körper und wann immer sie auf körperfremde Stoffe oder Eindringlinge treffen (das können auch entartete Körperzellen sein), »fressen« sie diese auf und verarbeiten die entsprechende Information. Sie präsentieren dann die wichtigsten Merkmale dieser gefressenen Zellen auf ihrer eigenen Zelloberfläche. Gleichzeitig scheiden sie Interleukine aus, die andere, spezialisiertere Zellen herbeilocken. Wenn diese dann die entsprechenden Antigene auf der Zelloberfläche der Makrophagen erkennen, scheiden sie Antikörper aus, die die eingedrungenen Antigene neutralisieren, und locken über weitere Interleukine wieder andere, noch spezialisiertere Fresszellen herbei.

Metaanalyse Wissenschaftliche Arbeit, die die Ergebnisse anderer Arbeiten zum gleichen Thema statistisch so zusammenfasst, dass abgeschätzt werden kann, wie groß der therapeutische Effekt im Allgemeinen ist.

Mortalität Sterblichkeit. Sie ist definiert als die Anzahl der Personen aus einer bestimmten Gruppe, z. B. einer Studienpopulation oder der Gesamtbevölkerung, die in einem bestimmten Zeitraum gestorben ist. In Studien ist meist interessant, wie viel Prozent der ursprünglichen Studienpatienten an der behandelten Krankheit gestorben sind, und darüber hinaus, wie viele insgesamt gestorben sind. Es kann nämlich sein, dass eine Behandlungsmethode zwar die krankheitsbezogene Mortalität reduziert, aber nicht die Gesamtmortalität. Das ist dann der Fall, wenn die Intervention starke Nebenwirkungen hat und Patienten dann eben an anderen Krankheiten sterben.

Noradrenalin (Norepinephrin), noradrenerges System Überträgerstoff des Nervensystems, der gleichzeitig als Hormon fungiert. Das Hormon Noradrenalin wird von der Nebenniere ausgeschieden und gehört zu jenen Stoffen, die der Körper verwendet, um die unmittelbare Stress- oder Aktivierungsphase einzuleiten. Als Neurotransmitter wird Noradrenalin in einer bestimmten Hirnregion von Nervenzellen gebildet, weiträumig im Gehirn verteilt und bewirkt dort eine allgemeine Aktivierung. In ihrer Gesamtheit nennt man diese Noradrenalin produzierenden Nervenzellen das noradrenerge System.

Neurotransmitter Botenstoffe, die das Nervensystem verwendet, um Signale zu übertragen; manchmal verkürzt auch als »Transmitter« bezeichnet.

Onkogen Ein Gen, das bei Krebsgeschehen aktiv ist bzw. dessen Aktivität zu einer Begünstigung von Krebs führt. Es gibt sehr viele Onkogene, die etwa dazu beitragen, dass Zellen sich rasch teilen, dass die Tumoren mit Blut versorgt werden, dass die Programme für den automatischen Zelltod, der das Wachstum und die Teilung einer Zelle beendet, abgeschaltet werden usw. Ob solche Onkogene aktiv werden oder nicht, hängt wiederum sehr stark davon ab, ob sie in der Interaktion des Organismus mit der Umwelt aktiviert werden. Insofern sind Onkogene sehr selten die reine Ursache für Krebs, sondern sie stellen eher Randbedingungen dar, die durch das Verhalten des Organismus relevant werden können.

Paradigma Ein Begriff, dessen häufigste Verwendungsform auf den Wissenschaftstheoretiker und Physiker Thomas Samuel Kuhn zurückgeht: Er bezeichnet mit Paradigma den Gesamtbestand aller Annahmen, methodischen Überzeugungen, Vorgehensweisen und theoretischen Konzepte, die zu einer bestimmten Zeit von der Mehrheit der Wissenschaftler in einem Bereich geteilt wird. Solche Paradigmen bestimmen jeweils für lange Zeit den Gang der Wissenschaft – so lange, bis bestimmte Probleme nicht mehr gelöst werden können oder so viele Anomalien auftauchen, dass sie im Rahmen des herrschenden Modells nicht mehr zu integrieren sind. Paradigmen funktionieren meistens dadurch, dass implizite Voraussetzungen gemacht werden, die als selbstverständlich angenommen werden, es aber nicht sind.

Parasympathikus   Der Teil des autonomen Nervensystems, der vor allem für Ruhe, Erholung und Regeneration zuständig ist; er wirkt vor allem durch den Überträgerstoff Acetylcholin. Eine Aktivierung des Parasympathikus führt dazu, dass die Atmung langsamer wird, der Blutdruck abfällt, Nahrungsaufnahme und Verdauung angeregt werden, Glukose in die Zellen eingelagert wird und überhaupt die Regenerierung stattfindet. Bei Entspannungsreaktionen ist vor allem der Parasympathikus aktiv.

PET (Positronen-Emissions-Tomographie)   Methode, um Aktivitäten im Organismus sichtbar zu machen, indem bestimmte radioaktiv markierte Moleküle verabreicht werden. Diese werden aufgrund ihrer Ähnlichkeit mit körpereigenen Stoffen an die gleichen Stellen befördert. Ihre Verteilung ist aufgrund der radioaktiven Strahlung messbar, was Rückschlüsse auf die Funktionen erlaubt.

Phänotyp   Die Erscheinungsform oder Gestalt eines Organismus, der durch den speziellen Ausdruck von Genen erzeugt wird.

Physiologie, physiologisch   Die Lehre vom Funktionieren des Körpers. Die Physiologie beschreibt, wie alle wesentlichen Zusammenhänge im Körper funktionieren: Kreislauf, Verdauung, Nervensystem, Hormonsystem, Muskeln, usw.

Phytotherapie   Therapie mit Präparaten, die aus Pflanzen gewonnen wurden. Kennzeichnend dafür sind Gesamtextrakte. Diese enthalten immer eine große Menge pharmakologisch aktiver Komponenten, die zusammenwirken. Nur bei wenigen Pflanzenprodukten sind alle Komponenten gut bekannt und erforscht.

Prostaglandine   Eine bestimmte Untergruppe von Interleukinen, die Entzündungsgeschehen regulieren und vermitteln.

PSA   Prostataspezifisches Antigen; ein Eiweiß, das nur in der Prostata gebildet wird. Es hat die Funktion, die Samenfäden zu nähren und lebendig zu halten. Wenn es in erhöhtem Ausmaß außerhalb der Prostata, zum Beispiel im Blut, gefunden wird, so wertet man das als Zeichen klinischer Probleme in der Prostata. Bei Krebserkrankungen werden Anstiegskurven von PSA über verschiedene Messungen hinweg als sog. biochemischer Rückfall gewertet, also als ein Zeichen dafür, dass das Krebsgeschehen wieder voranschreitet.

Radikale, freie Freie Radikale sind Stoffwechselprodukte des Organismus. Meist handelt es sich um Sauerstoffradikale, die aus Sauerstoff-Wasserstoff-(HO-) oder Sauerstoff-Stickstoff-(NO-)Verbindungen bestehen. Weil Sauerstoff zweiwertig ist (also zwei Bindungsstellen hat), aber nur eine davon von dem je anderen Atom – Wasserstoff oder Stickstoff – besetzt ist, ist das Radikal sehr bindungsfreudig. Radikale verbinden sich mit organischen Strukturen und schädigen sie dadurch. Körpereigene oder von außen zugeführte Radikalfänger, z. B. Vitamin C, Vitamin E, Glutathion oder Melatonin, binden diese Radikale und machen sie somit unschädlich.

Rezeptor Biochemische Struktur an einer Zelle, die dazu dient, Botenmoleküle aufzunehmen. Wenn diese Botenmoleküle aufgenommen werden, löst der Rezeptor im Inneren der Zelle eine bestimmte Reaktion aus. Die gleichen Botenstoffe können Rezeptoren unterschiedlicher Art finden, die auf den gleichen Stoff mit unterschiedlichen Signalen reagieren.

SSRI »Selective Serotonin Reuptake Inhibitors«, d. h. selektive Serotonin-Wiederaufnahmehemmer; eine Klasse moderner Antidepressiva. Sie verhindern, dass freigesetztes Serotonin wieder in die Nervenzelle aufgenommen wird, dadurch bleibt mehr davon verfügbar. Man denkt, damit die Ursache der Depression – nämlich ein mangelndes Vorhandensein von Serotonin – zu bekämpfen.

Steroide, Steroidhormone Steroide sind Hormone mit einer bestimmten Struktur, die von der Nebennierenrinde ausgeschieden werden, und Substanzen, die ihnen ähnlich sind und künstlich-pharmakologisch synthetisiert werden. Im Körper wird beispielsweise Cortisol von der Nebennierenrinde produziert (siehe oben). Neben verschiedenen anderen Effekten können Steroide Entzündungsreaktionen, welche durch die Aktivierung des Immunsystems entstehen, herunterregulieren. Daher wirken sie grundsätzlich entzündungshemmend. Es gibt eine Reihe von Steroiden, die zu diesem Zweck eingesetzt werden. Cortison ist allgemein am Bekanntesten, aber es gibt mittlerweile viele weitere.

Sympathikus Derjenige Teil des autonomen Nervensystems, der für Aktivierung zuständig ist. Er arbeitet hauptsächlich mit den Überträgersubstanzen Adrenalin und Noradrenalin. Eine Aktivierung des Sympathikus führt zu einer Bereitstellung von Energie und einer Erhöhung des Aktivitätsniveaus. Der Blutdruck steigt, die Atmung wird schneller, die Herzfrequenz höher. Glukose wird aus den Zellen in die Blutbahn befördert, die Muskelaktivität wird erhöht, Verdauung und Nahrungsverwertung werden verlangsamt. Bei Stressreaktionen ist vor allem der Sympathikus aktiv.

Telomere Repetitive DNA-Sequenzen am Ende von Chromosomen; schützen diese vor Abbau oder Fusion mit anderen Chromosomen. Durch oxidativen Stress kommt es zu Verkürzungen der Telomere. Je schneller diese Verkürzung vonstatten geht, desto schneller altern wir. Eine Pufferung des oxidativen Stresses mithilfe von Radikalfängern verlangsamt den Verkürzungsprozess.

Toxine Giftstoffe aller möglichen Art.

Vivisektion Sektion (also Aufschneiden) eines lebenden Organismus zu nichttherapeutischen Zwecken; heute werden Vivisektionen nur am Tier und unter Narkose oder Lokalanästhesie durchgeführt.

Nachwort und Dank

Fände über das Reden jener Neuanfang statt, den ich hier skizziert habe, wäre ich glücklich. Aber wahrscheinlich ist mehr vonnöten. Vermutlich müssen Sie, liebe Leserinnen und Leser, Zeichen setzen und Taten folgen lassen. In Ihrem Leben insgesamt und in der Art, wie Sie Gesundheitsleistungen konsumieren oder sich des Konsums enthalten. Wenn ich Sie zu schöpferischem Ungehorsam gegenüber dem medizinisch-ökonomischen Komplex ermuntern konnte, wenn Sie Zweifel bekommen haben, ob alles so seine Richtigkeit hat, und Sie auch nach Alternativen Ausschau halten, wenn Sie gar politisch aktiv werden, dann hat mein Buch seinen Zweck erfüllt. Über Rückmeldungen, vor allem sachlicher Art, freue ich mich. Schreiben Sie mir an walach@europa-uni.de.

Die Gedanken, die ich hier skizziert habe, sind im Dialog mit vielen Menschen gereift. Besonderer Dank gebührt denen, die mich über Jahre gefördert haben, und jenen, die ich als meine Lehrer im Denken und Forschen betrachte. Zu der ersten Gruppe gehören in diesem Kontext Wayne Jonas, Franz Daschner, Gunther Haag, Henning Albrecht und mein verstorbener Mentor Johannes Mischo, zur zweiten Friedrich A. Uehlein, Jochen Fahrenberg und Werner W. Wittmann. Stefan Linde danke ich für die Vermittlung und die Titelformulierung. Majella Horan und Martin Loef haben mich auf effiziente und geduldige Weise bei meinen Recherchen unterstützt, Internetadressen ausgegraben und Artikel für mich organisiert. Wenn Sie ein lesbares und gleichzeitig sachlich richtiges Produkt in Händen halten, dann verdanken Sie dies auch meiner Lektorin Doortje Cramer-Scharnagl, die ihre Arbeit mit stilistisch sicherer Hand und viel Sachkenntnis durchführte, und meinen Probelesern Hartmut Schröder, Martin Loef, Jana Lemke, Gisela Full und Larissa Scherrer, die mich bestärkt und korrigiert haben.